# 對症自療

# 手足
## 按摩圖典

日常保健靠自己 ▸ 手足按摩最養身

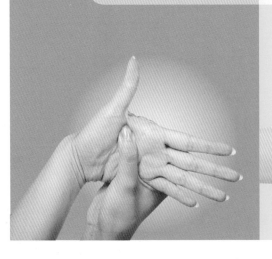

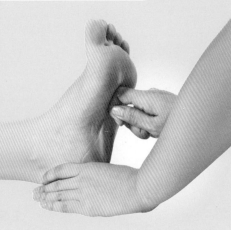

# 知「足」常樂
# 「掌」握不生病的智慧

北京最貴的中醫師　武國忠

## 養生之道，貴在預防

「上工治未病」是古代大醫對於預防疾病的一種深刻認識，現代人因生活和工作壓力、缺乏適度運動、飲食不均衡等，病痛悄悄上身不自知，明顯症狀出現後，才匆匆就醫，未能抓住治療的先機，甚至及早避免。

傳統道家醫學說「人體自有大藥」，若按照現代醫學的角度，大致相當於身體的自動調節功能，我認為，手足按摩也是啟動人體自身大藥的一種很好的行之有效、自我預防及治療方法。運用這種方法來預防和治療疾病，使疾病消失在萌芽之中，就是上工之道。

## 用對方法，養生一點都不難

常感疲勞時，說明體內氣血已有瘀滯，極不利健康，運用手足按摩，幫助打通瘀滯氣血，使其保持暢通，從而降低病痛對人體的威脅，使體內的生理機得到有效調節，提高自身免疫系統功能，從而達到防病，治病，保健強身的目的。並找出體內潛藏的疾患，及早治療，拔除病根，為活到天年打下堅固基礎。

手足按摩療法不但可以自己進行對症治療，還可以幫助別人來解除痛苦，是一種利樂有情的好方法，就讓我們身心愉悅，腳踏實地的動起手來實踐手足按摩這一養生健康的法寶，使失去健康的人脫離苦海。是為序！

---

**武國忠**
- 著名中醫師
- 中醫養生大家
- 北京理工大學生命學院
　傳統醫藥研究中心主任

主要著作：
《活到天年❶ 中醫養生長壽祕訣》
《活到天年❷ 黃帝內經使用手冊》
《活到天年❸ 人體通補養生手冊》
《活到天年❹ 不到99，誰都不許走》

# 手足按摩，按出健康

北京中醫藥大學名教授　曲黎敏

　　人會生病，大多因為對身體、生活沒有深刻且正確的認知，而被錯誤的生活習慣和心態損傷身心。為了養生，人無所不用其極地多方嘗試，但效果卻不如預期，不僅達不到養生、治病的目的，更是勞心傷神。

## 把握正確養生觀，才是王道

　　《黃帝內經》對於養生的定義，實際上是：不生病的前提，不是建立在如何治病，而是在於如何「不生病」。因此我認為，回歸於生活方式的「養生」，使養生概念成為您的生活態度，效果才會顯著；找對方法、用對方式，才能真正養生。

## 手足並用，找出問題點

　　手足按摩是一種古老的養生治病方式，觀察和按摩手足，可反映出人體內的生理變化，因為手足和人體健康狀態，關係密切。藉由運用書中所介紹的按摩方式，不僅可治病養生，又不需要花大錢看病，難度低、操作簡單，在家中就能自我保健，與我主張要把養生與生活結合的概念，非常接近。

　　人體內臟、身體的狀態，會詳實地反映在人體的手足相對反射區上，使養生、治病可以一「手」掌握，能夠及早發現身體的異常狀態，修正不健康的生活習慣，建立養生基礎，不只讓您不生病，更能健康長壽，輕鬆享受人生。

---

**曲黎敏**
- 北京中醫藥大學副教授
  碩士研究生導師
- 北京天人醫易中醫藥　研究院院長
- 《名家論壇》專家
- 清華大學特邀顧問

**主要著作：**
《黃帝內經養生智慧》
《黃帝內經❷ 從頭到腳説健康》
《黃帝內經❸ 曲黎敏談養生》
《漢字故事養生智慧》
《把健康徹底説清楚》

# 養生是最好的醫生

東方中醫診所總院長&醫學博士　柯富揚

為了避免疾病產生，在保持良好的生活和飲食習慣外，進行本書所介紹的手足反射區自我按摩法，可以協助維持健康，在體內出現病變時，預先得知而搶得治療先機。

## 體內經絡氣血通暢，人就健康

以中醫的觀點來看，人會生病，是因體內相互連接的經絡阻塞不通，使「氣」、「血」和「津液」輸送產生問題，可能造成外來病邪入侵，打破體內平衡狀態，導致身體出現異常或疾病，使人體不適。

中醫的治病方式，是疏通體內堵塞的「氣」，使其正常運行，而針灸利用金屬製的細長針尖端，對症刺激人體的相應穴位，使該處有「得氣」的痠麻感，讓「氣」暢通無阻。而手足按摩的治病原理，是刺激體內相應反射區，通過經絡、神經和體液的傳達，使內臟和各部位，產生自動調節，進而達到保健治病的目的。

## 規律生活＋自我按摩＝遠離疾病

手足按摩和針灸的原理相似，都是利用刺激體外反射區調節體內經絡運行，氣血運行正常，人就健康。按摩手足反射區，是一種簡單易學，可在日常生活中進行的養生法，集檢查、治療和保健為一體。

我鑽研中醫針灸多年，深知刺激反射區的具體療效，因此誠心推薦讀者，藉由書中所介紹的自我按摩法，達到自我保健，引導體內血氣運行順暢，排除體內毒素，避免疾病上身，擁有健康。

---

### 柯富揚

- 中國中醫研究院中西醫結合醫學博士
- 中國醫藥大學中國醫學研究所碩士
- 中華民國中醫師公會全國聯合會監事
- 彰化縣中醫師公會理事
- 彰化、台南、南投縣中醫會刊總編輯
- 中國中西醫結合學會
- 東方中醫診所總院長

# 聰明按摩，健康加分

前臺北市立聯合醫院中醫師　洪尚綱

　　小時候肚子痛時，長輩幫我按壓手掌大魚際處（連接大拇指的第一掌骨處豐厚的肌肉）某特定點，往往能立即減緩疼痛。這種手部按摩方法，可追溯到先秦時代，是傳統醫學的一部分，經由代代相傳，至今仍十分廣為人們所使用。

## 氣血的旺盛與否，決定人體健康

　　《黃帝內經》中明確提到「手足」的重要性，《內經》曰：「夫四末陰陽之會者，此氣之大絡也。」指「手足」是經絡氣血交會相通，故人體的主要十二條經脈皆以手、足為首命名之（手三陽經、手三陰經、足三陽經、足三陰經），藉經絡構成的訊息聯絡系統，對內可連繫所隸屬的六臟六腑，在淺表則反應四肢與體表的皮毛筋骨。氣血不停循環運行於經絡，氣血旺盛與否，決定人體生命活動力好壞。

## 按摩手足，暖身又養生

　　大多數人感到寒冷，都是從手腳開始，若能讓手腳變暖，人就會開始感到溫暖。手足為人體的投射與縮影，平時照顧好手足，是避免生病的小技巧，能善於按摩手足，更能養生保健與改善身體不適。

　　本書詳細介紹足部反射區、手部反射區及特殊手部穴位點，是我目前看過整理得最完善的書，內容豐富多樣，除了上述外，還包含手足的望診、按摩技巧及實用的對症配穴治療，誠心推薦本書，相信絕對受用無窮，更希望這珍貴的學問寶藏，能繼續流傳給下一代子孫。

---

**洪尚綱**
現職：東方中醫診所中醫師
經歷：台北市立聯合醫院中醫師
學歷：國立中興大學植物學系
　　　私立中國醫藥大學學士後中醫學系

主要著作：
《止咳潤肺特效食譜》
《肝病調理特效食譜》
《春夏食療特效食譜》
《秋冬養生特效食譜》

# 健康靠自己

### 健康促進股份有限公司總經理 吳世楠

　　手腳是身體的末端，卻是行為動作的主角；腳部功能應該是赤腳行走，與自然融為一體，可行動又自我腳底按摩，反觀現代人天天穿鞋，失去讓腳直接接觸大地及自我按摩的機會，加上久坐不動，身體當然容易產生各種氣血循環不良的毛病！當您「忽略」或者「適應」這些小毛病，日積月累後，會演變成各種讓人生不如死的慢性病。

## 預防重於治療，養生保健DIY

　　自己的身體最誠實，健康狀況自己最清楚。因此，若是能在身體稍微有症狀時防微杜漸，就能達到「預防重於治療」的目的；高科技讓人類享受舒適生活，但別忘了人屬於大自然，身體所有器官、組織、肌肉，若因科技發達而少使用，或維持某一姿勢太久（如長期使用電腦），會影響健康，逐漸引發如肩頸僵硬、腰痠背痛、胃疼胸悶、便祕等亞健康現象。

　　要如何預防及改善上述情況？除了均衡飲食、規律運動、作息正常，還可以靠自我保健，通過按摩手部、足部，對身體反射區推、按、揉，不但更容易深層改善經絡，更可快速地找到痛點、活化末梢氣血，強化心、肺功能。幾乎可以隨時隨地，靠自己養生保健DIY。

　　本書針對身體各大經絡及反射區、常見疾病及各種保健按摩法，有分門別類的詳細圖文說明，淺顯易懂，對忙碌的現代人更是圖文並茂的的寶典。只要能時時記住：健康在我心中，且持之以恆自我保健，身體力行，便能改善身體異常狀況，找回健康，享受美好人生！

---

### 吳世楠

有感於太多人因疏忽健康的重要性，以致於在青壯年期便發生健康上的大問題，進而影響家庭的幸福，轉而追求不生病的方法，推廣自我保健方式，協助大眾健康長壽。

- 健康促進股份有限公司總經理
- 台北市文山、松山、新北市新店區崇光社區大學講師
- 中國一級健康管理師、公共營養師
- 防癌長鏈124志工服務團　召集人
- 台北市衛生局 職場健康管理師
- 中華民國脊椎矯正學會　前秘書長

# 本書使用說明

手足按摩是一種簡單易學的自我保健治病法，藉由按摩各反射區和穴位，促進體內新陳代謝和血液循環，進而達到改善體質、治療疾病的功效。本書以文配合圖片，清楚說明手足按摩的方式和技巧，讓您可以輕鬆掌握健康。

**❶ 對症反射區**
列出有助解決病症的手足反射區。

**❷ 病症說明**
詳述病症的發生原因和特徵。

**❸ 臨床表現**
說明該病症所呈現的臨床表現，讓讀者能加以分辨。

**❹ 反射區按摩**
介紹對症使用的不同按摩手法，列出所需要的按摩技巧和次數。

**❺ 醫師叮嚀**
針對病症的治療，說明按摩以外的注意事項。

**❻ 反射區分類&說明**
將反射區按照疾病種類區分，並附上相關說明。

**❼ 按摩技巧**
各反射區因位置和功效要求不同，提供不同的按摩技巧，幫助您在按摩上更有效率。

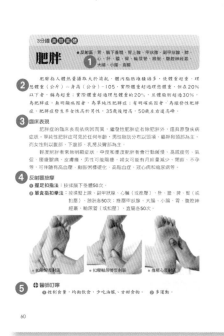

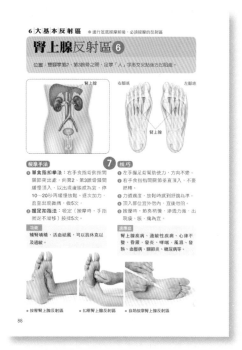

# 目 錄

## 上篇 足療

## 第一章 認識足療

# 第二章 3分鐘足療保健養生攻略

# 第三章 足部反射區定位及按摩

## 第一章 手的奧祕

## 第二章 3分鐘手療保健養生攻略

# 第三章 手穴探源

# 第四章 望手診病

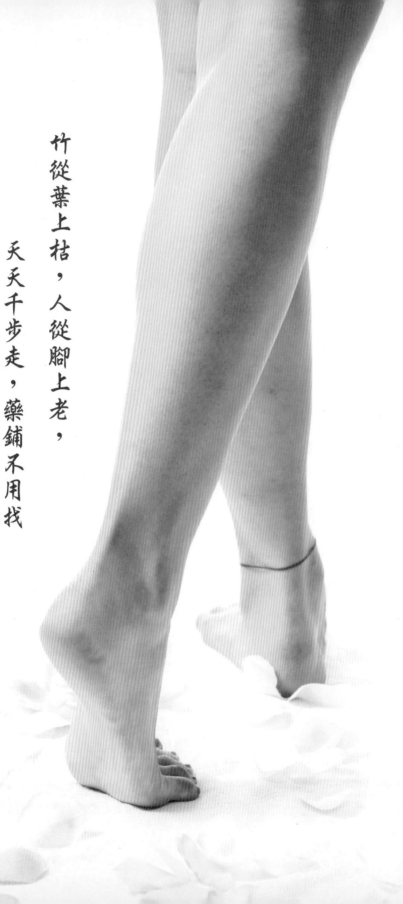

竹從葉上枯，人從腳上老，
天天千步走，藥鋪不用找

# 足療

　　所謂足療，古人曰：「以其足修其身，借其道養其性。」古籍《五言真經》有云：「竹從葉上枯，人從腳上老，天天千步走，藥鋪不用找。」說明健康長壽始於腳的觀念古已有之。

　　如今非常流行的「腳底是第二心臟」的說法，其實不如「腳底是身體的全部」說得更正確。腳底集合了身體全部器官的反射區，一旦腳生病，則可影響全身。

# 右腳底反射區

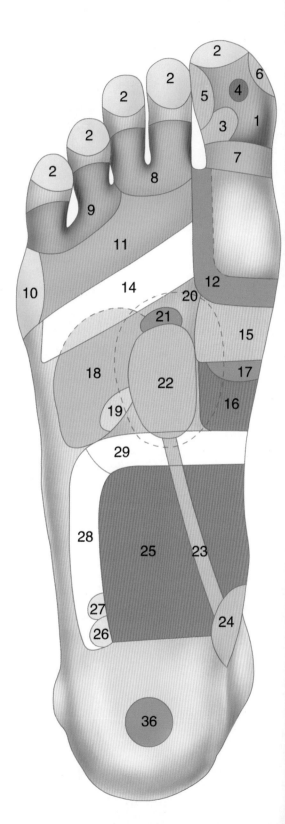

1 頭（腦）部
　◎功效：頭痛、腦充血、腦震盪痊癒後的後遺症、偏頭痛、前頭痛、頂心頭痛、後頭痛。

2 額竇
　◎功效：鼻竇炎、發燒、頭痛、鼻塞。

3 腦幹、小腦
　◎功效：高血壓、失眠、頭暈（不平衡感）、頭重、肌肉緊張、肌腱關節復健。

4 腦下垂體
　◎功效：內分泌失調病變，如甲狀腺、甲狀旁腺、腎上腺、脾、胰功能失調。

5 顳葉（太陽穴）、三叉神經
　◎功效：偏頭痛、顏面神經麻痺、腮腺炎、耳疾、失眠。

6 鼻腔
　◎功效：鼻過敏、鼻蓄膿、鼻塞、鼻炎、鼻竇炎、鼻息肉。

7 頸項
　◎功效：頸部痠痛、僵硬、扭拉傷害、落枕、高血壓s、血液循環不佳。

8 眼睛
　◎功效：眼睛疲勞、結膜炎、角膜炎、白內障、遠視、近視、散光。

9 耳朵
　◎功效：重聽、耳鳴、暈眩、中耳炎、外耳炎。

11 斜方肌
　◎功效：頸肩部痠痛、頸肩部僵硬。

12 甲狀腺
　◎功效：甲狀腺機能亢進或低下、心悸、肥胖、凸眼性甲狀腺腫、神經性症狀。

14 肺和支氣管
　◎功效：咳嗽、肺癌、支氣管肺炎、氣喘、肺氣腫、胸悶。

18 肝臟
　◎功效：肝炎、肝痛、黃疸、失眠、膽結石、肝斑、肝硬化、肝癌、深夜11點到翌日凌晨3點的失眠、肝功能失調引起的營養不良、疲勞。

19 膽囊
　◎功效：膽結石、黃疸、消化不良、膽囊炎。

26 盲腸（闌尾）
　◎功效：下腹脹氣、盲腸炎、促進盲腸功能。

27 回盲瓣
　◎功效：促進回盲瓣控制大、小腸間的門戶。

17 升結腸
　◎功效：便祕、腹瀉、腹痛、腸炎。

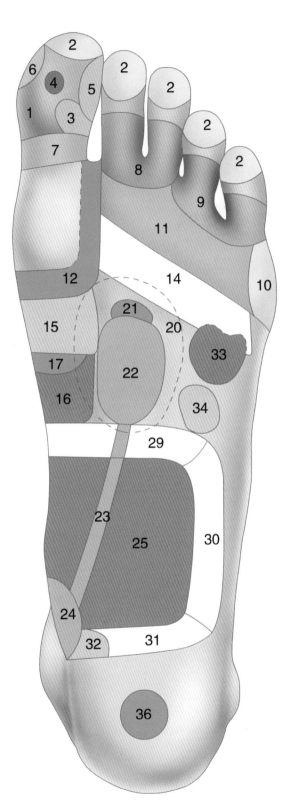

# 左腳底反射區

15 胃部
◎功效：胃酸過多、胃潰瘍、十二指腸潰瘍、胃脹氣、胃痛、胃炎、消化不良。

16 十二指腸
◎功效：腹脹、消化不良、十二指腸潰瘍。

17 胰臟
◎功效：糖尿病、新陳代謝不佳、胰囊腫。

20 腹腔神經叢（太陽神經叢）
◎功效：神經性胃腸病症，如脹氣、腹瀉、胃腸緊張；氣悶、焦慮、失眠、鬱悶、壓力大。

21 腎上腺
◎功效：心律不整、昏厥、氣喘、風濕病、關節炎，止痛消炎、增強免疫力。

22 腎臟
◎功效：腎功能不佳、動脈硬化、靜脈曲張、風濕病、關節炎、濕疹、腎結石、尿毒症、腎臟病引起的浮腫。

23 輸尿管
◎功效：排尿困難、輸尿管結石及發炎、風濕病、關節炎、高血壓、動脈硬化、下腹刺痛、輸尿管狹窄造成腎積水。

24 膀胱
◎功效：腎及輸尿管結石、膀胱結石、膀胱炎、尿道炎、高血壓、動脈硬化。

25 小腸
◎功效：腸胃脹氣、急性腸炎、腹瀉、腹部悶痛、疲倦、緊張、掉髮。

29 橫結腸
◎功效：便祕、腹瀉、腹痛、腸炎。

30 降結腸
◎功效：便祕、腹瀉、腹痛、腸炎。

31 直腸
◎功效：便祕、直腸炎。

32 肛門
◎功效：便祕、直腸炎、痔瘡（外痔）。

33 心臟
◎功效：心臟疼痛、刺痛，呼吸困難，心臟缺損，心臟衰竭，心律不整，有益高血壓、中風病患的保健。

34 脾臟
◎功效：貧血、感冒、發炎、發燒、食慾不振、增加抵抗力。

# 足部生物全像對應圖

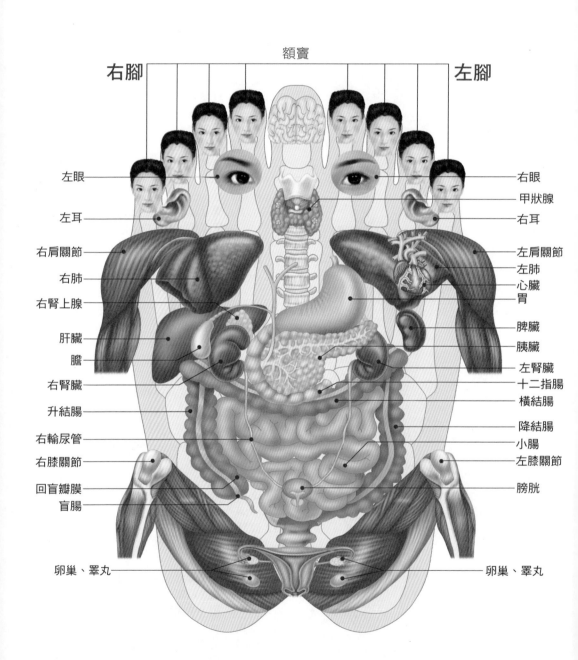

額竇

右腳　　　　　　　　　　　　　　　　　左腳

左眼　　　　　　　　　　　　　　　　　右眼

　　　　　　　　　　　　　　　　　　　甲狀腺

左耳　　　　　　　　　　　　　　　　　右耳

右肩關節　　　　　　　　　　　　　　　左肩關節

右肺　　　　　　　　　　　　　　　　　左肺

右腎上腺　　　　　　　　　　　　　　　心臟

　　　　　　　　　　　　　　　　　　　胃

肝臟

膽　　　　　　　　　　　　　　　　　　脾臟

　　　　　　　　　　　　　　　　　　　胰臟

右腎臟　　　　　　　　　　　　　　　　左腎臟

升結腸　　　　　　　　　　　　　　　　十二指腸

　　　　　　　　　　　　　　　　　　　橫結腸

右輸尿管　　　　　　　　　　　　　　　降結腸

右膝關節　　　　　　　　　　　　　　　小腸

回盲瓣膜　　　　　　　　　　　　　　　左膝關節

盲腸　　　　　　　　　　　　　　　　　膀胱

卵巢、睪丸　　　　　　　　　　　　　　卵巢、睪丸

# 腳內、外側反射區圖解

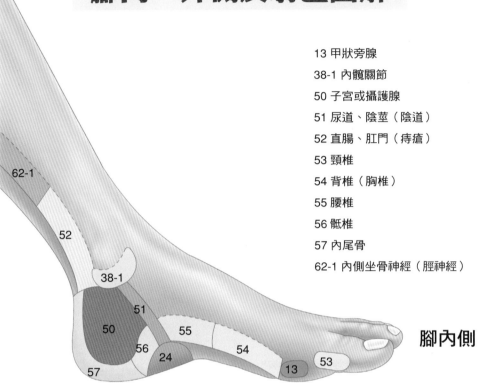

13 甲狀旁腺

38-1 內髖關節

50 子宮或攝護腺

51 尿道、陰莖（陰道）

52 直腸、肛門（痔瘡）

53 頸椎

54 背椎（胸椎）

55 腰椎

56 骶椎

57 內尾骨

62-1 內側坐骨神經（脛神經）

**腳內側**

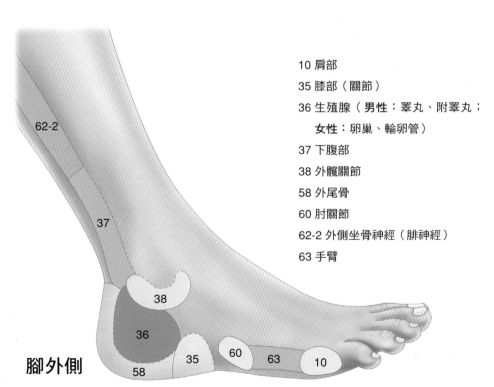

10 肩部

35 膝部（關節）

36 生殖腺（**男性**：睪丸、附睪丸；
　　**女性**：卵巢、輸卵管）

37 下腹部

38 外髖關節

58 外尾骨

60 肘關節

62-2 外側坐骨神經（腓神經）

63 手臂

**腳外側**

# 左腳背反射區

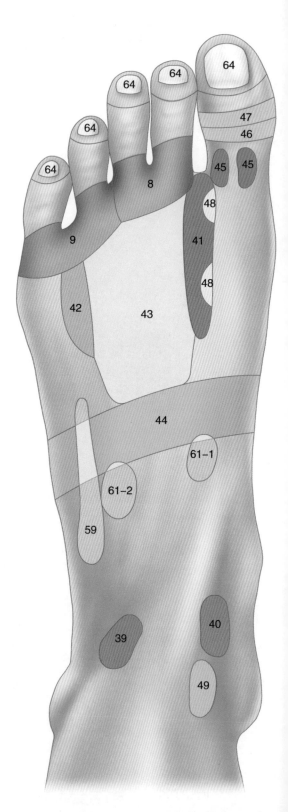

**8 眼睛**
　◎**功效**：眼睛疲勞、結膜炎、角膜炎、白內障、遠視、近視、散光。

**9 耳朵**
　◎**功效**：重聽、耳鳴、暈眩、中耳炎、外耳炎。

**39 上身淋巴腺**
　◎**功效**：各種發炎、發燒、囊腫、肌瘤、蜂窩性組織炎、流行性耳下腺炎。

**40 下身淋巴腺**
　◎**功效**：各種發炎、發燒、囊腫、肌瘤、蜂窩性組織炎、腿部水腫、踝部腫脹。

**41 胸部淋巴腺**
　◎**功效**：各種發炎、發燒、囊腫、肌瘤、乳房或胸部腫瘤、胸痛。

**42 內耳迷路（平衡器官）**
　◎**功效**：頭暈、眼花、暈車、暈船、耳鳴、目眩、低血壓、高血壓、內耳機能耗損。

**43 胸腔、乳房**
　◎**功效**：胸腔氣悶、乳房充血（經期前）、乳房囊腫、豐胸。

**44 橫膈膜**
　◎**功效**：打嗝、橫膈膜不適引起的腹部脹氣、腹痛、噁心、嘔吐。

**45 扁桃腺**
　◎**功效**：感冒、扁桃腺疼痛、發炎與腫脹、喉嚨痛、扁桃腺引起的頭痛、提高免疫力。

# 右腳背反射區

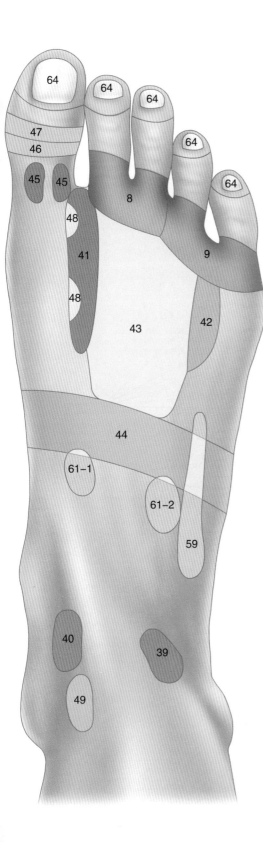

46 下頜（牙）
　◎**功效**：下頜發炎、感染及化膿，下頜關節
　炎，牙周病，牙痛，打鼾。

47 上頜（牙）
　◎**功效**：上頜發炎、感染及化膿，上頜關節
　炎，牙周病，牙痛。

48 喉部、氣管
　◎**功效**：喉痛、氣喘、咳嗽、氣管炎、感冒、
　聲音微弱或嘶啞。

49 腹股溝
　◎**功效**：生殖系統的各種病變、性無能、疝
　氣、隱睪症、婦女不孕症。

59 肩胛骨
　◎**功效**：肩胛骨痠痛、五十肩、肩關節痠痛、
　背痛、手臂工作之職業病（如：美容美髮
　業）。

61-1 內側肋骨
　◎**功效**：肋骨的各種病變、胸悶、胸緊、肋膜
　炎。

61-2 外側肋骨
　◎**功效**：各種肋骨病變、胸悶、胸緊、肋膜
　炎、閃腰。

64 臉部
　◎**功效**：臉部皮膚不適、病變。

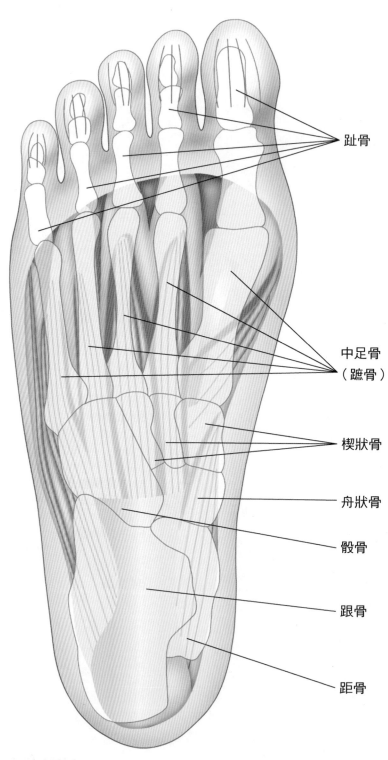

足部骨骼名稱圖

趾骨

中足骨
（蹠骨）

楔狀骨

舟狀骨

骰骨

跟骨

距骨

右腳底

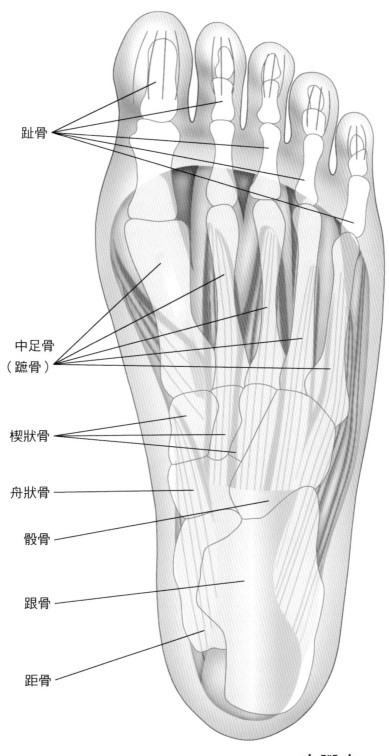

趾骨

中足骨
（蹠骨）

楔狀骨

舟狀骨

骰骨

跟骨

距骨

左腳底

23

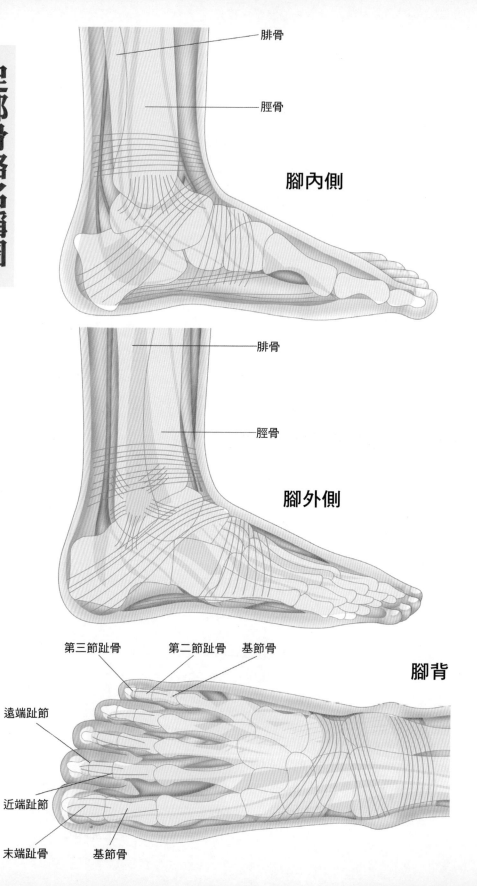

足部骨骼名稱圖

腓骨

脛骨

腳內側

腓骨

脛骨

腳外側

第三節趾骨　　　第二節趾骨　　基節骨

腳背

遠端趾節

近端趾節

末端趾骨　　基節骨

24

# 第一章 認識足療

常言說得好：「寒從腳上起」、「人老腳先老」、「小看腳一雙，頭上增層霜」、「鶴髮童，腳步輕健」，無不說明足部與健康息息相關。

中醫經絡學認為，連接人體五臟六腑的12條經脈，有6條起止於腳，並與腳上的66個穴位相貫通。刺激足部穴位與敏感區，透過經脈傳至五臟六腑，引導血氣，能達到陰陽平和。足部相當於內臟的支持平台、調理專家，故可把足療稱為「內臟按摩」。

# 走進足療

## 足療是傳統的保健方法

## 何謂「足療」？

　　足療是藉由足部病理反射區反映出的病理反應現象，刺激相應反射區，透過經絡、神經、體液的傳達，使內臟產生「普遍性」或「全身性」的自動調節作用，以達到陰陽平衡、氣血順暢、生理機能正常的健康狀況。

　　**啟蒙階段**：從幾千年前遺留下來的文字及圖片可知，中國人、日本人、印度人、埃及人已知利用「腳底按摩」，促進身體健康和治療疾病。古代先民為了求生存，赤足追逐獵物、與猛獸搏鬥，無意間發現赤腳行走、跳舞後足底會發熱，感覺非常舒服，既能解除疲勞、振奮精神，還能緩解病痛。

　　**發展階段**：現今，「腳底按摩」技術，已進一步發展成一門科學技術－「腳底反射按摩學」，隨著時間的推移而累積經驗，同時模仿、吸取他人的經驗，逐漸摸索出一套治病防病的按摩方法。

## 足療反射原理

　　足療反射的主要原理是，人體有很多能量流通的「通道」，如針灸學上的「經絡」，支配身體各部位、器官、腺體的能量流通。連接人體臟腑的**十二經脈**（註❶），有6條起止於足部，是**足三陰經**（註❷）之始，**足三陽經**（註❸）之終。其源頭，即發出能量處，在針灸學上稱「井穴」，就是「湧出能量的水井」。

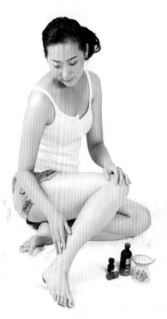

　　雙腳穴位與內外環境相通。因經絡、井穴與臟腑關係密切，使人體各部位和臟腑，在雙足都有相應反射區，兩足合併，足底即呈現一完整的人體結構圖。當身體某部位出現病症時，在足部相應的反射區進行按摩，即可達到緩解和治療的目的。

　　由此可知，足療是運用中醫原理，集檢查、治療和保健為一體的無創傷自然療法。又因其方法簡單易學，效果迅速，而深受歡迎。

---

註❶ **十二經脈**：人體氣血運行的通道，是人體內負責連絡、傳輸和傳導的系統，根據臟腑、手足和陰陽來命名。
註❷ **足三陰經**：足太陰脾經、足厥陰肝經、足少陰腎經。
註❸ **足三陽經**：足陽明胃經、足少陽膽經、足太陽膀胱經。

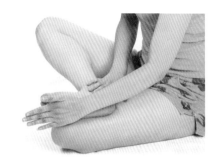

# 足療的作用原理

足部按摩療法主要的作用和原理是刺激足部，促進局部血液循環、維持陰陽平衡、加速新陳代謝，通過經絡傳導、神經反射、體液調節，改善自身組織器官的生理功能，增強機體免疫能力，達到防病治病的目的。

## ☆中醫經絡學說

經絡經科學證實，為客觀存在的系統人體氣血運行通路。人體的重要經絡源於足底、終於足底，與特定臟腑相連。按摩足部，可疏通循行經絡、氣血，從而促進機體功能正常。

足部有60～70個穴位，與人體經絡相通，刺激穴位可由經絡傳到各器官，能補益、療疾、強身和健體等。

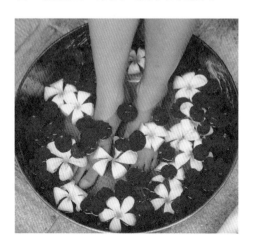

## ☆血液循環學說

足面積較其他器官大，肌肉相對較厚，微血管密集，神經末梢豐富。因足部是全身最低部位，血液流經此處時速度會減慢，加上地心引力，血液中的酸性代謝產物和未被利用的礦物質易沉積，微循環容易出問題。

這種情況日積月累，會使心臟的工作負擔加重，導致心臟功能減弱，供給人體各組織器官的營養隨之不足，人體各器官的功能亦下降，從而引起體內不同程度的異常反應。

上述的沉積物在哪個反射區積存過多，該反射區對應的器官就會受到影響。因此，足部是最需要清理的部位。當全面按摩足部反射區後，足部溫度升高，使血管擴張，血液流速加快，進而改善血液循環。

另外，足部按摩可緩解局部肌肉緊張，讓肌肉規律地舒張和收縮，有如肌肉血泵（泵讀蹦），有助血液回流，減輕心臟負擔，提高新陳代謝，使足部真正發揮第二心臟的作用。

## ☆神經反應學說

足部按摩可有效啟動腦幹網狀結構，提高機體的警覺力和注意力，並深度調節肌肉、內臟和心血管的機能活動，強化人體適應環境的能力。

刺激下視丘反射區，調節人體精神、睡眠、性功能、體溫和進食，亦可深入調節心血管和內臟等機能。

通過刺激分泌腺反射區，對機能進行一系列的體液調節，使之趨於平衡，並可調動機體的免疫和抗病功能，收到保健和治病的效果。

## ✪心理治療學說

現今錯綜複雜的社會環境，人在競爭中求生存，承受不同程度的心理壓力。因精神緊張導致疾病的患者，不斷增加。進行一次足療，相當於沉睡6小時，能放鬆身體、平靜心情、消除疲勞、幫助睡眠，減輕精神與身體的緊張症狀。

足療能改善大腦皮層的血液循環及供氧狀況，使左右腦相互協調，保持清醒，更富創造力。不但有助高瞻遠矚、深思熟慮，提高工作和學習效率，還能協助戒除不良嗜好與習慣，並預防和治癒疾病。實驗證明，經常刺激腳上的反射區及穴位，能大幅減少人每天的抽煙和飲酒量。

接受足療時，可以靜下心來，集中思緒，思考生活中遭遇的問題和解決方法、想像自己聚精會神地準備重要會議或考試、聽音樂並思考問題。

這不僅是足療的樂趣，也是養生之道中「道」的含義所在。足療後，會感到愉快而恢復青春活力，聽力變得敏銳，見到人也會高興地打招呼。

足療具有其獨特的優勢：首先，簡便易行，操作性強，易推廣，步驟不複雜，可自行保健；其次，只要手法和姿勢正確，作用較安全可靠；再者，足療治病範圍廣，療效顯著，對許多病症具有獨特療效，為其他療法所不能取代，可用來輔助其他療法不足處。

---

## 迷你知識專欄

### 精油芳香療法

精油是一種濃縮液，藉香氣刺激下視丘，影響人們的行為及情緒。對某些特定穴位和反射區進行按摩時，配合芳香療法，會使被按摩者的腦啡肽（註④）增加，促使身體釋放具鎮靜止痛作用的生物化學物質，讓人體原本的疼痛閾值（註⑤）提升1倍以上，可在不服用或注射藥物的情況下，達到鎮痛的目的。

---

### 精油功效知多少

| 精油種類 | 作用及功效 |
|---|---|
| 薰衣草、松樹、德國甘菊 | 抗炎、增強免疫力、促進身體釋放抗炎物質 |
| 杜松果、檸檬、葡萄柚 | 排毒、促進淋巴循環、增加腎臟血流量、改善水腫 |
| 玫瑰草、蜜柑、茉莉 | 緩解抑鬱情緒 |
| 乳香、檀香、玫瑰 | 緩解焦慮情緒 |
| 橙花、薄荷 | 促進消化、舒緩消化不良引起的腹脹感與便祕 |

---

註④ 腦啡肽：由下視丘體所分泌，可使人有快樂感和止痛效果。
註⑤ 疼痛閾值：「閾」讀玉，指疼痛感足夠使人感到痛感的臨界點。

## 哪些人不適合做足療？

人的一隻腳上就有60多個反射區，人體主要器官在腳上都有相應的反射區，若按摩手法不當，或在不宜按摩的情況下按摩，會影響器官健康，使人受傷，甚至致殘，須謹慎行之。有以下情況者，不宜進行足部按摩：

### 不宜進行足療者及其原因對照表

| 序號 | 不宜進行足療者 | 不宜進行足療的原因 |
|---|---|---|
| ❶ | 有嚴重出血或出血傾向患者（如吐血、嘔血、便血、腦出血、胃出血、子宮出血、內臟出血、再生障礙性貧血、白血病、血小板減少性紫癜、血友病等） | 不可進行重手法推拿，因按摩足部反射區會促進血液循環，可能引起更大面積的出血，加重病情。 |
| ❷ | 酒醉者 | 會加速血液循環，易使酒精在未分解的情況下，進入肝臟、腦部，可能導致酒精中毒。 |
| ❸ | 血栓患者 | 按摩不當會造成血栓脫落，脫落的血栓若塞住某些重要臟器，會危及生命。 |
| ❹ | 婦女經期、妊娠期、**圍產**(註❻)期間 | 可能引發大出血和流產。 |
| ❺ | 重度高血壓者 | 應避免進行易引起劇烈疼痛的按摩，以免因疼痛使血壓急劇升高。 |
| ❻ | 足部有皮膚病者 | 因肌膚的接觸，可能使皮膚病惡化。 |
| ❼ | 用餐前後40分鐘內者 | **飯前**：抑制胃液分泌，不利消化。<br>**飯後**：造成胃腸血量減少，引起噁心、嘔吐、消化不良。 |
| ❽ | 心臟衰竭、急性心肌梗塞病情不穩定者 | 若按摩心臟反射區，會導致血壓升高。 |
| ❾ | 傳染病流行期，或有化膿性病灶者 | 足療有直接皮膚接觸，可能會傳染或感染。 |
| ❿ | 身體虛弱、患骨質疏鬆者、嚴重腎衰竭、肝壞死等危重病人 | 足療帶來的刺激過強。 |
| ⓫ | 足部有開放性傷口，或可能有骨折尚未完全痊癒者 | 足療中的按壓動作，可能導致傷勢惡化。 |
| ⓬ | 年老體弱和疼痛耐受力差者 | 足療會產生痛感。 |

---

註❻ **圍產**：懷孕滿28週至產後7天。

# 望 足診病
## 從腳可知身體病痛

　　針對疾病進行足部按摩前，必須對身體狀況有明確判斷，對提高足部保健、康復按摩的有效性和安全性，至關重要。足部按摩法廣受重視，原因之一是能「早期發現疾病」。國外有人主張，當病變程度達10％時，進行足部反射區按摩即可發現徵兆；當人體出現自覺症狀，能被醫療儀器檢測出來時，病變程度已達70％。

　　因此，足部按摩能幫助人們盡早發現身體出現的病理變化，面對某些器官的不正常情況，及時採取措施，進行預防和治療。尤其是心臟病、腦中風、癌症等高危性疾病，早期發現，就能早期治療，避免危及性命。

　　足部望診主要是藉由觀察足的「外形」、「顏色」及「皮膚」變化，通過主訴、觸診等方法以判斷疾病。

　　**前置工作**：同時抬起雙足，觀察比較雙足各部位的顏色、形態等是否對稱。

　　**順序**：足部望診的順序是「自上而下」，按足底、足內側、足外側、足背的順序，以椎骨（頸椎、胸椎、腰椎、骶椎和尾椎）反射區連線為中心線，依次進行雙側比較。

　　**觀察重點**：主要觀察足部各部位有無變形、顏色改變及各部位的大小、厚薄、胖瘦、凸起、凹陷等。

## 從足色判斷

　　主要是通過比較足各部位的顏色變化，再根據中醫五行歸類配屬和**生剋制化**（註**7**）等理論進行分析。

---

註**7** 生剋制化：五行（金、水、火、土、木）之間相生、相剋、相制、相化的對應關係。

---

### 迷你知識專欄

**坐姿透露性格**

每個人的長相都獨一無二，站姿、坐姿也都不同，可從坐姿看出人的性格：雙腳整齊地併攏、緊緊靠近者，會壓抑內心情緒，通常警戒心很強，為了取得信任，必須盡量緩和氣氛，聊些輕鬆的話題；腳交叉呈十字形者，一般擁有開放的性格，對周遭事物向來不甚在意，「合則來，不合則去」是他們一貫的交友態度。

## 足部、趾甲顏色反映身體疾病

| 項目<br>類別 | 顏色 | 可能發生的疾病 |
|---|---|---|
| 趾甲 | 蒼白 | 貧血 |
| | 灰白 | 甲癬 |
| | 半白半紅 | 腎病 |
| | 常呈青色 | 心血管疾病 |
| | 黃色 | 腎病症候群、甲狀腺機能低下、黃疸型肝炎等 |
| 足拇趾 | 紫色 | 心、肺有疾病的徵兆 |
| | 藍色和黑色 | 甲溝炎，或因服用某些藥物所造成 |
| | 發紫 | 大腦缺血、缺氧 |
| | 黑斑 | 膽固醇偏高 |
| | 暗紅色 | 血脂偏高 |
| | 出血點 | 腦血管病變 |
| 皮膚足底 | 青 | 氣滯血瘀、外傷、靜脈曲張、中風前兆或是手足拘攣（抽筋） |
| | 紅 | 多實熱症、炎症居多，發燒也會有此現象 |
| | 蒼白 | 虛寒症，血液系統疾病居多，也可能是肺氣虛 |
| | 黑 | 會疼痛、有瘀血，多見於血管炎患者。起初多出現於足趾，即足趾皮膚或肌肉發黑，情況輕者為深紅色，情況重者則呈紫黑色 |
| | 黃 | 肝炎、濕熱、脾病 |
| 足部 | 青綠 | 表示血液循環不良<br>**症狀**：血液的黏度、酸度高，血管彈性差 |
| | 黃咖啡、<br>紫紅咖啡 | 惡性腫瘤 |
| | 有血點或瘀斑出現在腳趾（即頭和額竇反射區）、心、腎、肝、腹腔神經叢等 | 反射區相對應的器官，可能出現病變 |
| | 腳趾有<br>暗紅血點或瘀斑 | 加壓不消退，一般不高出皮膚（過敏性紫癜可高出皮膚），常為出血性疾病或流行性腦膜炎 |
| | 陳舊性出血點或瘀斑呈青紫或棕褐 | 可推測是目前發病還是過去發過病。中老年人足部瘀血，通常可能與血栓閉塞性血管炎有關 |
| | 額竇呈玫瑰色或暗紅色 | 腦中風或腦栓塞的預兆 |

# 從足形判斷

## ☆正常足形

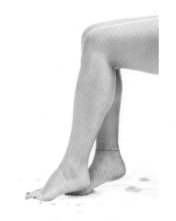

足掌：足掌前部、外緣、跟部、掌墊規整且無異常
　　　增厚或軟薄。掌、背無贅生物。掌背曲線柔
　　　和豐滿，足弓正常且弧度勻美。

足趾：整齊、柔軟有彈性，趾頭圓潤有光澤，趾甲
　　　光亮透明且趾甲下色紅潤，趾間無足癬。
　　　足形正常的人，身體健康，精力充沛。

### 不正常足形反映身體疾病

| 足形外觀特色 | 對應疾病 |
| --- | --- |
| ❶ **腳趾位置形狀**：足趾小關節僵硬 | 應注意防止心、腦系統病變 |
| ❶ **腳趾位置形狀**：5趾向外散開不能併合，足部整體顯得瘦小<br>❷ **趾甲**：透明度降低，彈性不佳<br>❸ **腳掌**：掌弓下陷，掌墊擴大 | 身體機能不佳，體質虛弱，常發生呼吸、循環、消化系統疾病，特別容易感冒 |
| ❶ **腳趾位置形狀**：大拇趾短窄，2趾突出，各趾明顯向中心歪斜<br>❷ **趾甲**：不透明，趾甲下顏色不均勻<br>❸ **腳掌**：中部鼓寬，足呈鈍梭形 | 體質較差，常見慢性腎炎、泌尿生殖系統病變和神經系統病變<br>鞋太小、不合腳、長期壓迫足部也易造成，應與病變區別 |
| ❶ **腳掌**：皮膚乾燥，無肌肉感，骨形突出<br>❷ **趾甲**：無光澤甚至產生褶皺或厚趾甲 | 營養吸收力差，常覺得疲勞，多見於腦力勞動過度、房事過度損傷腎精者或長期慢性病患者 |
| ❶ **腳趾位置形狀**：大拇趾上翹，其餘4趾向下扣<br>❷ **趾甲**：趾甲下呈淡粉色<br>❸ **腳掌**：足背可見青色血管，大拇趾下常可見掌墊加厚 | 腦力勞動者和性生活無度者，常伴隨有腰痛、眼睛疲勞、記憶力減退等症狀 |

## 迷你知識專欄

### 正確走路姿勢

除了有健康的足形，正確的走路姿勢，也有助維持足形和身體健康。正確的走路姿勢，要點如下：將背挺直，不要讓肩膀用力和駝背，踏步時，膝蓋伸直，腳跟先著地，重心經腳外側移至腳內側，再由大腳趾離地，走路的路徑大致為「S」形，所踏步伐長約身高的的30%，手腕擺動的幅度要大。

# 從趾甲外形判斷

健康人的趾甲呈粉紅色，表面平滑，有光澤，呈半透明狀，甲根有半月形的甲弧。而身體如果有疾病出現，往往置反映在腳趾甲上。

## 足趾外形異常可能對應的疾病

| 足趾外形 | 可能對應疾病 |
|---|---|
| ❶ 變形 | ❶ 拇指變形：與頭、臉部疾患有關 |
| | ❷ 2、3趾肥大：多有眼疾 |
| | ❸ 4、5趾肥大：多有耳疾 |
| | ❹ 因長期穿不合腳的鞋所造成，會使腳趾變形，同時會伴隨有頭痛 |
| ❷ 拇趾外翻 | 頸椎、甲狀腺和甲狀旁腺病變 |
| ❸ 拇趾經常腫脹 | 糖尿病 |
| ❹ 拇趾異常飽滿充盈，發白或發黃，趾甲薄軟或厚滯，半月圈，掌墊增厚，紋理磨蝕嚴重 | 表示器官的負擔過重，常有高血壓、血管病、脂肪肝等疾病 |
| ❺ 足趾不對稱 | ❶ 因足趾是人體頭部反射區，表示頭部可能有病變 |
| | ❷ 內臟可能有病變，因5隻足趾分別代表人體的肝、心、脾、肺、腎反射區 |
| ❻ 第2足趾彎曲 | 脾胃疾病 |
| ❼ 小足趾變形 | 泌尿生殖系統障礙 |
| ❽ 足趾彎蜷，趾端著地，且有雞眼或繭，外觀不圓滑，被壓平，或拇趾被二趾壓住，額竇反射區形成尖狀等 | 頭暈、頭痛 |
| ❾ 第2、3、4、5足趾額竇皆痛 | 四度（重度）疲勞和失眠，睡眠品質差，極易疲勞 |
| ❿ 足背每一蹠趾關節處均有明顯突出，大小如半個榛子 | 頸淋巴腺結核或甲狀腺腫大當感到全身不適，像感冒但不發燒時，則先檢查拇趾額竇，如果痛，再檢查甲狀腺及上、下身淋巴腺，若皆有痛感，則可能為「長期免疫力低下」 |
| ⓫ 足拇趾腹都有出血點，像用針刺過，不像外傷 | 大腦的疾病，大多由於腦血管脆弱，有出血的可能 |
| ⓬ 足拇趾凹陷 | 老年人的小腦早期萎縮，隨病情的惡化，凹陷會日漸加深 |
| ⓭ 足拇趾發紫、青或黑 | 小腦異常；若睡時多夢，再檢查膽，亦痛，為肝膽疾病，且常做惡夢 |

**趾甲外觀顏色和可能對應的疾病**

| 趾甲外形顏色 | 可能對應疾病 |
|---|---|
| ❶ 不平、薄軟、有縱溝甚至剝落 | 營養不良 |
| ❷ 橫貫白色條紋 | 糙皮病、慢性腎炎或砷、鉛中毒 |
| ❸ 呈湯匙狀 | 結核病，也可能是甲癬、鉤蟲病、甲狀腺機能亢進的症狀 |
| ❹ 增厚 | 肺心病、乾癬、痲瘋、梅毒、外因性瘀血等 |
| ❺ 扣嵌入肉或呈鉤狀 | 肝氣鬱滯，可能有多發性神經炎、神經衰弱或脈管炎等 |
| ❻ 凸凹不平 | 肝、腎慢性疾患 |
| ❼ 動搖脫落 | 肝病 |
| ❽ 易變形脫落 | 靜脈炎 |
| ❾ 青紫透裂，直貫甲頂 | 中風前兆 |
| ❿ 麻木 | 心血管疾病 |
| ⓫ 變形 | 頭部和牙齒疾病 |

# 從足部外形判斷

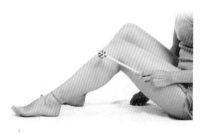

　　根據正常人體的足弓彎度，可支撐人體平衡，一旦正常足弓的彎度遭破壞變形，支撐人體的平衡被破壞，其力道要重新分配，人體運動就會發生異常，進而引起內臟的某些功能下降。

足弓平坦（扁平足）：可能有脊椎側彎，走路易疲勞，多有胃腸疾病、失眠症狀、神經衰弱及疲勞，腰部有不適感。

左足扁平：可能有心臟異常或頸部疼痛症候群。

右足扁平：肝、膽功能可能出現障礙。

**足部整體外形可能對應的疾病**

| 足部外形 | 可能對應疾病 |
|---|---|
| 內踝下有隆起 | 尿道或陰道炎症 |
| 內、外踝水腫 | 腎臟或心血管疾病 |
| 內踝腫大 | 影響骨盆腔，有淋巴液回流障礙 |
| 足部反射區長雞眼或繭 | 對應的器官有慢性疾病<br>如足斜方肌反射區出現老繭或雞眼，大多表示患有肩關節周圍炎（五十肩） |
| 反射區凹凸 | 凸起：多為實證<br>凹陷：多為虛證，器官摘除者也可能凹陷 |
| 足部濕氣重（汗腳） | 影響腎臟；但要注意的是，手、足多汗，也與年齡、性別和內分泌失調有關 |

# 從足姿判斷

　　身體的健康狀況不僅會從足形、足色的變化中透露出來，也可從足姿看出。足姿變化雖然微妙，卻大有學問。

## ✪ 健康足姿

　　兩腳大小差別不大，走路時兩腳力道一致，步伐相等，起步時先提足跟，落地時足跟先著地，兩腳平正。俯臥時，兩腳尖向內側傾；仰臥時，兩腳尖向外，呈60度角分開。

## ✪ 不健康足姿

　　無論是靜態或行走間的足姿出現異常，通常是身體出現疾病或異常的警訊，可參見下表，觀察自己的足姿，判斷身體是否出現疾病或進行自我保健。

**不健康足姿**

| 足部外觀 | 足姿說明 | 可能引發的疾病 |
|---|---|---|
| 單腳外轉足 | 呈仰臥時，一隻腳會向外側傾 | 同側腋下淋巴腺易腫脹 |
| 屈膝直立平放足 | 採仰臥、屈膝、將腳掌平放在床上的睡姿 | 消化道疾病 |
| 腳掌不能合攏 | 仰臥，將兩足心對稱合到一起，足尖對足尖，足跟對足跟，掌心不能合攏 | 婦女易患子宮肌瘤、子宮癌、痛經、子宮異位、難產、不孕、性功能減退及子宮、卵巢、輸卵管等疾病 |
| 雙足長度差別過大 | 足長度不一 | 懸殊過大者經常感冒，或患有胃病，女性則易發生痛經 |
| 足尖朝左 | 俯臥時，雙足尖會向左側傾斜 | 心臟疾患（左心）也可能是左腿有病，但左腿有病者也會有臉色紅的特徵 |
| 足尖朝右 | 俯臥時，雙足尖會向右側傾斜 | 腎臟疾病（右側）或心臟功能不好，這類人也易患頸部淋巴結核，且臉色常灰暗無光 |
| 腳腕轉動困難 | 腳腕粗細不一，甚至腳腕向內、向外轉動不靈活 | 易患腎病左腳腕粗，轉動不靈活，可能是左側腎臟不好如右腳腕轉動不靈活，則有可能是右側腎臟不好 |

## 迷你知識專欄

**由鞋底磨損狀況看腳形**

鞋底磨損情況，和腳形與走路方式有關，也會反映出腳部的異常狀態。鞋底通常是均勻磨損，鞋跟則由外側開始磨損，若鞋底磨損過快、位置大多偏向某一側，表示腳形或走路方法出現問題。

## 從足部皮膚判斷

正常人的足部皮膚柔軟，富有彈性，呈粉紅色。而異常足部皮膚狀態，會反映出身體異常，主要有以下幾個方面。

### 從足部皮膚判斷疾病

| 足部皮膚狀況 | 可能對應疾病 |
|---|---|
| 粗糙、乾燥，甚至有帶刺感 | 慢性疾病或肺功能不佳，排泄器官（特別是大腸）功能下降，特別是大腸功能<br>視發生乾燥的部位，有時會有具體診斷意義，如在腎、輸尿管、膀胱、胃、十二指腸反射區，皮膚乾燥、紋理碎亂，則相應的器官有異常 |
| 乾燥少汗（年輕人） | 內分泌失調、體弱多病 |
| 長皮膚潰瘍 | 糖尿病晚期患者 |
| 足癬 | 水泡或濕疹 |

## 從疼痛判斷

根據足部反射區觸診按摩時，產生痛感的強弱，可以用來判斷某些器官或組織有無異常。在按摩雙足時，有病變的臟器（或部位）的相應反射區，其對痛覺敏感度，明顯高於其他正常部位的反射區，根據這一特點，即可找出有問題的器官，進行自我保健或就醫治療。

### ✪檢查順序

首先，檢查「心臟反射區」，手法應先「輕」後「重」。如用輕手法按壓已感到劇痛難忍，表示其心臟有嚴重問題，應放棄使用痛感判斷，以免過程中發生意外。

如心臟無嚴重問題，可從左足的6個基本反射區開始，從足底、足內側、足外側、足背的順序按摩一次，再從右足的腎上腺、腹腔神經叢、腎、輸尿管、膀胱、尿道6個反射區的順序，按摩一遍。

### ✪檢查力道

觸診按摩時，反射區位置要準確，力道大小要適當（一般以「腎上腺」、「腹腔神經叢」和「腎」這3個反射區的疼痛敏感度為依據，確定平均力道），因人、因部位而異。

如足部皮層較厚，對痛覺敏感度低，或反射區敏感點在皮層深部，施力可重些；反射區在皮膚較薄嫩處，施力可輕些。力道要均勻，不能過輕或過重、時輕時重，否則會影響觸診的準確性。

## 反射區疼痛的判斷對照表

| 皮膚痛 | 疼痛原因 |
|---|---|
| 自身感覺皮膚疼痛，能指出最明顯處，疼痛範圍較大 | 肌肉纖維組織炎、關節炎或外傷性疾病 |
| **動痛點** | **疼痛原因** |
| 覺得疼痛不適或在做某動作或姿勢時，疼痛明顯 | 軟組織損傷 |
| **穴位壓痛** | **對應疾病** |
| 平時不覺得疼痛，檢查按壓穴位時，有壓痛反應 | 內臟病變 |
| 有壓痛感並伴有梭狀、粗條索樣反應物 | 急性病 |
| 有壓痛感並伴有扁圓形和細條索樣反應物 | 慢性病 |
| 同一穴位上，出現不同形狀的反應物 | 各有不同的疾病 |
| **足部** | **對應疾病** |
| 用力點壓反射區，疼痛明顯者 | 相應的器官可能有炎症 |
| 右足第2趾與第3趾間有雞眼 | 右眼視力障礙 |
| 第4趾側蒼白水腫 | 高血壓和動脈硬化 |
| 第2趾、第3趾足底側水腫 | 眼底病變 |
| 足背的趾根部出現小白脂肪塊 | 高血壓 |
| 足跟水腫 | 心、腎疾病 |

## 疼痛種類

| 類型 \ 說明 | 疼痛原因 |
|---|---|
| 痠痛 | 由「循環不暢」引起。反映在肌肉較多的反射區內（肌肉有萎縮現象），與心臟有直接關係。 |
| 麻痛 | 由「神經系統障礙」引起，多反映在骨縫反射區內，可引發神經炎、高熱、高血脂等。 |
| 涼痛 | 進行足療時雙足發涼，並感向外排涼氣，是「風寒內侵」引起肌肉神經痛。 |
| 沉痛 | 表現出一種「沉重」感，多為氣滯血密。不像三叉神經、眼、耳等反射區那麼敏感，感覺「體內通路阻塞」，可能與血管動脈硬化或內臟結石有關。 |
| 熱痛 | 某些反射區的按摩引起，某些相對應的器官有炎症。 |
| 脹痛 | 常見「體虛」者，反映內臟器官功能下降、水腫。 |
| 跳痛 | 按摩反射區時，有些人會有跳痛感（即反跳痛）。是一種痙攣現象，要注意體內可能出現感染，也可能是精神官能症的表現。 |
| 木痛 | 這種痛可能是被按摩的反射區發木或按摩某反射區後，其他反射區發木。這種神經傳導的表現，說明體質紊亂，虛實混淆，或可能有陳舊性病史。 |
| 癢痛 | 有些反射區被按摩時，會感覺「癢痛」，有兩種原因：一種是按摩的滲透力不均勻所產生；另一種是過敏體質或排泄器官功能下降。 |

## ☆觸診注意事項

觸診按摩過程中應集中精神，注意觸感。有時需重複對比、左足與右足對比、相關反射區對比，再結合「望診」的結果，才能判斷。

有下列情況者，不能進行有痛觸診：足部皮層過厚，被按摩者不能產生痛感者；喝酒、抽煙過量或經常服用鎮靜藥物，而產生痛覺遲鈍者；幼童、婦孺等對痛覺特別敏感者；昏迷、精神失常無法對按摩痛覺作出正常反應者。

## 從觸感判斷

根據反射理論，足部反射區所出現的變化或異常，是相應器官（或部位）存在病變的反射，而該器官（或部位）病變的輕重不同或症狀不同，反射區所出現的變化也不同。

一般而言，於反射區內摸到氣泡、沙粒等反應物，表示與該反射區相對應的器官或組織，功能可能輕微下降，這時人體大多無不適感；若反射區內可摸到顆粒、結節、包塊或條索狀物等反應物，說明與該反射區相對應的器官或組織，可能出現問題，這時人體多有不適感。異常情況列舉如下：

❶ **胃、腸反射區**：胃腸疾病患者在相應反射區內，在皮下可摸到顆粒狀小結節。

❷ **十二指腸潰瘍患者**：在十二指腸反射區皮下可摸到條索狀反應。

❸ **子宮、卵巢反射區**：觸摸相應反射區時，感覺有水流動，表示此處可能有病變物。

❹ **小腿內側坐骨神經反射區**：摸小腿內側坐骨神經反射區的中段，皮下有結節，可能有糖尿病。

❺ **心臟反射區**：心臟反射區可摸到明顯結節，心臟大多有疾病或異常。

❻ **臟器有腫瘤**：其相應反射區皮下，有時可摸到小硬塊或結節。

❼ **脊椎有損傷史者**：反射區的相應部位皮下骨骼處，可摸到類似骨質增生的結節或條索狀物。

❽ **頸項疾病**：在頸項反射區的腳心內側邊緣，有一條索或顆粒，是正常結構。在腳心面的頸項反射區，若發現氣感，多見於落枕、頸部受風或椎管狹窄，若出現顆粒或索狀物，多數是頸椎關節黏連，也可能是外傷或手術所致。

❾ **腳部反射區**：腳背的頸項反射區，若摸到氣感，可能是腮腺炎、頸淋巴腺腫大等，嚴重時會呈顆粒狀。若手沒摸到氣體或顆粒，與腳部其他區域比較，此反射區的皮厚而僵硬，觸不到關節縫，可能是頸項僵直或落枕，亦或是嚴重的頸椎關節黏連。

❿ **拇趾反射區（氣感）**：手摸拇趾，大多能感到氣感、顆粒與條索狀物，很少觸到塊狀物。氣感如撚發般，可出現在拇趾腹的任何部位，多見於感冒、失眠、頭暈頭痛、高血壓、低血壓等病症。

⑪ **拇趾反射區（顆粒、條索）**：手摸拇趾感覺有顆粒，多見於長期腦血管病、中風後遺症及癲癇、腦炎後遺症等；條索感多見於腦外傷、頭部曾經動過手術，及頭部陳舊性疼痛或腦震盪後遺症。

⑫ **拇趾反射區（刮壓）**：刮壓指腹時，若皮膚出現顏色不均勻或有出血紅點，多見於血管性頭痛或其他腦血管病變；此反射區外形應豐滿，如出現皺紋，多為早期腦萎縮。

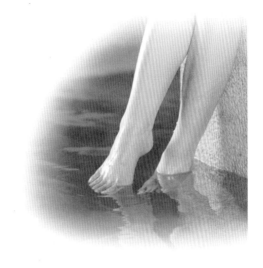

⑬ **小腦和腦幹反射區**：用拇指指端壓按並稍向後施力，如碰到一小骨尖，為顆粒狀；或者骨尖不光滑，很粗糙，也可認為是顆粒氣體。若發現顆粒狀物，可見於運動神經的損傷、語言障礙、半身不遂、運動共濟失調、腦外傷、腦震盪後遺 症等。

用拇指指端壓，氣體多在骨尖處，向後推按時才能用手感覺到，呈微小水泡感。若遇有氣體，多見於痴呆症的早期、小腦萎縮、頭暈、臂叢神經障礙等，也可能是酒精中毒或有頸部疾病。

總之，不同的反射區、病變，出現的病理特徵也有所不同。

---

### 迷你知識專欄

**足冷症狀**

足冷，尤其冬天時，徹夜足部不暖，為脾、腎陽虛之證；足癢難忍，多為足癬，有肝、脾濕熱之證；足麻多與坐骨神經受壓迫或循環障礙有關；足趾關節腫痛多為痛風、類風濕性關節炎等；舉步維艱、乏力、步伐不穩多為久病體虛。

# 足部按摩注意事項

### 準備周全，事半功倍

## 按摩前作好準備

### ✪ 環境舒適

室內須避免風吹、強光、噪音，保持空氣清新、光線充足、乾淨整潔。配合輕鬆的音樂、舒適的椅子，使人心情舒暢。

### ✪ 保持手足清潔

**按摩者**

❶ 養成常洗手的習慣，使指甲內不會藏污納垢，造成細菌感染；定期修剪指甲，指甲太長會刮傷被按摩者，太短會在按摩時拉扯指甲肉，造成不適。

❷ 按摩前，可塗護手霜或乳液，以滋潤手指、保護皮膚；按摩時，保持手的溫度，且手上不能戴任何飾物。

**被按摩者**

❶ 進行按摩前，要修剪趾甲，以免在按摩過程中，因趾甲過長而劃破按摩者的皮膚。

❷ 長期接受足反射療法或足部角質層較厚者，痛覺遲鈍，按摩前用溫鹽水（38～42度）泡腳半小時，能增強痛覺敏感度，並可軟化角質層，促進血液循環，明顯提高療效。

### ✪ 熱敷

用熱毛巾敷足底，以緩解緊張的肌肉。

### ✪ 輕擦

以手指輕輕地擦拭全腳，擴張足底表皮微血管，加速血液、淋巴循環，放鬆心情；朝心臟擦拭，有助靜脈血液回流到心臟，減輕心臟負擔。

### ✪ 揉捏

揉，以拇指腹在肌肉或皮膚表面，做單向旋轉式摩擦；捏，以拇指與食指做捏的動作，可舒緩肌肉組織，鬆弛足底肌肉、結締組織，充分活化肌肉細胞。

### ✪ 運動

垂直牽引、活動足部各關節，按摩腳趾與腳踝關節，揉捏足跟部的韌帶，可消除肌肉和韌帶緊張。

### ✪ 鋪按摩巾

主要用於墊足、墊手和包足保溫。按摩足趾時，也可用按摩巾包裹，以利使力。

### ✪ 塗按摩膏

按摩時，將需要按摩的部位，均勻塗上按摩膏，不僅可減少摩擦，保護皮膚，便於操作，還可藉按摩膏成分增強療效、防治皮膚皸裂和細菌感染。按摩時常用的按摩膏列舉如下：

❶ **按摩膏（油）**：專用的按摩膏（油）主要有潤滑、消毒、活血的功用，並可以保持按摩過程中的滲透力。

❷ **按摩乳**：按摩乳內含有活血化瘀、消腫止痛、促進血液循環的藥物，可增強局部按摩後的舒適感，提高按摩治療的效果。

❸ **2%尿素軟膏**：可具體改善足部皮膚皸裂的問題。

❹ **凡士林油膏**：用凡士林和液體石蠟，按2：1比例混合製成，適用於足部皮膚較乾者。

❺ **1%氯黴素霜**：具消炎、潤滑之效。

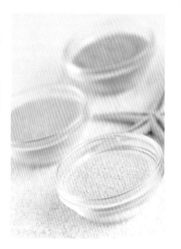

### ★正確、舒服的按摩姿勢

**被按摩者**：接受按摩時，最正確並且舒服的姿勢，是全身放鬆，取坐姿或仰臥姿。

足放在按摩者的膝蓋，或方凳上、床邊，以便隨時屈伸膝關節或翻動足掌，使按摩者能看清及正確地施於足部反射區。

腳的位置不要高於臀部，若抬得太高，坐骨神經與血管會被壓迫，不一會雙腳會發麻或冰冷。

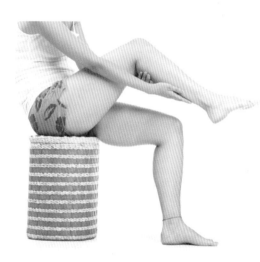

**按摩者**：採舒適坐姿，按摩時身體應能自由轉動，但不要歪身斜體，以免引起局部勞累痠痛；要靈活運用按摩手法，防止手指受傷。

## 按摩工具的選擇與使用

按摩過程中，針對足底皮較硬、有老繭或敏感度較弱的人，可用相應的輔助工具來輔助按摩，以提高足部按摩效果。按摩工具的選擇要點：

**外觀**：外形、大小要合手，方便使用。力道、方向、輕重調節自如，且適合按摩腳的每個部位及骨縫等反射區。

**材質**：細密、自然為宜，以免刮傷皮膚，但也不能太光滑，而無法使力。

一些簡單的日常用品，就可達到刺激按摩之效，改善許多早期常見症狀，如牙籤、香煙、迴紋針等易得而便於操作的小工具，適合忙碌的上班族隨時保健。以下介紹一些按摩輔助工具：

## ✪按摩棒

　　市售的按摩棒，大多為塑膠或木頭製，前端呈彎曲狀，是一種小巧玲瓏、方便攜帶的棒狀按摩器械。使用按摩棒可增強按摩力道，減少手的疲勞度，凡是用手按摩所能按到的足部穴位、經絡和反射區，按摩時均可配合使用按摩棒。使用按摩棒進行足部經絡按摩時，應注意預防用力過度。

## ✪足部按摩踏板

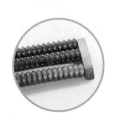

　　足部按摩踏板是專門設計用以輔助足部按摩的器具，它設計適合刺激足底及足部內、外側部分反射區，一些大小不同、形狀各異的突起。按摩時，將足部反射區盡量與突起處貼合，坐著藉下肢蹬踩的力量，站著時藉體重，來刺激足底，達到保健治療的效果。

　　電動足部按摩踏板可加強對足部的按摩力度，適合腦血管患者自我按摩保健。由於足部按摩踏板保健效果較佳，且操作簡便，很多人將它當作必備的家庭保健按摩器具。

## ✪牙籤或衣夾

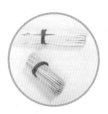

　　將10根牙籤捆成一束，或用衣夾的鈍頭代替拇指按壓反射區，按壓幾次後，應暫停一會再壓。急性疼痛者用尖頭刺激，慢性疼痛者用鈍頭刺激，每次3秒鐘，可重複進行。

## ✪吹風機

　　以熱風對準足部穴位或反射區吹，直至足部產生灼燙感時移開。待灼熱感漸漸消失後，再吹第二次，如此重複數次。

## ✪香煙或艾條

　　以點燃的香煙或艾條，熏灼足部穴位或反射區，可代替手進行按摩。需要注意的是，煙頭與皮膚的距離，最好控制在1～1.5公分，當皮膚有灼熱感時，應立即移開，可重複作6～7次。此法簡單方便，可常用。

---

### 迷你知識專欄

**使用工具按摩，注意施力**

使用工具按摩時，施力較用手按摩要稍輕，因工具較硬，稍加施力就有疼痛感；另外，足部骨骼較多且結構複雜，使用工具時，要注意施力的大小，以免傷及骨膜。

## 按摩的要領

通過正確手法進行按摩，可消除疲勞，或治療一些常見疾病，但若足療方法不正確，會導致病情加重。嚴格遵循「實者瀉之，虛者補之」的補瀉原則，體質較好的患者，採用較強（瀉法）的刺激手法；對病重體弱的患者，則用弱（補法）的刺激手法。

按摩動作的間隔時間短，即刺激頻率相對加快，刺激作用就較強。按摩時，刺激的頻率較快，更能引起中樞神經興奮；較慢的頻率，則能引起**生命徵象**（註❽）的有效變化。

---

註❽ **生命徵象**：維持生命的基本要素，即體溫、脈搏、呼吸、血壓。

## 進行足底按摩的注意事項

按摩各反射區的次數與時間，視個人體質、病史長短、病情緩急輕重、時間和經濟能力等因素而定。

**手法**：不同的按摩手法，能改善的症狀不同，大致可分為「重按」、「輕按」、「輕摩」三種。力道大小不變時，若按摩的作用時間長，則刺激量大。

足部按摩過程中，每種手法根據需要，適當延長作用時間，以增強刺激量。但此種作用時間的延長有限，不然會減弱刺激引起的反應。每個反射區平均按摩10～30秒，由輕到重、均勻滲透地按。一個反射區通常重按5次，每次3～5秒；若輕輕按摩的話，連續輕按5分鐘亦可。

**次數**：按摩的次數固定即可，就算是自我保健，每天多做無益且會疲勞。一般來說，每天1次的效果較理想；若病情需要，在局部相對應的反射區，可多按摩幾次，再根據身體的反應和忍受度，決定次數的增減。

**時間**：按摩的療程時間，依個人體質、病情、病史、營養狀況和外在條件決定。不過，若要提高療效，持續按摩的效果一定優於間斷按摩。正確按摩不會產生不良後遺症、傷口和危險性，可以重複按。重病、急症時，每日按摩1次；慢性病或復原期間，可兩天1次或每週2次。

---

### 迷你知識專欄

**反射區按起來很痛怎麼辦？**

若虛證的反射區按起來痛，可以採用「輕按」，且速度放慢，按到不痛即可。若是以重或快的手法來按摩，會很痛。

## ✪泡腳好處多

　　如果沒有時間按摩，可用熱水泡腳。腳是人體循環最
差的部位，每天泡腳10～15分鐘，有助活絡身體機能。
泡腳的效果比泡澡好，當腳的溫度高於身體其他部位
時，更容易使靜脈血液從遠端雙腳，流回心臟，促
進血液循環。

　　泡腳時，在水中加鹽，可促進足部表皮層
微血管循環，也具消炎、消腫之效；精油的
選擇則因人而異，依據狀況更換配方，必
須謹慎。泡腳過程中，就個人體質或感
受，逐漸調整時間或溫度，效果更
好。另外，心臟病、高血壓患者，
最好不要泡溫泉。

## 按摩的順序和方向

　　市面上，介紹腳部按摩的書籍很多，每本書都有作者的經驗和心得。大體
上，每本書的基本反射區都是依人體構造與器官位置繪出，骨骼、器官位置都固
定，其中的差異，就是具解除症狀功能的反射區名稱、反射區範圍與按摩順序。

　　按摩的順序，一般由足中央的「腹腔神經叢」與「腎上腺」反射區開始，按
摩周圍相關反射區3～5分鐘即可。按摩腹腔神經叢反射區，可舒緩腹腔神經，
紓解緊張造成的壓力，穩定情緒，發揮足底按摩最佳效果；按摩腎上腺反射區，
可增加免疫功能，具消炎、止痛之效。每隻足約需15～25分鐘（特殊情況除
外），因此每次按摩通常要30～50分鐘。

　　按摩前，建議就身體狀況作全面評估，再進行按摩，效果會更好。而且，各
反射區的有效範圍也不同。以腹腔神經叢為例，位置通常在雙足掌心，範圍約在
2、3、4趾和**蹠關節**（註❾）間，但也有人的範圍在2、3趾和蹠關節間，有的人
按摩2、3趾和蹠關節間就有反應，有的人要按到第4趾、蹠關節附近才有反應。
其效果因人而異，操作技巧也有差異。

　　在此情況下，建議您按摩反應區範圍大的器官時，從「前後」、「左右」、
「上下」、「深淺」的角度來瞭解反射區位置。如果按摩這些位置都有反應，就
劃為一個反射區，就能在該區找到對自己有效的刺激反應點。

　　進行足部按摩時，要有依序按摩，以免進行全足按摩時出現遺漏。完整的區
域性連續按摩，通常從頭部反應區開始，因中樞神經主控全身器官組織的機能，
頭部是神經系統的最高綜合中樞，肢體的動作、內臟的感覺和許多精神功能活
動，都由腦部控制。

　　要突出重點反射區，一般的按摩順序是：先左足再右足，從上而下、由內而外。即先足內側，依次再足背、足外側、足底，依據當時人體表現出來的病理現象，針對特別需要按摩的反射區，作重點按摩。

　　最後，以手掌在足內側由腳踝往腳趾，輕輕撫摩足背3～5下；在足外側，以手刀方式，由腳趾往腳跟按摩幾下來順氣。按摩的方向應盡可能自遠而近，有利促進血液和淋巴的回流。

　　自學者可根據作者在學術上的依據、反射區論述的對照、手法技巧的運用與說明等，作為選購書籍的標準，再結合自己的體會，找到適合自己的足部按摩順序和方向。

---

註**❾** 蹠關節：「蹠」讀直，由趾骨凸型關節與近節趾骨底凹性關節組成。

# 補充水分

　　水是人體中重要的組成物質。足底按摩後，體內的新陳代謝增強、血液濃度增加，加強腎臟、輸尿管、膀胱等排泄器官的功能，排除毒素。

　　按摩後是否一定要喝水？是根據體內水分是否平衡而定。正常人每天的水攝取量，在2000～3000c.c.之間，尿液排泄量約1500c.c.，其餘如排汗、排便和運動，也會流失水分。如果機體已達到水分平衡，就不必多喝水。

　　但足底按摩後，即使不喜歡喝水的人，都會覺得口乾舌燥、想小便，機體自然就需要補充水分，因為體內新陳代謝的功能加強。另外，水分可稀釋血液濃度，加強新陳代謝。按摩後30分鐘內，被按摩者可喝溫開水，以利氣血運行。

## ★ 喝水的注意事項

　　❶ 按摩前喝水，稀釋血液濃度；按摩後喝水，幫助排毒。

　　❷ 喝水量雖無特別限制，但也不要刻意多喝，以免腹脹反而難受，甚至造成噁心嘔吐的反效果。

　　❸ 嚴重心臟病、腎臟病患者、兒童、老人的喝水量不要過多，只要比每日排尿量多一些即可。

　　❹ 切忌喝冷水，以免寒氣凝滯體內，影響氣血循環。

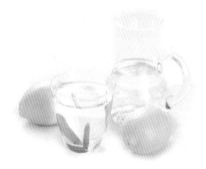

　　❺ 避免喝茶、酒或其他飲料。

　　❻ 喝水時，可分杯多次喝，避免一次喝太多水，造成腎臟負擔。

**按摩手法力道與族群對照表**

| 族群 | 按摩手法力道 |
| --- | --- |
| 對疼痛敏感者（如兒童、少年、女性和年老體弱者） | 輕 |
| 經常進行按摩治療的老年人 | 較重 |
| 對痛感敏感度較差者 | 重 |

## 按摩的力道

　　足部按摩有刺激末梢神經、促進血液循環、加快體內新陳代謝之效。按摩時，有痛感是正常的現象，有人會認為越痛越好，其實不然。

　　根據醫學研究和臨床經驗，足底按摩應根據個人狀況，如各人對痛覺的敏感程度、病情、反射區的部位等差異，來決定力道、及時調整手法。一味重壓可能會造成肌肉損傷，嚴重時甚至導致休克。

　　此外，不同的反射區，敏感度也不同，因此，對敏感度強的反射區，力道不能過大，如眼睛、耳朵、十二指腸、額竇等反射區；而對敏感度弱的反射區，要適當加大力道，如腎、腎上腺、小腸、腦下垂體、生殖腺等反射區。以適度力道刺激反射區所產生的疼痛感，可使疾病痊癒，幫助患者早日恢復健康。

### ✪「得氣」是按摩的關鍵

　　按摩時，手法施力大小要適當、均勻，以有「得氣」感為原則，這是獲得最好效果的關鍵。按摩力量要慢慢滲入，緩緩抬起，不可忽快忽慢、時輕時重。如輕擦法，是輕輕擦拭足部表皮的靜脈，以促進血液循環和新陳代謝，不會產生疼痛感。正確按摩會產生痛、痠、麻、重、脹等感覺，之後並不會覺得痛。因每個人所能承受的程度不同，不易掌握分寸，需要在實踐中慢慢體會。

　　總之，按摩腳部反射區力度的大小控制很重要，要因人、因病、因反射區而異，靈活掌握，不能固定不變。按摩腳部反射區的力道是一種技巧和內力，均勻柔和具有滲透性，不是蠻力和暴發力，這種力，是臂力與腕力相結合，經長期練習和臨床實踐熟能生巧而來。按摩腳部反射區的這種力道，和經絡穴位推拿按摩的力道相似，要柔中有剛，剛中有柔，被按摩者按摩完後，會有舒服的感覺。

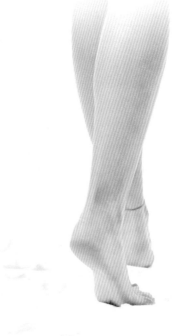

# 展現你的按摩技巧

## 不同部位，配合不同技巧

## 按摩手法巧使用

　　足部按摩手法是利用手或身體其他部位，對被按摩者足部反射區進行按摩。手法的運用要有節奏，力道適中、柔和，不可忽快忽慢，否則易造成肌肉損傷。

　　足部常用按摩手法有14種，可大略分為「指間關節按摩類手法」和「拇指按摩類手法」。指間關節按摩類手法是以拇指、食指及中指的指間關節為施力點，來點按、壓刮、按揉，多用於足底、足外側反射區；拇指按摩類手法是以拇指指腹或指端為施力點，來點按、壓推、按揉，多用於足內側和足背反射區。

### ① 單食指扣拳法

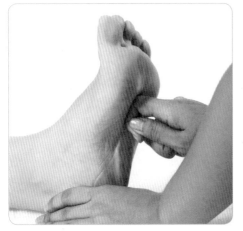

【手法】一手握住被按摩者足部，另一手半握拳，以食指中節近第1指間關節背側按壓。本法為足底部反射區操作的常用手法，注意手指的固定。用力點為食指第1指間關節；施力部位在手腕，力道適中。

【適應區域】小腦和腦幹、額寶、眼、耳、斜方肌、肺、胃、十二指腸、胰臟、肝臟、膽囊、腎上腺、腎臟、輸尿管、腹腔神經叢、大腸、小腸、心臟、脾臟、性腺等。

### ② 握足扣指法

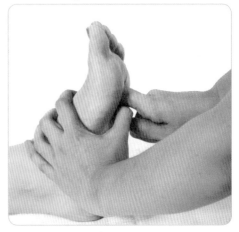

【手法】食指指間關節彎曲，餘4指握拳如單食指扣拳法，另一手拇指伸入操作手食指中，其餘手指握住被按摩者足掌使其固定，以操作手食指第2指間關節為著力點，雙手協調用力進行點按或壓刮。施力部位在握拳之手腕，另一手拇指加壓力輔助，其餘4指為握足之固定點。

【適應區域】腦下垂體、足跟生殖腺、腎上腺、腎臟。

## ③ 扣指法

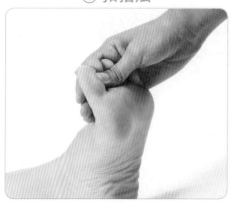

【手法】拇指屈曲與其餘4指分開成圓弧狀，4指為固定點，以拇指頂端進行按揉或推刮。著力點為拇指尖；施力部位在大魚際及拇指掌指關節，其餘4指固定加力。力量適中以能忍受為準，勿按揉或推刮出皮膚皺褶。

【適應區域】小腦、三叉神經、鼻、頸項、扁桃腺、上下頜等。

## ④ 雙指扣拳法

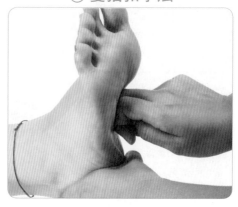

【手法】手握拳，中指、食指彎曲，均以第1指間關節凸出，拇指與其餘2指握拳固定。著力點為中指、食指之第1指間關節；施力部位在手腕或掌指關節，拇指固定加力，動作應穩定而靈活。

【適應區域】小腸、橫結腸、降結腸、直腸、腹腔神經叢、肝。

## ⑤ 雙拇指扣掌法

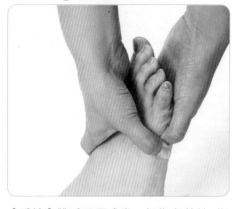

【手法】雙手張開成掌，拇指與其餘4指分開，兩拇指相互重疊，以拇指指腹進行壓推。操作時以腕關節發力為主，動作宜緩慢柔和。

【適應區域】肩胛骨、子宮（或攝護腺）、肩關節、肘關節。

## ⑥ 雙食指刮壓法

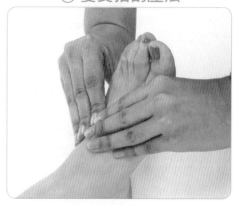

【手法】以雙手伸直或屈曲的食指橈側緣來刮壓反射區。著力點在食指橈側緣；施力部位在食、中、無名、小指，以腕部帶動刮壓。

【適應區域】胸部淋巴腺、內耳迷路、足外側部生殖器、足內側部子宮或攝護腺。

## ⑦ 推掌加壓法

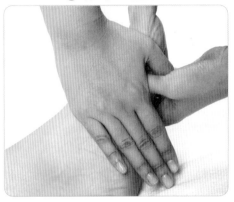

【手法】按摩手拇指與其餘4指分開，以拇指指腹進行推按，輔助手以掌按壓於拇指之上，協助用力。操作手的拇指與輔助手手掌應同時用力，動作要協調，推動時不得左右偏斜。

【適應區域】胸椎、腰椎、骶椎、尾骨及內外兩側坐骨神經等。

## ⑧ 單食指刮壓法

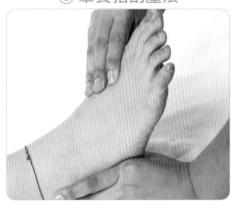

【手法】以伸直或屈曲的食指橈側緣刮壓，著力點為食指橈側緣；施力部位在肘或腕關節，食、中、無名、小指為支點，壓刮的力道應保持均勻。

【適應區域】甲狀腺、胸部淋巴腺、內耳迷路、足外側部生殖器、足內側部子宮或攝護腺。

## ⑨ 雙拇指推掌法

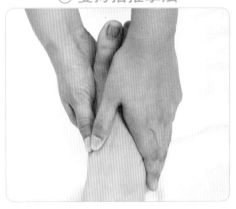

【手法】雙手拇指與其餘4指分開約呈60度角（視反射區而定），4指支撐或貼附於體表，以拇指指腹於反射區上稍用力按壓，進行單方向推抹。操作時，以腕關節帶動拇指施力。

【適應區域】橫膈膜、肩胛骨及內、外側肋骨等。

## ⑩ 單食指鉤拳法

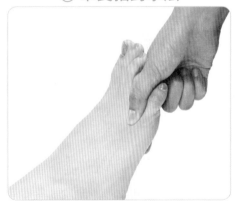

【手法】操作手食指、拇指略張開，餘3指握拳，以拇指支撐固定，用食指橈側緣為著力點進行壓刮。拇指與食指相對用力，以增加壓力。

【適應區域】甲狀腺、內耳、胸部淋巴結、喉頭（氣管）、內尾骨、外尾骨等。

## ⑪ 多指扣拳法

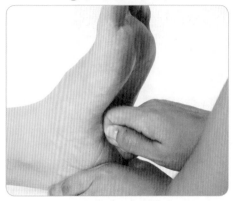

【手法】以拇指外4指屈曲的第1指間關節刺激反射區。著力點在食、中、無名、小指屈曲的第1指間關節；拇指腹固定於食指側，餘4指屈曲，掌指關節伸直，靠握拳之力刺激。

【適應區域】小腸。

## ⑫ 雙指鉗法

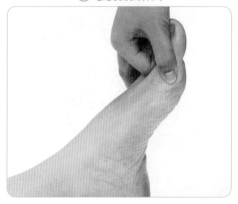

【手法】一手握足，另一手食指、中指彎曲成鉗狀，拇指按於食指橈側，以食指中節或末節為著力點，夾住被按摩的部位，進行擠壓。操作時中指起固定作用，以拇指、食指施力。

【適應區域】甲狀旁腺、頸椎、肩關節等部位。

## ⑬ 拇指扣拳法

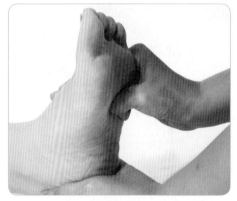

【手法】以屈曲的拇指指間關節為著力點，刺激反射區，施力部位是拇指掌指關節，其餘4指固定發力。

【適應區域】大腦、額竇、腎上腺、腎、斜方肌、肺、胃、十二指腸、胰臟、肝、膽囊、輸尿管、大腸、心臟、脾臟等。

## ⑭ 拇、食指扣拳法

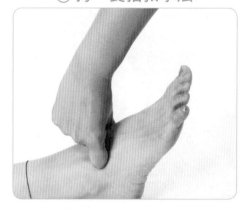

【手法】雙手拇、食指張開，拇指關節微曲，指腹朝前，食指第1指間關節垂直彎曲，餘3指握拳，雙食指第1指間關節橈側為著力點點揉。拇、食指及腕關節同時施力。本法刺激作用較強，力道應適當，頻率稍慢。

【適應區域】上、下身淋巴結等。

# 按摩中、後可能產生的反應

## 不是「痛」才有效

按摩時，保持情緒穩定、心情舒暢、信心十足，治療效果較好，反之則會受到影響。一般而言，第一次按摩不怎麼痛，第二、三次按摩時，開始產生反應，而且會越來越痛，到第四、五次時，大約到了痛感的最高峰。

同一個人在不同的時間、環境，會有不同的生理狀況和痛覺反應。所以足部按摩不能按照固定標準，如按摩次數、力道、手法等，要根據個人情況斟酌。

採用足部反射區按摩治療疾病，關鍵是要找出「敏感點」。按摩正確敏感點，可縮短療程、提高療效、減少患者所受的痛苦；按對敏感點，不需很用力，就有痠痛感和療效；如果找不到敏感點，雖然很用力按，很痛卻事倍功半。

按摩的過程中，疲勞和興奮可能會重複交替出現，與個人的體質和性格有關。除此之外，被按摩者的身體及心理上，可能還會有以下反應：

## 按摩中的生理反應

可能會哭、笑或焦慮不安，是人體排毒的一種現象和釋放累積毒素的表現。應該盡情地釋放，不宜制止，可以提高療效。

按摩後，常見的生理反應，是因按摩刺激神經，透過神經的雙向調整所引起。

❶ **發熱或發冷**：發熱或發冷與否，因體質而異。發熱是因血管擴張，改善循環，或淋巴疏通後，免疫系統發揮功能，與細菌奮戰後的結果，是正常現象；發冷是刺激下視丘，引起體溫自動調節。但是因按摩的力道不當所引起，則必須做適當處置。

❷ **口乾**：足底按摩促進新陳代謝，因此會口乾，多喝水即可解決。按摩時喝水可促進血液循環，加速新陳代謝。若是嚴重腎臟病患者，注意喝水不能過量。

❸ **皮膚蒼白**：通常是貧血的表現之一。宜多做幾次心臟、頭部反射區的按摩，不必驚慌失措或立即停止。

❹ **皮膚發紅**：血液循環得以改善、血管擴張的良性反應。若皮膚發炎，操作時注意避免皮膚過度摩擦。

❺ **皮膚紅疹**：皮膚若有紅疹是因血管擴張，使皮膚產生紅疹與神經敏感的現象。宜加強肝、腎反射區的按摩。

觀察被按摩者對疼痛能否忍受、有無異狀，要及時處理。若出現休克症狀時，應立即停止按摩，採頭低腳高臥位，針刺或按壓人中、合谷、內關等穴，觀察血壓、心跳的變化，靜臥休息即可恢復。切記不可驚慌失措，使患者更緊張。

**按摩要小心，不要傷到骨骼**

按摩時，要避開骨骼突起處，以免擠傷骨膜，造成不必要的痛苦；雙足不要正對電風扇。按摩後，雙足不要接觸冷水，要注意雙足保暖；老人骨骼變脆、關節僵硬，小兒皮薄肉嫩、骨骼柔細，按摩時均不可用力過度，以免造成損傷，只可用指腹輕揉足部反射區；按摩後，也不宜用冷水洗手。

## 按摩後的生理反應

在完成一次完整足部按摩後，每個人都會出現一些與平時不同的變化，比如胃口變好、睡眠安穩等，並且依據每個人的症狀和體質而不同，有的人會立即出現，有的人可能會在一、兩個月後才出現。

按摩後所出現的任何反應，都算正常現象，也可說是一種疾病痊癒的前兆，通常在一週到一個月內消失。有些是潛伏在身體的病症發作的前兆，應該瞭解原因後再繼續按摩，以免引起疑慮、恐慌或不信任感，一段時間後，症狀就會好轉或消失。人體按摩後會出現的反應，大致如下：

### ✪ 排便次數增多

次數增多，便呈黑色，甚至有惡臭、便稀或易放屁等現象，是人體在進行體內環保，將垃圾排除。

### ✪ 低燒、發冷

這種反應是人體自我調節的結果，一、兩天後即可恢復正常。尤其是淋巴反射區，若刺激過度，便會引起發燒，甚至導致臉部浮腫，要注意按摩時力道的適中。

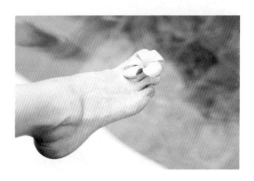

### ✪ 足部疼痛

足部反射區域疼痛感加重，或病理反射區的對應器官出現反跳現象，即原有的症狀加重，有時會持續一週左右。這說明人體功能在自行調整，也可說是按摩的一種效果。

### ✪ 排尿量增加

因體循環改善，尿量增加，尿液顏色加深，可能出現黃、棕色，甚至會出現綠色，且氣味加重，尿質變得渾濁，若將尿液靜置，將出現明顯沉澱物，是體內排除的毒素和沉澱物。

### ✪ 足踝關節腫脹

可能因淋巴管不通暢，只要暫時停止按摩，自然會消退。有的人皮膚會出現瘀青，可能是缺乏維生素C，或血液中鈣含量失衡所引起。

## ✪胃口大開

按摩後會胃口大開，食量增加。這是由於人體新陳代謝增強，身體需更多能量、營養素，來修補損傷後康復中的細胞組織。但注意不可過量進食，以免造成消化系統負擔或肥胖。

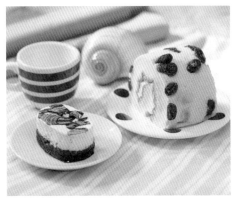

### ✪舊疾復發

過去的疾病會復發，是因未完全康復，或被藥物控制的疾病，正在康復中的表現，而不是按摩的副作用，要特別注意。

## ✪疲倦、頭昏

有些人可能會有疲倦感、頭昏、嗜睡，是因按摩後血液循環與血流量增強、心跳減緩，所以身體自然產生疲倦感。另外，刺激太強或按摩時間過久，也會造成身體疲倦。

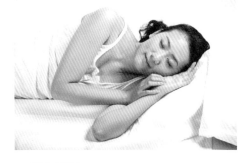

### ✪排汗增加

排汗增加、汗有臭味，或本來不出腳汗的腳開始出汗。都屬於正常現象，短期內就會消失。如果適當地休息，消失速度更快。

## ✪小腿長瘡、靜脈曲張

「瘡」是因為體內毒素無法排除，自尋出口外泄而生，要小心避免瘡口感染。

小腿的靜脈曲張情況更加明顯，是因血流量增加、血液循環改善。通常這些症狀會在一個月之內消失，不必太過擔心。

## ✪興奮、睡不著

有些人按摩後會興奮、睡不著，但是精神很好。這是新陳代謝加強，使一些衰老細胞代謝、燃燒後所產生的多餘能源，致使人振奮而睡得少。

---

### 迷你知識專欄

**足療效果因人而異**

有些人經足部按摩後療效非常好，身體的不適很快就痊癒；有些人效果不彰，除了與個人體質差異有關，與人生觀、工作和生活環境、生活規律、飲食習慣等息息相關，可考慮向專業的足療師諮詢。

# 有效足部護理與運動

### 寶貝您的雙足

## 護理

您是否仔細觀察過自己的腳？長時間待在陰暗甚至不通風的地方，或襪子不夠吸汗、鞋子又小又尖，使腳趾活動區域過小等，腳就容易生病、失去元氣。因此，應做好日常足部護理，呵護我們的腳。

### ✪腳的健康，取決於鞋是否合腳

走路時，雙腳跨出去的腳步，與地面所產生的壓力是體重的80％。若腳趾長時間受過窄楦頭的擠壓，大拇指慢慢就會外翻，使皮膚增生或角質化。所以，選擇合腳的鞋，是保護雙腳至關重要的一環。

**樣式**：選擇樣式時，應避免勒緊腳部，長度和楦頭要足夠讓腳趾頭活動。早上時腳比晚上小，表示鞋要提供一定空間，適應腳的生理性變化，避免走路時壓迫腳趾。如果穿太緊的鞋，腳的血液循環受阻，引起浮腫，會使內臟功能受到不良影響。

**材質**：最好選擇皮革，可透氣、控制濕度，其彈性也會使足部舒緩。可選附有按摩顆粒鞋底的鞋，與地面所產生的力量可按摩腳部，促進血液循環。而且鞋最好交替穿，避免日久造成皮革毀損，失去鞋子原本應有的功效。

現代女性為追逐潮流、美觀與搭配場合，會穿不太合乎健康標準的的鞋。以高跟鞋為例，它的重心壓迫在腳掌前，人體受力太重，會引起脊椎變形而感到疼痛。若不得不穿時，鞋跟最好不要超過3公分，或回家後改穿人字拖，有利健康。

拇趾、食趾與肝臟、腎、胰臟的功能關係密切，穿人字拖，兩趾緊夾拖鞋的帶子，作用類似按摩多個穴位反射區，這種刺激有利增強臟腑功能。再透過泡腳、按摩，使腳部血液循環順暢，減輕肌肉、骨骼的壓迫。

### ✪合適的襪子也很重要

襪子的功能，在於減少腳和鞋子間摩擦所引起的不適，還可達到保暖、保護腳底的功效。但是如果它的材質不好，會對腳產生很大影響。

**材質**：最好選擇天然材質所製作的襪子，包括絲、棉、麻。因腳通常是在陰暗潮濕的空間，絲、棉、麻的透氣性佳、易吸汗，除了能避免產生異味，還可保護皮膚。

　　五趾襪是一種比較健康的襪子，走路時腳趾因各自分開，不僅可藉由相互摩擦產生按摩的效果，促進血液循環，也能吸收趾間的汗液。化學纖維的襪子價格雖然便宜，但是按摩和吸汗效果不佳。

## 迷你知識專欄

**如何正確修剪腳趾甲？**
不要用剪刀剪趾甲旁的倒刺或死皮，很容易使皮膚受細菌感染。應先用去角質霜塗於趾甲邊的倒刺或死皮上，再用紗布包住，過一段時間後，用專用小棉棒即可將倒刺或死皮輕輕推掉。

## ✪ 清潔雙腳

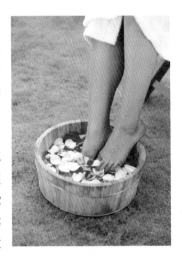

　　清潔雙腳從「泡腳」開始，將雙腳泡在38～42℃的溫水中，再加入些許精油，腳會感到非常舒服。也可加一點爽足粉或足浴鹽，每天約泡15～20分鐘，足部的肥厚角質皮膚及皮繭就會軟化。

　　腳皮軟化後，取適量足部用磨砂或去角質膏，以畫圈的方式輕輕地按摩雙足，特別是腳趾、腳底等角質較厚處，皮繭若過厚，可用足部用磨砂棒輕輕磨去。此步驟可視足部角質情況增減，每週1～2次即可。不僅可去異味，又能加速血液循環，放鬆腳底肌肉，軟化角質，舒緩足部的疲累及腫脹，還可讓雙足清涼、舒爽、水潤。

　　足部徹底清潔後，可依疲勞狀況，適量取低刺激性的乳液或乳霜，均勻地塗抹於腳背及腳底，用手指輕輕從腳背由下往上輕擦、揉捏。再作腳底穴道按摩，讓乳液中的植物精油，充分滲入皮膚，鬆弛緊繃的雙腳肌肉，促進全身血液循環，活絡筋骨，且能柔軟表皮，補充雙足肌膚的水分。需要注意的是，因雙腳沒有皮脂腺，切記不可過度清洗，否則會造成乾燥、發癢。

　　適度的足部按摩後，可選擇具有植物性精油成分的噴霧劑，噴灑些許在腳底，能舒緩足部疲勞、消除異味、增加腿部活力及足部舒爽感。每天沐浴後，可用乳液塗抹、按摩足部，可減少死皮積聚和消除足部浮腫。

　　完成了雙足的護理後，痠疼緊繃的雙腿也需要放鬆。可擠適量的腿部舒緩霜在手上，自腳跟開始，慢慢向小腿由下往上按摩，可直接用手按摩，也可搭配使用腿部按摩工具。可消除浮腫，並舒緩靜脈曲張的困擾。

　　即使雙足、雙腿並未痠疼疲勞，持續按摩護理也可鬆弛神經，讓足部、腿部血液通暢，刺激新陳代謝，並使肌膚更加緊實光滑。腳底清潔與護理要持之以恆，就像每天不可缺少的臉部清潔一樣，長久下來會有助身體健康。

# 運動

社會文明的發展，生活形態的改變，減少了人走路的時間，隨著年齡增長，加上運動量減少，使腳和大腦開始老化。根據某項調查，同年齡人的生理年齡差（實際年齡和老化年齡之差）在25歲是4年，35歲是8年，45歲是12年，55歲是14年，65歲是16年。

由此可見，為了健康，需要保有一雙年輕的腳。最重要的是「強化」腳，運動是強化腳最好的方法。最安全的運動方式是走路，走路可刺激大腦。如此可保持腳底柔軟、有彈性，使腳心成為漂亮的拱形。

## ✪步行

運動不足易引起「文明病」。現代文明使許多人因精神壓力而失眠、焦躁、腰痠背痛、注意力減退，不斷出現如高血壓、胃腸潰瘍、動脈硬化、心臟病、糖尿病、腰痛等「文明病」。每天清晨或黃昏，在空氣清新的公園、庭院，快走30分鐘至1小時，能使腳部發熱，增進健康。

如能持之以恆地運動，保持下肢及腳部的溫暖，能促進血液循環，使人健康長壽。若在沙灘上赤足行走，兼有按摩腳底穴位的功效。通勤族可以早一點起床，多走一點路，如果可以，回家時可快走，是很好的運動。

有氧健身走也可增進健康。快走時，肺活量和氧耗量增加，促進內臟功能。如果根據自己的實際情況多走或少走些路程，採稍為前傾的姿勢、大大的步伐，再刻意踮腳尖並壓著地面行走，日久會產生驚人效果。

慢跑可改善肩膀痠痛、腳無力，也可提高肺、心、血管等的機能。想減肥者可長時間進行，以消耗能量。另外，慢跑還可促使脂肪燃燒，降低膽固醇，預防慢性病。不過，慢跑前，一定要先做健康檢查。先從有氧健身走開始，可自然地增強體力，促進血液循環，強化腰腿！

## ✪倒走法

**倒走法的方式：**身體自然直立，頭端正，目平視，下頜內收，上體稍前傾，臀部微翹，腳尖翹起，直膝，依次左右腳向後倒走，兩臂自由隨之擺動，呼吸自然，倒退走有利身心健康，緩解疲勞。常練者，可增強背部和腰部的肌肉功能。

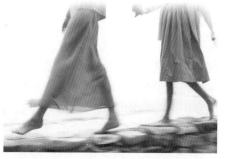

要注意倒行時，眼睛不要瞪著前方，身體直立，匆忙地後退，而要以輕鬆的步伐，左腳退一步，身體隨之左傾，使雙手自然地向兩邊擺動，再退右腳，這樣不至於跌倒，還要隨時觀察背後的情況，不要撞到別人。

## ✪進三退二法

向前走三步，後退兩步，也可左右或前後左右走，動作要點與倒走法相同，在室內外均可進行。

## ✪腳跟走路法

身體直立，頭端正，目平視，腳尖翹起，腳跟著地，身體重心後移至腳跟，保持身體平衡，左右腳依次前行。散步時，試著用腳跟走路法，可治療體弱，提高效果。

用腳根走路時，不宜快走，運動量不宜過大。時間以早晨和傍晚為佳，地點應選在空氣清新、道路平坦的地方。如為下坡路，則不宜採用此法，以免跌倒或扭傷。若在室內練習，一定要通風良好，空氣新鮮。

## ✪腿部放鬆練習

坐在柔軟的墊子上，兩腿伸直，雙手在身後撐地，兩腿交替屈膝，並使之靠近身體，再用腳掌向前滑動，將腿伸直，此時應能聽到腳與墊子的摩擦聲，連續做20次。做此運動，可使雙腿充分放鬆。

## ✪單腳站立和下蹲

單腳站立時，最好用一腳腳尖站1～2分鐘，再換另一腳交替進行。可幫助強化腰部和腳部，且有利加強內臟功能。下蹲時，深深地彎腰，踮著腳下蹲，過兩、三秒後站起。如此重複多次，由於伸展背肌、腰肌、腳底，尤其足拇趾受到刺激，增強對內臟和大腦的功能調節，進而消除疲勞，緩解精神緊張。

## ✪日常搓足

### ❶ 摩擦腳底，刺激體內激素分泌

**方法：**仰臥於床上，舉起雙腳，用力相互摩擦，若手能與足能一起進行，效果更佳。摩擦20次左右，腳部便會有溫暖的感覺，此時血液暢通，運行加快，可有效促進全身的循環。而且這樣刺激足底，也可加快體內激素分泌，進而調節睡眠和整體內臟系統，時間久了，還可使皮膚變得白嫩。

### ❷ 揉搓大腳趾和小腳趾

每天用雙手抓起大腳趾，繞圓圈，同時搓揉數次，持續5分鐘，可於無形中增強記憶力。因為大腳趾與胰、脾相聯繫，而胰又與記憶力相關，所以揉搓大腳趾時，就可以增強記憶力。

以相同的方法搓揉小腳趾，可提高計算能力。因為，腳的小趾與小腦相聯，而小腦又與計算能力相關。

對於女性來說，小趾與子宮和膀胱等器官相連，子宮功能不活躍或異常會造成難產。此時要刺激並積極活動小趾，藉以提高子宮功能，使生產順利。對孕婦來說，經常搓擦小趾很重要，同時搓擦和轉動，效果會更好。

小趾是膀胱經的終止點，擦搓小趾可改善頻尿，加強膀胱的壓迫感，使尿意減輕。

### ❸ 踏腳趾可消除精神緊張

脫去鞋襪後，用左腳的後腳跟，稍微用力地輪流踏右腳大趾到小趾8次，再交換，用右腳的後腳跟，踏左腳的腳趾，重複多次，便可消除精神緊張。人的腳趾與大腦和內臟相連，重複地刺激腳趾，可調節大腦和內臟功能。

### ❹ 赤腳行走能健壯足部

赤腳行走可在不知不覺中，利用地面對足底進行多方面、多角度的按摩，並可刺激腳掌，維持人體重心平衡。腳底的反射區在受刺激後，可直接反射性地調節內臟功能，不僅有利充實氣力，促進身體健康，還可保健足部，使您的步履輕鬆，步姿優美。

### ❺ 敲擊足跟益脊椎

脊椎肌肉透過膀胱經與足跟相連，長期伏案工作者，容易養成駝背的習慣，脊椎骨肌肉因而變得脆弱，使足跟部疼痛。若及時以足跟為中心，有節奏地進行敲擊，以稍有疼痛感為準，每隻腳敲擊100次左右，症狀便會得到緩解，要注意不可用力過度，以免引起出血。

### ❻ 「雙龍擺尾」去疲勞

仰臥於床上，使雙腳在空中進行像踏自行車的動作，同時盡量將腰挺直。持續進行5～10分鐘，可使全身血液循環加快，腰腿膝蓋處肌肉得到伸展，從而消除腳部疲勞，使全身輕鬆愉快。另外，加速全身的血液循環，對於因循環不佳而引起的疾病如肩周炎、頭痛，有治療作用。

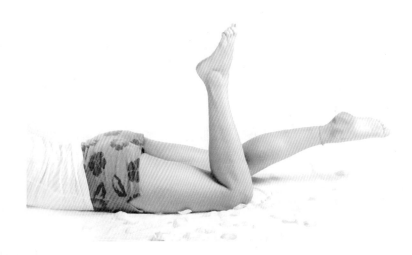

## 第二章 3分鐘足療 保健養生攻略

近年來，回歸自然的養生風潮越來越盛，中醫療法也越來越受歡迎。**足療、刮痧**等傳統方法，已成為人們**日常保健健身的常見項目**。

只要找對穴位，採用正確的按摩方法，具備持之以恆的耐心，每天只要抽出短短3分鐘，就能**趕走亞健康，預防常見疾病，緩解疾病造成的痛苦。**

# 肥胖

● 反射區：胃、腦下垂體、腎上腺、甲狀腺、副甲狀腺、脾、心、肝、膽、腎、輸尿管、膀胱、腹腔神經叢、大腸、小腸、直腸

肥胖指人體熱量攝取大於消耗，體內脂肪堆積過多，使體重超重。理想體重（公斤）＝身高（公分）－105，實際體重超過理想體重，但在20%以下者，稱為超重；實際體重超過理想體重的20%，且體脂肪超過30%，為肥胖症。無明顯病因者，為單純性肥胖症；有明確病因者，為繼發性肥胖症。肥胖症發生率女性高於男性，35歲後增高，50歲左右達高峰。

## 臨床表現

肥胖症的臨床表現依病因而異，繼發性肥胖症者除肥胖外，還具原發疾病症狀。單純性肥胖症可見於任何年齡，男性脂肪分布以頸項、軀幹和頭部為主，而女性則以腹部、下腹部、乳房及臀部為主。

輕度肥胖者常無明顯症狀，中度和重度肥胖者會行動緩慢、易感疲勞、氣促、腰痠腿痛、皮膚癢，男性可能陽痿，婦女可能有月經量減少、閉經、不孕等，可伴隨有高血壓、動脈粥樣硬化、高脂血症、冠心病和糖尿病等。

## 反射區按摩

❶ **握足扣指法**：按揉腦下垂體50次。

❷ **單食指扣拳法**：按揉腎上腺、副甲狀腺、心臟（或推壓）、肝、膽、脾、腎（或扣壓）、膀胱各50次；推壓甲狀腺、大腸、小腸、胃、腹腔神經叢、輸尿管（或扣壓）、直腸各50次。

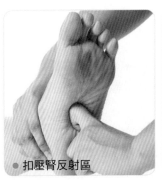
● 扣壓腎反射區

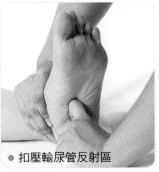
● 扣壓輸尿管反射區

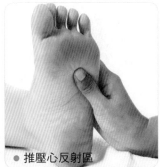
● 推壓心反射區

✚ **醫師叮嚀**

❶ 控制食量，均衡飲食，少吃油膩、甘甜食物。　❷ 多運動。

## 3分鐘 美 容 美 體

# 黃褐斑

●反射區：肺、胰、頭、甲狀腺、肝、脾、腎、腎上腺、
生殖腺、腦下垂體、子宮

## 臨床表現

鼻子、臉頰、額頭等處出現黃褐或咖啡色片狀斑塊，斑塊枯暗無光，形狀不一，邊緣清晰，不高出皮膚，表面光滑，無鱗屑，夏重冬輕，患處多無自覺症狀，分佈對稱，如蝴蝶狀。

## 反射區按摩

❶ **單食指扣拳法**：推壓肺、胰（或扣壓）、頭部、甲狀腺（或扣壓）各50次；
按揉肝、脾、腎、腎上腺各50次。
❷ **握足扣指法**：按揉生殖腺（足底）、腦下垂體各50次。
❸ **單食指刮壓法**：刮壓生殖腺（足外側）、子宮各50次。

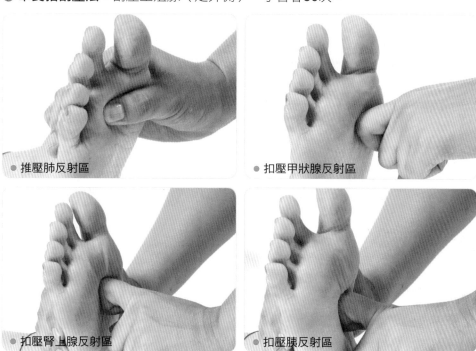

● 推壓肺反射區

● 扣壓甲狀腺反射區

● 扣壓腎上腺反射區

● 扣壓胰反射區

## ✚ 醫師叮嚀

❶ 每日外出時，要擦防曬用品、撐傘或穿長袖外套防曬。
❷ 多吃富含維生素和礦物質的食物。

# 美容美顏

● 反射區：甲狀腺、生殖腺、胃、肝、脾、腎、
腎上腺

對女性而言，足療確實有美容的功效。所謂足反射保健美容法，是指利用手指或按摩工具，在足部特定區域施加特定壓力，通過這種物理性刺激，改善和調節與特定區域相應的臟器或部位之生理功能，達到保健、美容及治療疾病的目的。

此外，適當按摩激刺腳底，能促進腎上腺分泌激素，激發皮膚細胞的活力，加速新陳代謝，減少色素沉澱，使肌膚白皙柔嫩、富有彈性。

## 反射區按摩

① **單食指扣拳法**：推壓甲狀腺、胃、胰各50次；按揉肝、脾、腎、腎上腺各50次。
② **握足扣指法**：按揉或按壓生殖腺（足底）50次。
③ **單食指刮壓法**：刮壓生殖腺（足外側）50次。

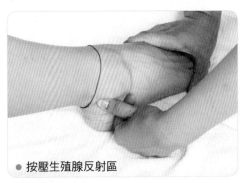

● 按壓生殖腺反射區

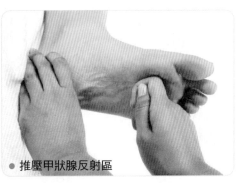

● 推壓甲狀腺反射區

✚ 醫師叮嚀

● **適合足療的時間**：晚上睡覺前進行，有利睡眠。

● **不宜足療的時間**：

　① 飯前、飯後1小時內不宜，飯前做足療會抑制胃液分泌，飯後做足療會使胃腸的血量減少，都會影響消化。

　② 生理期或妊娠期做足療，可能會引發大出血、流產、早產。

　③ 身體過度疲勞時不宜，以免血糖過低休克。

● **水分的攝取**：按摩結束後30分鐘內，最好喝一杯溫開水，有利氣血運行，避免喝茶、酒或其他飲料。

初次做足療的人會覺得很痛，疼痛感會隨著次數增加逐漸減輕，因足療不是一般按摩，只有用力按摩相應反射區才能達到效果。

## 3分鐘 美 容 美 體

# 掉髮

●反射區：腎、腹腔神經叢、甲狀腺、胃、十二指腸、子宮（攝護腺）

正常人平均每天掉髮約50根，是正常新陳代謝，每天掉髮量與新生髮量大致相同。如果掉髮量超過50根，且髮量明顯變少，即為病理性掉髮；如果平時掉髮不多，但生髮速度非常緩慢，頭髮漸稀，也屬於病理性掉髮。

不同的掉髮類型致病原因也不同，最常見的是「雄性禿」，是因遺傳或頭頂毛囊存在先天性結構缺陷。雄性荷爾蒙分泌量會影響毛囊退化和萎縮，毛囊有一種特殊的雄性荷爾蒙性受體——血清二氫睪酮，若雄性荷爾蒙分泌量發生變化，會影響與受體的結合，加速毛囊的退化與萎縮。因此雄性禿的特徵，是頭頂部頭髮掉落，後枕和兩側頭髮終身不掉落。

### 反射區按摩

白髮較多的人，除了遺傳因素，主要因為工作壓力大，可經常用單食指扣拳法，推壓腎、腹腔神經叢反射區。

治療掉髮，進行足療時需額外刺激甲狀腺、胃、十二指腸、子宮（攝護腺）反射區。

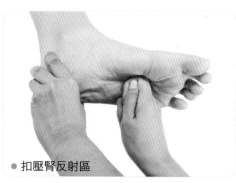

●扣壓腎反射區

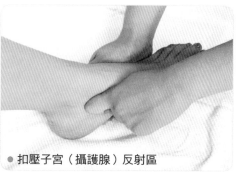

●扣壓子宮（攝護腺）反射區

# 痛經

● 反射區：子宮、陰道、卵巢、生殖腺、腹股溝、腦下垂體、
腹腔神經叢、肝、脾、下腹部

　　婦女在經期及其前後，小腹或腰部會疼痛，嚴重者會有嘔吐、冒冷汗、手足發冷甚至昏厥，影響工作和生活，稱為「痛經」。有些人痛經的原因歸因本身精神抑鬱、緊張、過敏及少女時對月經初潮的恐懼心理等原因引起。

## 臨床表現

❶ 經期中或經期前後下腹部、腰部疼痛，大腿內
　　側、陰道、外陰、肛門等處亦有牽扯痛。

❷ 疼痛大多為鈍痛、絞痛或墜脹痛。

❸ 嚴重時出現全腹疼痛、臉色蒼白、手腳冰冷、
　　冒冷汗、噁心、嘔吐、便祕、昏厥、腹痛等。

❹ 大塊子宮內膜脫落時，疼痛劇烈，內膜排出後
　　疼痛明顯減輕。

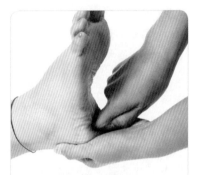
● 扣壓卵巢反射區

## 反射區按摩

❶ **單食指扣壓法**：扣壓子宮、卵巢（足外側）各
　　　　　　　　50次。

❷ **單食指扣拳法**：按揉肝、脾各30次；推壓腹
　　　　　　　　腔神經叢、腹股溝、陰道、生
　　　　　　　　殖線各50次。

❸ **握足扣指法**：按揉腦下垂體、扣壓卵巢（足
　　　　　　　　底）各50次。

❹ **捏指法**：推壓放鬆下腹部30次。

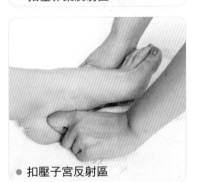
● 扣壓子宮反射區

### ✚ 醫師叮嚀

　❶ **經期知識補充**：消除對月經的顧慮和恐懼心理，尤其要加強初潮少女對月經的生理衛生知識。

　❷ **經期飲食要點**：經期時不吃生冷食物（包括涼拌生菜、水果）、醋、螃蟹、田螺、河蚌等，少吃或不吃有強烈刺激性食物；經期宜喝紅棗湯、薑湯，血虛痛經者宜常吃山藥粥。

　❸ **經期自我保健**：保持外陰清潔，衛生棉要柔軟衛生，穿棉質內褲，勤換洗，以免感染和擦傷；經期不可盆浴，禁止游泳、性生活、水中作業、淋雨和露宿，注意保暖；避免劇烈運動或勞動，痛經較嚴重時，應臥床休息。

## 3分鐘梳理你的 生 殖 系 統

# 更年期症候群

● 反射區：甲狀腺、腹腔神經叢、腦下垂體、生殖腺、頸項、腎上腺、副甲狀腺、肝、脾、腎、子宮

　　卵巢功能衰退是更年期最早出現的變化，此後下視丘和腦下垂體功能退化，月經週期會紊亂，隨著卵巢功能衰退，可能有更年期功能異常性子宮出血。當卵泡的雌激素分泌量少到不足以使子宮內膜脫落出血時，則會停經。

　　部分婦女在此期間，會出現一系列因雌激素減少所致的症狀，包括自主神經功能失調，稱為「更年期症候群」。另外，心理和社會因素也會造成影響。

### 臨床表現

① **月經紊亂**：月經量增多或月經頻發、淋漓不斷，經量減少，閉經。

② **心血管系統**：心悸、胸悶、血壓升、頭痛、眩暈。

③ **精神、神經症狀**：潮熱汗出，甚則汗淋漓，連綿不斷；皮膚有瘙癢、麻木、冰冷、疼痛、蟻行感等；記憶力減退、失眠、多夢、易激動，並有憂鬱、悲觀失望或焦慮不安等情緒。

④ **新陳代謝障礙**：脂肪堆積於腹部、頸部、臀部，形成局部性或全身性肥胖。

⑤ **骨質疏鬆**：關節疼痛、腰背痛、腿痛、肩痛等。

⑥ **其他症狀**：尿失禁、尿頻、食慾不振、消化不良、腹瀉、疲勞、浮腫等。

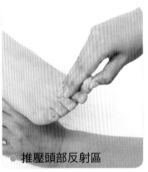

● 推壓頭部反射區

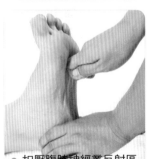

● 扣壓腹腔神經叢反射區

### 反射區按摩

① **單食指扣拳法**：推壓頭部、甲狀腺、腹腔神經叢（或扣壓）各50次；按揉腎上腺、副甲狀腺、肝、脾、腎各50次。

② **單食指刮壓法**：刮壓子宮、生殖腺（足外側）各50次。

③ **握足扣指法**：按揉腦下垂體、生殖腺（足底）各50次。

④ **扣指法**：推壓頸項30次。

⑤ **捏指法**：依次推壓脊椎30次。

✚ **醫師叮嚀**

① 保持心情舒暢，減少精神負擔，排除緊張、消極、焦慮情緒。

② 選擇適當健身活動，如太極拳、元極舞、散步、慢跑等，改善血液循環。

③ 每日定時運動，多吃豆製品，延後更年期。症狀若嚴重，最好就醫。

# 攝護腺肥大

●反射區：攝護腺、腦下垂體、甲狀旁腺、甲狀腺、睪丸、尿道、腰椎、尾椎、腹股溝

攝護腺肥大又稱「良性攝護腺增生」。一般認為，攝護腺增生與性激素代謝密切相關。隨著年齡增長，睪丸功能漸衰退，攝護腺內原本數量不多的二氫睪固酮快速增加，刺激攝護腺組織的增生。另外，性生活過度、攝護腺與泌尿道梗阻、酗酒、過食刺激性食物及睪丸病變等，也可能引發此病。

## 臨床表現

其臨床表現，與其肥大的程度有關。

**患病初期症狀**：排尿次數逐漸增多，尤其是夜間，每次排尿都要花1～2分鐘。起初不會引起注意，尤其是老年人，認為這是上年紀後的正常反應。

**患病中期症狀**：排尿困難無力，終了時，可能呈點滴狀。小便次數增多，影響睡眠品質。

**患病後期症狀**：患者有嚴重排尿困難。由於膀胱內常有殘尿，易併發感染和結石，甚至發生尿瀦留（瀦讀豬，指液體聚積停留）和腎功能衰竭。有時出現血尿，常伴有腹股溝疝、痔瘡、脫肛等。

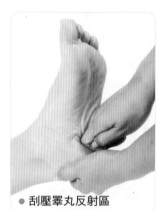

● 刮壓睪丸反射區

● 扣壓攝護腺反射區

## 反射區按摩

❶ **捏指法**：按揉或壓腹股溝50次；推壓腰椎、尾椎30次。

❷ **握足扣指法**：按揉睪丸（足底）50次。

❸ **單食指扣拳法**：推壓尿道、甲狀腺各50次。

❹ **單食指刮壓法**：刮壓攝護腺和睪丸（足外側）各50次。

❺ **握足扣指法**：按揉腦下垂體30次。

## ✚ 醫師叮嚀

❶ 注意個人衛生，尤其是性器官的清潔。

❷ 患者應適度運動，以促進血液循環，但應避免直接、持續使攝護腺受壓的運動，如騎自行車、騎摩托車、騎馬等。

❸ 忌食辛辣刺激性食物，多飲水、多吃新鮮蔬菜，並建議患者戒煙。

❹ 建立長期治療及戰勝疾病的信心，持之以恆，尤其要「戒怒」，保持樂觀的精神狀態及豁達的態度。

## 3分鐘梳理你的 消化系統

# 慢性胃炎

● 反射區：胃、腹腔神經叢、胰、副甲狀腺、食管、胸椎、上、下身淋巴結、脾、肝、膽、十二指腸、小腸、大腸

　　慢性胃炎是指由不同病因所致的胃黏膜慢性炎性病變，以上腹胃脘部經常發生疼痛為主症。病因是胃黏膜上皮遭多次損害，由於黏膜特異的再生能力，以致黏膜發生改建，且最終導致不可逆的固有胃腺體的萎縮甚至消失。

　　本病發病率在各種胃病中居首位，約占接受胃鏡檢查患者的80%～90%，男性多於女性，隨年齡增長發病率逐漸增高。

### 臨床表現

❶ **腹痛型**：上腹部疼痛為最明顯特徵，多無規律性、疼痛不劇烈。

❷ **消化不良型**：食慾減退、上腹脹滿、噁心等。

❸ **出血型**：上消化道反覆少量出血、柏油樣便等。

❹ **全身衰弱型**：除胃部症狀外，全身症狀明顯，如乏力、消瘦、貧血、腹瀉等。

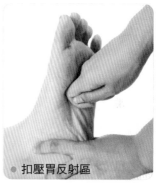

● 扣壓胃反射區

### 反射區按摩

❶ **單食指扣拳法**：重壓腹腔神經叢、胃（或扣壓）、十二指腸、大小腸各50次；按揉胰、副甲狀腺、脾、肝、膽各50次。

❷ **雙拇指捏指法**：推壓食管、胸椎、上身及下身淋巴（或按揉）各30次。

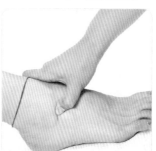

● 按揉上、下身淋巴反射區

### ✚ 醫師叮嚀

❶ 季節變化時及時添加衣被，保持室內溫度及空氣流通，防止病情加重。

❷ 定時用餐，細嚼慢嚥，最好一日三餐定時定量，發作時可少量多餐。平常盡量不吃零食，減輕胃負擔。避免進食過燙、過冷、具刺激性、不易消化食物（如堅硬、粗糙、油膩及纖維過多的食物），忌忽冷忽熱的飲食習慣，戒煙、酒等。

❸ 慎用、忌用對胃黏膜有損傷的藥物，如阿斯匹靈、水楊酸類、保泰松、吲哚美辛、激素類、紅黴素、四環素、利血平等。

❹ 保持心情舒暢，適當安排生活，保持正常生活作息，避免過度勞累。

# 消化性潰瘍

●反射區：腹腔神經叢、胃、十二指腸、大、小腸、腎、副甲狀腺、橫膈膜、胸部、上、下身淋巴

　　消化性潰瘍絕大多發生在「胃」和「十二指腸」，故又稱「胃與十二指腸潰瘍」。潰瘍的形成，主要是胃、十二指腸黏膜的保護因子和損害因子的平衡關係失調所引起。

　　精神緊張、飲食失調或不規律、食用刺激性食物或服用某些損傷胃黏膜的藥物等，均與本病的發生有關。本病多發於40歲以下的男性，十二指腸潰瘍較胃潰瘍更多見。

## 臨床表現

　　**胃潰瘍**：疼痛多發生在飯後1小時內，經1～2小時逐漸消失，部位在劍突下或偏左。因病情延綿複雜，病情加重或太晚治療，會導致出血、穿孔、幽門梗阻和癌變等。

　　**十二指腸潰瘍**：疼痛多在飯後3～4小時內發作（空腹痛），可持續不減，直到下次進食時，疼痛因進食而消失。疼痛部位多在劍突下偏右，會有燒灼感、飽脹感，伴有噁心、嘔吐、反酸、消化不良、貧血、消瘦及精神不振等症。

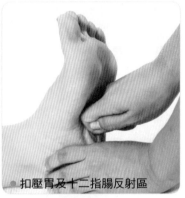

●扣壓胃及十二指腸反射區

## 反射區按摩

❶ **單食指扣拳法**：按揉腎、副甲狀腺各50次；推壓腹腔神經叢、胃、十二指腸（或扣壓）、大腸、小腸各50次。

❷ **雙拇指捏指法**：推壓橫膈膜、胸部各30次；按揉上、下身淋巴各30次。

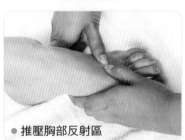

●推壓胸部反射區

## ✚ 醫師叮嚀

❶ 鍛鍊身體，增強體質，建立良好生活飲食習慣，保持良好的睡眠和休息，節制煙酒。氣候突變時，要及時增減衣被，保持適宜居室溫度。

❷ 飲食要規律、節制，盡可能充分咀嚼，刺激性食物攝取要節制；慎用某些藥物，如阿斯匹靈、吲哚美辛、利血平、腎上腺皮質激素等。

❸ 保持心情舒暢及樂觀的情緒，避免暴怒和精神緊張。

## 3分鐘梳理你的 消 化 系 統

# 便祕

● 反射區：大腸、肛門、腹腔神經叢、大腦、脾、胃、十二指腸、小腸

便祕是糞便祕結不通、排便時間延長或排便艱澀不暢的一種病症。排便次數減少和（或）糞便乾燥難解，通常兩天以上無排便，就可能是便祕。但健康人的排便習慣各不同，應根據平時排便習慣和排便有無困難來判斷。腸蠕動功能不佳、水分被過分吸收、精神過度緊張使腸處於緊張狀態等，是便祕的主因。

### 臨床表現

數日排便一次，便質堅硬，排便困難；雖每日排便一次，便質正常但無力排出；可因全身腑氣不通、濁氣不降，出現頭痛、頭暈、目眩、耳鳴、腹脹、噁心、食慾下降、睡眠不安、心煩易怒，甚至有痔、肛裂等。

### 反射區按摩

**單食指扣拳法**：推壓或扣壓腹腔神經叢、胃、十二指腸、小腸、大腸、大腦各50次；按揉脾、肛門各50次。

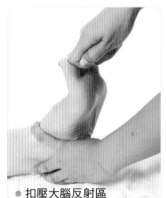

● 扣壓大腦反射區　　● 扣壓胃及十二指腸反射區

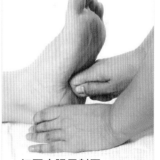

● 扣壓小腸反射區

### ✚ 醫師叮嚀

❶ **均衡飲食**：少吃辛辣及刺激性食物，多吃高膳食纖維食物、多飲水。

❷ **養成定時排便習慣**：改掉不良排便習慣，如常忍便意、在馬桶上看書或看報、長期服用瀉劑等。

❸ **養成良好生活習慣**：生活起居要規律、多運動，保持樂觀的態度，都有助改善消化道功能，並經常進行提肛運動。

# 高血壓

● 反射區：腎、額竇、頸項、頸椎、腦下垂體、大腦、甲狀腺、心臟、大腸、小腸、子宮或攝護腺、內耳迷路

高血壓是一種以動脈血壓升高為特徵，可伴隨有心、腦、腎等功能性或器質性改變的全身性疾病。現代研究認為，高血壓的病因，與某些先天性遺傳基因和許多致病性「增壓」因素有關，如家族高血壓疾病史、長期精神緊張、焦慮、年齡增長、攝入過多鈉鹽、抽煙、肥胖等因素。

## 臨床表現

早期主要表現為頭痛、頭暈、頭脹、心悸、煩躁、耳鳴、眼花、健忘、失眠、注意力不集中、記憶力減退、乏力、手指發麻等，精神緊張且勞累的狀態下，病情會加重。

少數急進型高血壓臨床表現：劇烈頭痛、噁心嘔吐、視力模糊，甚至昏迷、抽搐、心悸或併發腦溢血、心功能不全、腎功能衰竭等。

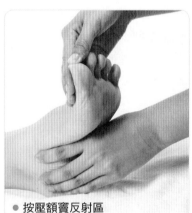

● 按壓額竇反射區

## 反射區按摩

❶ **單食指扣拳法**：按揉心臟、甲狀腺、額竇（或按壓）、腎各72次；按揉大腦、甲狀腺、大腸、小腸各50次。

❷ **單食指刮壓法**：刮壓內耳迷路（或推壓）、子宮或攝護腺各50次。

❸ **握足扣指法**：按揉腦下垂體、額竇各30次。

❹ **捏指法**：推壓頸項、頸椎各48次。

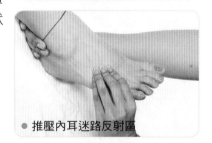

● 推壓內耳迷路反射區

## ✚ 醫師叮嚀

❶ **生活規律**：早睡早起，睡眠充足，保持居室安靜，避免用腦過度。

❷ **多吃有益降血壓、軟化血管的食物**：如山楂、蘋果、海帶、木耳、大蒜、芹菜、菠菜、紅蘿蔔等。

❸ **飲食宜清淡**：減少鹽的攝取。烹調時要用植物油，少用辛辣的調味料，以低鹽、低脂、低膽固醇、低熱量為佳。忌煙、酒，不飲濃茶。進食量不宜過多，避免發胖；胖者應適當節食，控制體重。

❹ **保持心情平靜**：避免精神緊張，培養自我心理調節能力，遇事不急躁，不大怒亦不大喜。

## 3分鐘梳理你的 循 環 系 統

# 中風

● 反射區：額竇、大腦、斜方肌、胃、大、小腸、肺、肩關節、腎上腺、肘關節、膝關節、心臟、小腦及腦幹、髖關節、頸椎、上頜、下頜、三叉神經、胸椎、腰椎、腦下垂體

「中風」是中醫學對急性腦血管疾病的統稱。它是以猝然昏倒，不省人事，伴發口角歪斜、語言不利，而導致半身不遂為主要症狀的疾病。由於本病有發病率高、死亡率高、致殘率高、復發率高以及併發症多的特點，所以醫學界把它和冠心病、癌症並列為威脅人類健康的三大疾病之一。

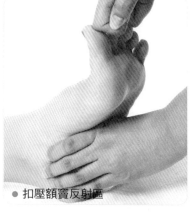

● 扣壓額竇反射區

### 臨床表現

腦血管意外的急性期過後，大多會留下後遺症（一般發病半年後的殘留症狀，都可稱為後遺症，恢復較慢），如顏面神經痲痹、肢體單側感覺遲鈍、單側運動發生障礙（即半身不遂）、意識和語言障礙等。

### 反射區按摩

❶ **單食指扣拳法**：推壓額竇（或扣壓）、大腦、斜方肌、胃、大腸、小腸、肺各50次。

❷ **單食指扣拳法**：按揉肩關節、腎上腺、肘關節、膝關節、心臟各50次。

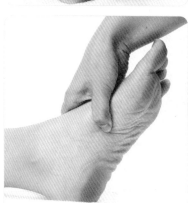

● 按揉胸椎反射區

❸ **扣指法**：推壓小腦及腦幹、髖關節、頸椎、上頜、下頜、三叉神經各30次。

❹ **捏指法**：按揉胸椎、腰椎各30次。

❺ **握足扣指法**：按揉腦下垂體50次。

### ✚ 醫師叮嚀

中風患者在天氣變化時應注意保暖，預防感冒；不要用腦過度；平時外出時多加小心，防止跌跤；起床、低頭綁鞋帶時，動作要緩慢；洗澡時間不宜太長；注意治療原發病，防止腦血管病再發。根據不同病因，持續治療，定期回診。

# 高血脂症

●反射區：頭部、肝臟、小腸、甲狀腺、膽、脾、
　　　　　上身淋巴腺、腦下垂體

　　高血脂症是因血漿中的脂質異常，分為「高膽固醇血症」、「高甘油三脂血症」或兩者兼有的「混合型高血脂症」。現代人攝取高蛋白、高脂肪飲食越來越多，且運動量逐漸減少，導致血中脂肪大量囤積，是高血脂的主要形成原因。

## 臨床表現

　　主要表現為頭暈、頭痛、耳鳴、心煩、盜汗、遺精、臉紅、怕熱、肢體發麻、口燥咽乾、易激動、肝脾中度腫大，大便溏瀉等症。

　　常有急性腹痛，尤其在進食高脂食物後，較常發作。較嚴重者，可從其眼皮、肘部、臀部等發現黃色小顆粒狀的脂肪或脂肪瘤。

## 反射區按摩

❶ **單食指扣拳法**：推壓或扣壓頭部、肝臟、小腸、甲狀腺各50次；按揉膽、
　　　　　　　　　　脾、上身淋巴腺各50次。

❷ **握足扣指法**：按揉腦下垂體30次。

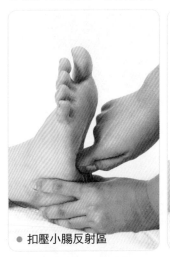

● 扣壓小腸反射區

● 按揉腦下垂體反射區

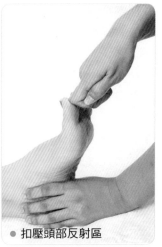

● 扣壓頭部反射區

## ✚ 醫師叮嚀

　❶ 注意加強和養成適度運動習慣。

　❷ 減少攝取動物性脂肪，多吃香菇、番茄、蘋果、玉米等降血脂食物。

## 3分鐘梳理你的 代 謝 系 統

# 甲亢

● 反射區：甲狀腺、胃、甲狀旁腺、頭部、胃、
腎上腺、心、脾、肝、腦下垂體、內耳迷路

甲亢（甲狀腺機能亢進症）是臨床常見的內分泌疾病，多見於女性。主要因甲狀腺機能增高，分泌過多甲狀腺素，使氧化過程加快、代謝率增高。

### 臨床表現

臨床上，甲亢患者主要表現為：心慌、心跳過快、怕熱、多汗、食慾旺盛、消瘦、體重下降、疲乏無力、情緒易激動、性情急躁、失眠、精神不集中、不正常、手舌顫抖、甲狀腺腫或腫大，女性月經失調甚至閉經，男性可能陽痿或乳房異常發育等。

甲亢時引起的眼部變化，一種是「良性突眼」，患者眼球凸出，眼睛凝視或眼神驚恐；另一種是「惡性突眼」，可由良性突眼轉變，惡性突眼患者常出現畏光、流淚、複視（兩眼所視為雙重影像）、視力減退、眼部腫痛、刺痛、有異物感等，由於眼球突出明顯，使眼睛不能閉合，結膜、角膜外露而引起充血、水腫、角膜潰爛等，甚至失明。

### 反射區按摩

❶ **單食指扣拳法**：推壓甲狀腺（或扣壓）、胃、頭部、眼各50次；按揉副甲狀腺、腎、腎上腺（或扣壓）、心、脾、肝各50次。

❷ **單食指刮壓法**：刮壓內耳迷路30次。

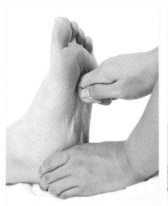
● 扣壓腎上腺反射區

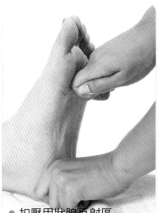
● 扣壓甲狀腺反射區

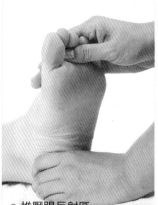
● 推壓眼反射區

✛ **醫師叮嚀**

積極治療，持續服藥。保持良好精神狀態。

# 糖尿病

●反射區：胰、生殖腺、腦下垂體、甲狀腺、副甲狀
腺、心、肝、脾、胃、十二指腸、上、下身
淋巴腺、內側坐骨神經

　　糖尿病是由於胰島素分泌絕對或相對不足，導致糖代謝紊亂，而出現一系列症狀，其發病與遺傳有關。

　　常見併發症有肺結核、化膿性皮膚病、高血脂症、動脈硬化、冠心病、腎病、白內障、眼底視網膜病變及神經病變，最嚴重會併發酮症酸中毒，和高滲性非酮症糖尿病昏迷。

## 臨床表現

　　糖尿病早期無症狀。其典型症狀可歸納為多喝、多吃、多尿和體重減少，也就是「三多一少」。

　　病情較為嚴重時，一日排尿可達20餘次，夜間多次起床，一日總尿量在2000c.c.以上；飲水量及次數增加，一日飲水可多達7000～8000c.c.，甚至更多；食慾旺盛，一日進食5～6次，主食有時需0.5～1公斤，食量比正常人多1倍，仍不能滿足，體重反而減輕；血液檢查臨床診斷依據，為尿糖呈陽性和血糖升高，以血糖升高為本病主要診斷依據。

## 反射區按摩

① 握足扣指法：按揉腦下垂體50次。
② 單食指刮壓生殖腺（足外側）50次。
③ **單食指扣拳法**：推壓胰、甲狀腺、胃、十二指腸各50次；按揉心臟、肝、
　　　　　　　　　脾、副甲狀腺各50次。
④ **雙拇指捏指法**：按揉上、下身淋巴各50次。
⑤ **捏指法**：推壓內側坐骨神經30次（此反射區很重要，剛開始刺激時患者感覺
　　　　　很痛，逐漸加重力道，效果佳）。

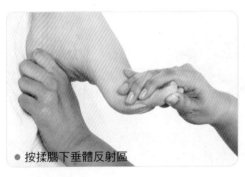

● 按揉腦下垂體反射區

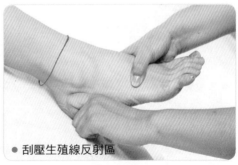

● 刮壓生殖線反射區

✚ 醫師叮嚀

❶ **作息正常，維持體重**：按時作息，早睡早起，適度安排生活，注意活動量。注意居室溫度，及時添加衣被，避免因感冒而加重病情。病輕者可自由活動，以不疲勞為準；病重者應臥床休息；肥胖者應加強運動，使體重降至理想範圍內。

❷ **注意保持口腔和皮膚清潔**：勤刷牙，常洗澡，防止口腔黏膜及牙齦潰爛和化膿性皮膚病。

❸ **保持心情舒暢**：瞭解病因、治療方法，增強戰勝疾病的信心，克服精神壓力，積極主動配合治療。保持樂觀精神，心胸開朗，避免精神過度激動，尤其要戒悲、制怒。

## 糖尿病患者如何照護好足部健康？

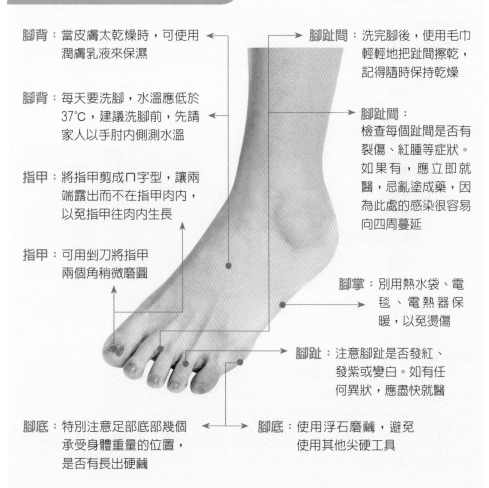

脚背：當皮膚太乾燥時，可使用潤膚乳液來保濕

脚背：每天要洗腳，水溫應低於37℃，建議洗腳前，先請家人以手肘內側測水溫

指甲：將指甲剪成ㄇ字型，讓兩端露出而不在指甲肉內，以免指甲往肉內生長

指甲：可用剉刀將指甲兩個角稍微磨圓

脚趾間：洗完腳後，使用毛巾輕輕地把趾間擦乾，記得隨時保持乾燥

脚趾間：檢查每個趾間是否有裂傷、紅腫等症狀。如果有，應立即就醫，忌亂塗成藥，因為此處的感染很容易向四周蔓延

脚掌：別用熱水袋、電毯、電熱器保暖，以免燙傷

脚趾：注意腳趾是否發紅、發紫或變白。如有任何異狀，應盡快就醫

脚底：特別注意足部底部幾個承受身體重量的位置，是否有長出硬繭

脚底：使用浮石磨繭，避免使用其他尖硬工具

# 慢性腎炎

●反射區：脾、肝、腎、膀胱、胃、腹腔神經叢、
輸尿管、大腦、小腸、肺、上、下身淋巴、胸部淋
巴、子宮（攝護腺）、腹股溝

慢性腎小球腎炎簡稱「慢性腎炎」，是由多種病因導致腎小球受損，經過數年後，導致腎功能減退的疾病。當前，誘發慢性腎炎的原因尚不明確，約50%的慢性腎炎患者均無發病史，唯一可供參考的資料是，大多數慢性腎炎患者，曾得過腎小球病。

## 臨床表現

常有手、足、腿浮腫，頭痛頭暈，臉色蒼白，貧血，消瘦，渾身無力，腰膝痠軟，咽乾，耳鳴眼花，視物模糊，多尿，夜尿，貧血及血壓升高等。嚴重時，可併發尿毒症或慢性腎功能衰竭。

## 反射區按摩

❶ **雙拇指捏指法**：按揉上、下身淋巴各50次；推壓胸部淋巴30次。

❷ **單食指刮壓法**：刮壓子宮（攝護腺）30次。

❸ **單食指扣拳法**：按揉脾、肝、腎（或扣壓）、膀胱各50次；推壓胃、腹腔神經叢、輸尿管、大腦、小腸、肺各50次。

❹ **捏指法**：按揉腹股溝50次。

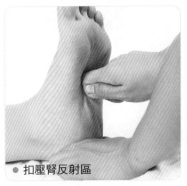

● 扣壓腎反射區

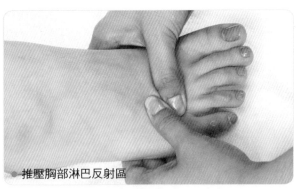

● 推壓胸部淋巴反射區

## ✚ 醫師叮嚀

慢性腎炎患者應多攝取富含維生素A、B群、C的食物，如新鮮蔬菜及水果。慢性腎炎患者可能會出現口渴的現象，不用特別限制飲水量，但也不宜過多，特別是有明顯水腫及尿少患者，要注意水的攝取量。

慢性腎炎患者常伴隨有貧血，應補充一些含鐵量高的食物，還要注意補充葉酸及維生素$B_{12}$，避免貧血。

## 3分鐘梳理你的 神 經 系 統

# 失眠

● 反射區：額竇、三叉神經、小腦、大腦、甲狀腺、腎、腹腔神經叢、心、肝、脾、胃

睡眠品質攸關身心健康。失眠是一種長期睡眠品質不佳或有令人不滿意的生理障礙。對失眠有憂慮或恐懼心理，是形成本症的主要心理因素。生理、環境因素，精神、神經疾病，也是造成失眠的主因。

### 臨床表現

失眠症的主要症狀，會影響白天活動表現，如感覺疲勞、煩躁、情緒失調、注意力不集中和記憶力差等，所以失眠者的工作能力和效率往往比較低。

患者通常在入睡前，需要的時間較長，睡眠時間縮短。

主要表現：輕者入睡困難，睡眠中易醒，並難於再次入睡，清晨過早醒來；重者徹夜難眠，常伴隨有頭痛頭暈、神疲乏力、心悸健忘、心神不安、多夢等，患者常對失眠感到焦慮和恐懼。

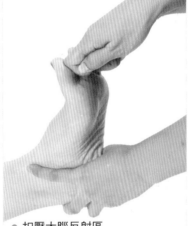
● 扣壓大腦反射區

### 反射區按摩

❶ **單食指扣拳法**：按揉額竇、心、肝、胃、腎、脾各50次；推壓大腦（或扣壓）、腹腔神經叢、甲狀腺各50次。

❷ **扣指法**：推壓小腦、三叉神經（或捏），要各50次。

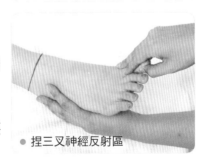
● 捏三叉神經反射區

✚ **醫師叮嚀**

❶ 治療時間宜在下午、傍晚或睡前，必要時配合心理治療。

❷ 生活起居應有規律，睡前不抽煙、不喝茶和咖啡，睡前用熱水泡腳20～40分鐘。

❸ 保持心情舒暢，消除顧慮及緊張。多運動，工作之餘注意適度放鬆。

# 眩暈症

● 反射區：頭部、額竇、甲狀腺、小腦及腦幹、三叉神經、頸椎、頸項、眼、耳、腦下垂體、內耳迷路、肝、脾、腎上腺、腎

　　眩暈症是現代人常見的文明病，發作時患者常感到天旋地轉、臉色蒼白、嘔吐、躺在床上無法起身，若在開車時發作，可能會發生危險。臨床上最常見的一種眩暈症，稱為**「梅尼爾氏症」**（註❶），有些病人須長期依賴藥物控制。

## 臨床表現

　　常突然發作，感到四周景物或自身在旋轉或搖晃，嚴重時，往往伴隨有噁心嘔吐、臉色蒼白、心悸失眠、食慾減退、腰膝痠軟、站立不穩甚至暈倒、胸悶、出汗等症狀。

## 反射區按摩

❶ **單食指扣拳法**：推壓頭部、額竇、甲狀腺各50次；按揉肝、脾、腎上腺、腎各30次。

❷ **握足扣指法**：按揉腦下垂體30次。

❸ **扣指法**：推壓小腦及腦幹、三叉神經、頸椎、頸項、眼、耳各50次。

❹ 單食指刮壓或推壓內耳迷路50次。

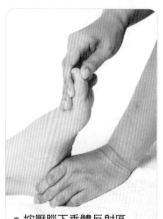
● 按壓腦下垂體反射區

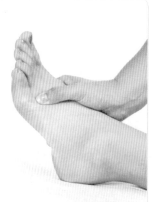
● 推壓內耳迷路反射區

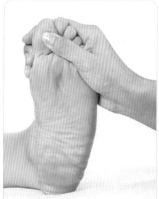
● 按揉壓小腦及腦幹反射區

✚ **醫師叮嚀**

　　每日注意保持心情舒暢；避免勞累過度；注意飲食營養均衡。

註❶ **梅尼爾氏症**：由內耳積水所引起，出現眩暈、耳鳴等症狀，其發作時間由數分鐘到數小時皆有。

## 3分鐘梳理你的 神 經 系 統

# 神經衰弱

● 反射區：大腦、額竇、甲狀腺、腹腔神經叢、胃、小腦及腦幹、三叉神經、頸椎、頸項、耳、腦下垂體、生殖腺、子宮（攝護腺）、內耳迷路、心臟、肝、脾、腎上腺、腎、上、下身淋巴

　　神經衰弱以慢性疲勞、情緒不穩、自主神經功能紊亂為主要症狀，特別表現是精神易興奮和易疲勞，並伴隨有許多軀體不適症狀和睡眠障礙。

### 臨床表現

　　失眠、多夢、情緒不穩、煩躁易怒、倦怠無力、頭昏腦脹、記憶減退、消化不良、便祕或腹瀉、注意力不能集中、頭痛等。男性患者有遺精、陽痿及早洩，女性患者有月經不調、性功能減退等症狀。

### 反射區按摩

❶ **單食指扣拳法**：推壓大腦、額竇、甲狀腺、腹腔神經叢、胃各50次；按揉心臟、肝、脾、腎上腺、腎（或扣壓）各30次。

❷ **單食指刮壓法**：刮壓生殖腺、子宮（攝護腺）、內耳迷路各50次。

❸ **握足扣指法**：按揉腦下垂體30次。

❹ **扣指法**：推壓小腦、腦幹、三叉神經、頸椎、頸項、耳各50次。

❺ **雙拇指捏指法**：按揉上、下身淋巴30次。

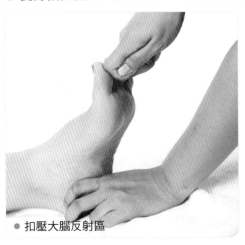

● 扣壓大腦反射區

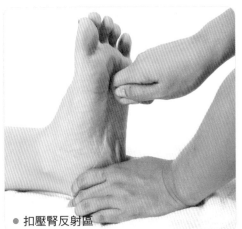

● 扣壓腎反射區

✚ **醫師叮嚀**

　　每天注意調節情緒，保持心情舒暢和平穩。

# 提神醒腦

●反射區：腎、腹腔神經叢、輸尿管、膀胱、尿道、腦下垂體、頭部、小腦、甲狀腺、腎上腺、胃、胰、十二指腸、大腸、小腸、直腸、攝護腺（子宮）、生殖腺、額竇

　　足是人之根，足部有許多具重要治療價值的反射區，透過足部按摩，能刺激足部表層皮膚，加速人體血液循環，提高血紅蛋白攜氧能力，改善身體各部位因疲勞而導致的缺氧狀態，增強各系統的新陳代謝，有利排出體內二氧化碳等廢物，放鬆身體、消除疲勞。

　　同時，還可協調交感神經的興奮程度，調節、鬆弛緊張的神經，調和經絡氣血，使陰陽平衡。長期進行腳底按摩，可大幅改善睡眠品質，對失眠、多夢、早醒等睡眠障礙，有重要的輔助治療作用。

## 反射區按摩

❶ **單食指扣拳法**：按揉腎、膀胱、腎上腺各50次；推壓腹腔神經叢（或按壓）、輸尿管、尿道、甲狀腺、胃、胰、十二指腸、大腸、小腸（或扣壓）、直腸、頭部（或扣壓）、額竇各50次。

❷ **握足扣指法**：按揉腦下垂體、生殖腺（足底）50次。

❸ 作全足按摩提神醒腦效果很好，可在其基礎上，加重刺激以上反射區。

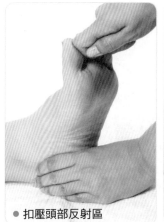

●扣壓頭部反射區

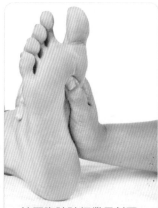

●按壓腹腔神經叢反射區

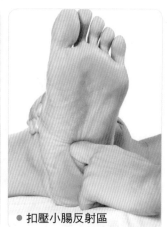

●扣壓小腸反射區

## ➕ 醫師叮嚀

　　苦味食物可提神醒腦，含胺基酸、維生素、生物鹼、苷類、微量元素等，具三重保健功效：一是能防癌抗癌；二是可促進胃酸的分泌，增加胃酸濃度，進而增加食慾；三是醒腦提神。

## 3分鐘梳理你的 肌 肉 骨 骼 系 統

# 頸椎病

● 反射區：頸椎、三叉神經、大腦、小腦、斜方肌、肘、膝關節

又稱「頸椎症候群」或「頸肩症候群」，是因頸椎間盤退化性病變、頸椎骨質增生導致頸部關節失穩，引起頸椎、關節及頸部軟組織發生一系列病理變化，進而刺激、壓迫頸神經根、椎動脈、頸部脊髓或交感神經而產生。

此病多發於中老年人，發病年齡一般在40歲以上，年齡輕者少見。

### 臨床表現

本症發病緩慢，剛開始不易引起注意，僅為頸部不適或經常落枕，經過一段時間，輕者出現頸項或肩臂麻木疼痛、頭暈，重者可致肢體痿軟無力，甚至排洩失禁、癱瘓。

頸椎病根據臨床表現不同，可分為5型，即神經根型、脊髓型、椎動脈型、交感神經型及混合型，其中以「神經根型」及「混合型」最為常見。

### 反射區按摩

❶ **扣指法**：推壓頸椎、三叉神經（或按壓）、小腦各50次（力重）。
❷ **單食指扣拳法**：推壓斜方肌、大腦各50次；按揉肘關節、膝關節各30次。
❸ **捏指法**：反覆推壓脊椎30次。

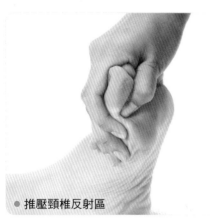

● 推壓頸椎反射區

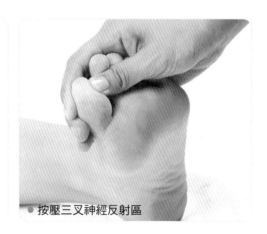

● 按壓三叉神經反射區

✚ 醫師叮嚀

❶ 平時應適度休息，尤其是伏案工作的人，更應多加注意。通常連續工作45分鐘，就應稍微休息一下，做簡單的頸部活動操，放鬆頸肩部及全身。

❷ 每日起臥定時，並經常運動，枕頭不可過高或過低，並注意頸肩部保暖。

# 腰肌勞損

●反射區：腰椎、骶椎、腎上腺、腎、膀胱、解溪、內外肋骨、上、下身淋巴、腹腔神經叢

腰部肌肉、筋膜、韌帶等軟組織慢性損傷，引起腰部疼痛、無力甚至活動受限，是引起腰痛的常見原因。本病發展緩慢，病情不重，是很常見的疾病，患者多為體力勞動或固定姿勢工作者，積勞成疾。

## 臨床表現

有些患者在棘間、髂後上棘、骶髂關節或腰骶關節及第2、第3腰椎的橫突處，有不同程度的壓痛感，有的壓痛範圍廣泛或無固定壓痛點。

## 反射區按摩

❶ **捏指法**：推壓腰椎（或按捏）、骶椎各50次；按揉解溪、內外肋骨、上下身淋巴（或按壓）各30次。
❷ **單食指扣拳法**：按揉腎上腺、腎、膀胱各30次。
❸ **雙指扣拳法或單食指扣拳法**：推壓腹腔神經叢30次。

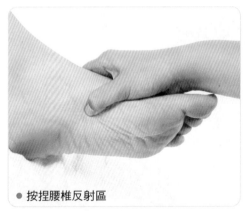

● 按捏腰椎反射區

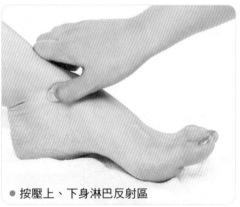

● 按壓上、下身淋巴反射區

✚ **醫師叮嚀**

預防腰肌勞損，要糾正工作時的不良姿勢，避免腰背部受涼，或配合局部熱敷或理療。

## 3分鐘梳理你的 肌 肉 骨 骼 系 統

# 肩周炎

● 反射區：肩關節、肘關節、頸椎、頸項、斜方肌、腎上腺、腦幹、上、下身淋巴腺

　　肩周炎（肩關節周圍炎）是以肩部疼痛和肩關節功能受限為主症的疾病。中醫稱此病為「凍結肩」、「漏肩風」、「五十肩」等。本病多與外傷、遭受風寒和肩部活動過少有關。

### 臨床表現

　　最常見的症狀是肩關節疼痛，根據肩關節功能受限情況，可將肩關節周圍炎分為3期：

　　❶ **早期（凍結進行期）**：最初常感肩部痠疼，疼痛會急性發作，但大多呈慢性，功能受限不明顯，疼痛畫輕夜重。

　　❷ **中期（凍結期）**：疼痛明顯漸呈持續性，向頸項及上肢擴散，肩關節活動及著涼時痛感明顯，功能漸受限。

　　❸ **後期（解凍期）**：因肩關節廣泛黏連、肩關節活動受限而疼痛減輕，但是疼痛範圍漸擴大。

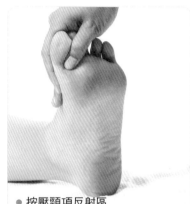

● 按壓頸項反射區

### 反射區按摩

❶ **單食指扣拳法**：扣壓肩關節、肘關節各50次；然後按揉斜方肌、腦幹各30次。

❷ **扣指法**：推壓頸項、頸椎各50次。

❸ **雙手捏指法**：按揉上、下身淋巴50次。

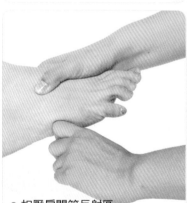

● 扣壓肩關節反射區

### ✛ 醫師叮嚀

　　❶ 多運動，尤其應著重肩關節，每日做「爬牆運動」（站在牆邊，雙手向上舉起，手指在牆面如向上爬行狀）。

　　❷ 睡眠時，注意肩部保暖。一旦患了此病，不必擔心，及早治療，結合局部按摩和足部按摩，配合肩關節醫療體操，通常都能較快康復。

# 急性上呼吸道感染

● 反射區：鼻、肺、支氣管、脾、胸部淋巴腺、氣管、咽喉、扁桃腺、甲狀腺

　　此病由多種病毒或細菌引起的鼻、咽或喉部的急性發炎，包括普通感冒和流行性感冒（簡稱流感）。普通感冒即傷風，是由腺病毒（註❷）等多種病毒引起，具傳染性，主要透過飛沫傳染。

　　流感是由流行性感冒病毒引起，其特點是發病快、發病率高、蔓延迅速、流行過程短且病情反覆。流感患者是主要傳染源，透過咳嗽、打噴嚏時的飛沫來傳染。中老年人和伴隨有慢性呼吸道疾病或心臟病患者，易併發肺炎。

## 臨床表現

　　普通感冒發病較慢，初期有全身無力、頭痛、咽乾、咽癢或燒灼感，發病時或數小時後，會打噴嚏、鼻塞、流清涕，2～3天後變稠，伴隨著咽痛、流淚、味覺遲鈍、呼吸不暢、聲嘶、少量咳嗽等。通常無發燒和其他身體症狀，或僅有低燒、不適、輕度畏寒和頭痛，多經5～7天痊癒。

　　流感發病急，發燒、頭痛、關節疼痛等身體症狀較嚴重。

## 反射區按摩

❶ **扣指法**：扣壓或推壓鼻50次；重刺激氣管、咽喉、扁桃腺各50次。
❷ **食指扣拳法**：扣壓肺、支氣管、甲狀腺各50次。
❸ **單食指刮壓法**：刮壓胸部淋巴腺30次。

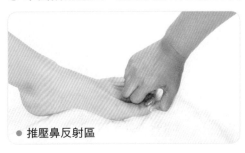

● 推壓鼻反射區

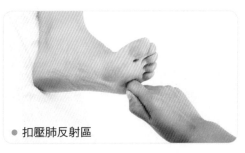

● 扣壓肺反射區

## ✚ 醫師叮嚀

　　增強自身抗病能力是預防急性上呼吸道感染的重要措施，如進行規律、適合個人身體狀況的體能活動或冷水浴，能提高免疫力和對寒冷的適應力。

註❷ 腺病毒：最早由腺樣體組織（鼻咽部的淋巴組織）分離出來，可長期潛伏在淋巴組織中，會引起嚴重傳染病和幼兒急性腹瀉。

## 3分鐘梳理你的 呼 吸 系 統

# 慢性咽炎

●反射區：咽喉、鼻、肺、支氣管、脾、上、下身淋巴結、胸部淋巴結、扁桃腺、氣管、胸部

　　慢性咽炎是為慢性感染所引起的瀰漫性咽部病變，主要是咽部黏膜發炎。本病多發生於成年人，主要病因有屢發急性咽炎、長期受粉塵或有害氣體刺激、煙酒過量、不良生活習慣、過敏體質或抵抗力降低等。慢性咽炎也可能是某些全身性疾病的局部表現，如貧血、糖尿病、肝硬化及慢性腎炎等。

## 臨床表現

　　慢性咽炎的主要臨床表現：咽部不適、有異物感、咽部乾燥、發癢、灼熱、聲音變粗、嘶啞或失音、咽部黏膜充血或增厚等，但很少咽痛。由於咽部附著黏膩液狀物，而習慣以咳嗽、吐黏痰清除分泌物。

## 反射區按摩

① **單食指扣拳法**：推壓肺（或按揉）、支氣管50次。
② **扣指法**：按壓鼻、咽喉、氣管各50次。
③ **雙拇指扣指法**：點按扁桃腺50次；推壓胸部30次；按揉上、下身淋巴50次。
④ **單食指刮壓法**：刮壓胸部淋巴結30次。

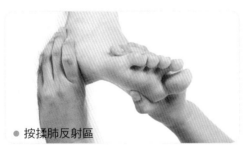

● 按揉肺反射區

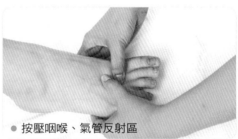

● 按壓咽喉、氣管反射區

## ✚ 醫師叮嚀

　　① 生活規律，保持心情舒暢，避免過勞，不要熬夜工作。

　　② 保持室內空氣新鮮及合適的溫度、濕度，減少煙酒、粉塵、煙霧、化學氣體刺激，改掉張口呼吸的不良習慣。鍛鍊身體，增強體質，預防上呼吸道感染，積極治療咽部周圍器官的疾病。

　　③ 患病後多休息，少活動，發燒時臥床休息；不去人潮密集的公共場所，以防感染其他疾病；隨天氣變化適當增減衣服，防止著涼；少吃辛辣食物，不吃油膩、難消化的食物，宜吃清淡、酸甘、滋陰的食物，如水果、新鮮蔬菜等。

# 支氣管炎

● 反射區：肺、支氣管、氣管、咽喉、副甲狀腺、胸部淋巴結、心、脾

支氣管炎因感染或非感染所引起的氣管、支氣管黏膜炎性變化，黏液分泌增多，臨床上以長期咳嗽、咳痰或伴隨有喘氣聲為主要特徵。

本病多在冬季發作，春暖後緩解。早期症狀較輕，病程緩慢；晚期病變進展較快，併發阻塞性肺氣腫，損害肺功能，嚴重影響健康。

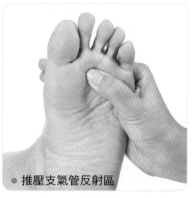

● 推壓支氣管反射區

## 臨床表現

❶ 咳嗽、咳痰，晨起時重，痰呈白黏液泡沫狀，不易咳出。急性呼吸道感染時，症狀迅速加劇，痰量增多，呈黃膿狀，偶帶血。

❷ 慢性支氣管炎反覆發作後，出現喘息、氣急。喘息型氣管炎在症狀加劇或繼發感染時，常會出現類似哮喘症狀，氣急不能平臥。每次發作不斷加重，繼發肺氣腫、肺心病。

## 反射區按摩

❶ **單食指扣拳法**：推壓肺、支氣管50次；按揉心、脾各30次。

❷ **捏指法**：按揉氣管、咽喉各50次。

❸ **扣指法**：按揉副甲狀腺30次。

❹ **單食指刮壓法**：刮壓或扣壓胸部淋巴結30次。

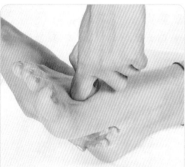

● 扣壓胸部淋巴結反射區

## ✚ 醫師叮嚀

❶ **生活習慣**：臨床緩解期，生活要規律，早睡早起，多休息，避免到環境污染嚴重、有刺激性氣體及人潮稠密的場所；在慢性遷延期，要減少體力勞動和戶外活動，積極治療。

❷ **清淡飲食**：選擇清淡易消化的食物，如大白菜、菠菜、油菜、蘿蔔、胡蘿蔔、番茄等；多吃柑橘、梨、枇杷、百合、蓮子、白果可補充各種維生素、無機鹽，具止咳化痰之效。忌吃韭菜等辛辣食物，戒煙、戒酒。

❸ **適度運動**：選擇適合自身情況的運動，如散步、慢跑、打太極拳、打羽毛球等，以增強體質。天冷時，可適當進行耐寒訓練，增強抵抗力。

# 第三章 足部反射區定位及按摩

　　全身如頭部、內臟、肌肉等部位，在雙腳均有對應的反射區。因此，當身體發生病變時，可由腳的對應反射區發現症狀，所以常有「腳底是人體的縮影」一說。

　　藉由按摩腳底反射區，刺激內臟、內分泌、神經等系統，**可清除體內毒素、廢物及病毒，增強免疫力和自身治癒力，使身體機能得以正常發揮**，讓身體隨時都處於最佳狀態。

# 腎上腺反射區

位置：雙腳掌第2、第3蹠骨之間，足掌「人」字形交叉點後方凹陷處。

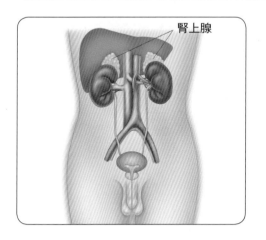

腎上腺

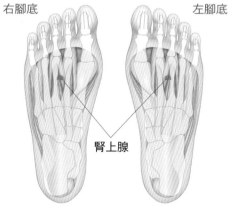

右腳底　　　　　　　　　　　左腳底

腎上腺

## 按摩手法

❶ **單食指扣拳法**：右手食指背側指間關節突出處，向第2、第3蹠骨頸間緩慢頂入，以出現痠脹感為宜，停10～20秒再緩慢放鬆。逐次加力，直至出現微痛，做5次。

❷ **握足扣指法**：吸定（按摩時，手指固定不滑移）按揉5次。

## 技巧

❶ 左手握足背幫助使力，方向不變。

❷ 右手食指指間關節垂直頂入，不要撚轉。

❸ 力道適度，放鬆時感到舒適為準。

❹ 頂入部位宜外勿內、宜後勿前。

❺ 按壓時，節奏稍慢，滲透力強，出現痠、脹、痛為宜。

## 功能

補腎填精，活血祛風，可以抗休克以及過敏。

## 適應症

腎上腺疾病、過敏性疾病、心律不整、昏厥、發炎、哮喘、風濕、發熱、血壓病、關節炎、糖尿病等。

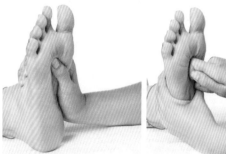

● 按壓腎上腺反射區

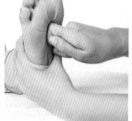

● 扣壓腎上腺反射區

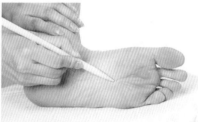

● 自助按摩腎上腺反射區

# 腹腔神經叢反射區

位置：雙腳掌心，第2、3、4趾骨間的中央區域，在腎反射區附近。簡易找法：以腎反射區為圓心的一個圓，但不超出2、3、4蹠骨的寬度。

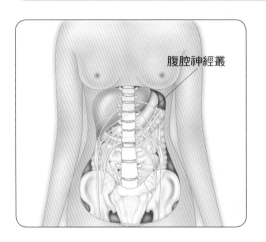

腹腔神經叢

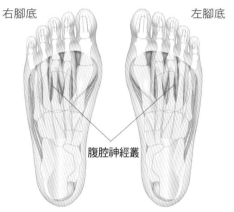

右腳底　　　　　　左腳底

腹腔神經叢

### 按摩手法

❶ **雙指扣拳法**：由上向下壓刮。

❷ **單食指扣拳法**：右手食指中節應從兩側沿半圓畫弧向下刮壓。

按摩手法力道要均勻、稍慢，由輕漸重按摩5次。

### 功能

調理三焦，提高「痛閾」（引起人體痛覺的刺激強度）。

### 技巧

❶ 輔助手扶足背並給予反作用力。

❷ 壓刮呈弧形，力道均勻並逐次加力。

❸ 雙手動作協調配合。

### 適應症

各種消化系統、腹腔內各器官病症，自主神經緊張，如神經性胃腸病症、腹脹、腹瀉、氣悶、打嗝、煩躁等。

> **常用診斷** 拇指指腹向前推該區，遇氣體表示患者有自律神經紊亂、神經性嘔吐、打嗝、腹脹、嚴重消化不良或心律不整等症狀；若有顆粒狀物，可能患有上述症狀，也可能有腎臟疾病。

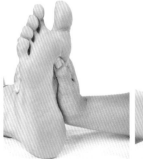
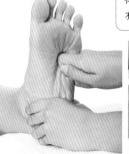
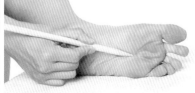

● 按壓腹腔神經叢反射區　● 扣壓腹腔神經叢反射區　● 自助按摩腹腔神經叢反射區

# 腎臟反射區

位置：雙腳掌靠近第2、第3蹠骨，即前腳掌「人」字紋交叉頂點下方凹陷處、腎上腺反射區向後延伸約1寸處。

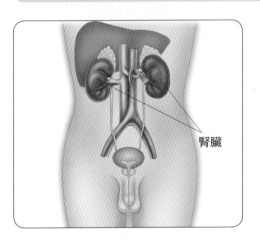

腎臟

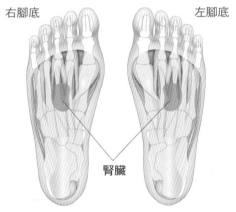

右腳底　　　　　　　　　左腳底

腎臟

## 按摩手法

用單食指扣拳法或握足扣指法，以右手食指中節由足趾向足跟方向，按摩5次，長約1寸。

按摩節奏要稍慢，滲透力要強。

### 功能

補腎填精，壯陽，溫經通脈，醒神開竅，清熱利濕，利便「通淋」。（利尿）

診常
斷用

**生殖系統疾病**：如陽萎、早洩、月經不調、痛經、不孕等。

**其他疾病**：如高血壓、耳鳴、耳聾、腰膝痠軟等。

## 技巧

❶ 以左手固定足背。

❷ 定位準確，用力滲透、均勻，壓刮速度宜緩慢。

❸ 壓刮時，用食指中節背側壓入，避免以近側指間關節著力。

### 適應症

各種有關腎的疾病，如急性或慢性腎炎、腎功能不全、腎結石、遊走腎（註❶）及水腫、風濕症、關節炎、泌尿系統感染等。

註❶ 遊走腎：吸氣與呼氣時，腎臟上下移動的距離，超過5公分。

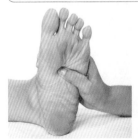

● 按壓腎反射區

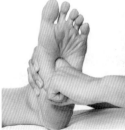

● 扣壓腎反射區

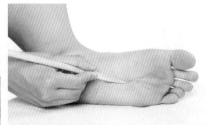

● 自助按摩腎反射區

# 尿道反射區（陰道或陰莖）

位置：足跟內側，自膀胱反射區至內踝的後下方的帶狀區域。

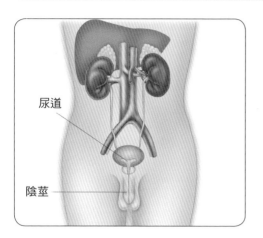

尿道

陰莖

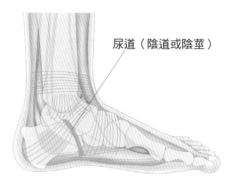

尿道（陰道或陰莖）

### 按摩手法

足部保持外展姿態，一手固定足前部，輔助手用單食指扣拳法從膀胱區後下方，推向內踝後下方。推至內踝後下方時，內旋手腕，用拇指橈側轉向，擠壓內踝後下方骨縫，以出現痠脹感為佳。用力逐次加重，做5次。

### 技巧

❶ 輔助手扶其足部。

❷ 推壓的速度宜緩慢，一定要自膀胱區後下方推至內踝後下方，以產生脹麻感為佳。

### 功能

消炎解毒，通淋利尿。

### 適應症

泌尿系統感染、排尿障礙、陽萎、早洩，尤其對尿道炎、陰道炎及性功能不佳等，療效更佳。

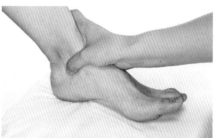

● 按揉尿道反射區

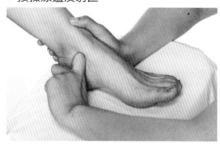

● 刮壓尿道反射區

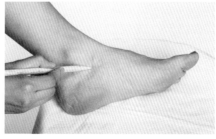

● 自助按摩尿道反射區

# 輸尿管反射區

位置：自腎反射區中間開始，先向後再斜向足底內側的膀胱反射區，呈現一長形弧狀的條帶區。

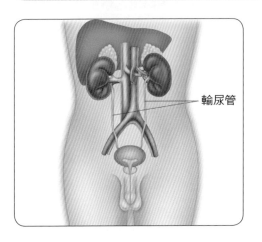

右腳底　　　　　　　　　　　左腳底

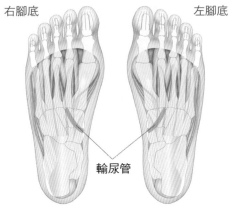

輸尿管

## 按摩手法

用單食指扣拳法，以右手食指中節背側自腎反射區中間開始，先壓入到合適的深度，再向下壓刮至離膀胱反射區約剩1/3處，右手邊內旋壓刮至膀胱區中點，停留片刻後緩慢抬起。

用力均勻，稍慢，不可滑脫，由輕到重做5次。

### 功能

清熱利濕，通淋排石，瀉火解毒。

## 技巧

左手握其足予以輔助；壓刮的力道要均勻、滲透，速度宜緩慢。

### 適應症

泌尿系統疾病、輸尿管結石、關節炎、高血壓、動脈硬化、排尿困難、腎積水、尿血症等。

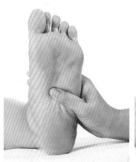

● 按壓輸尿管反射區

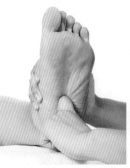

● 扣壓輸尿管反射區

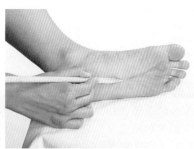

● 自助按摩輸尿管反射區

# 膀胱反射區

位置：雙腳掌內側舟骨下方的稍突起處。簡易找法：雙足底跟骨內側前緣的前方凹陷區域，在跟骨厚角質層和足弓細膩皮膚間的過渡區域。

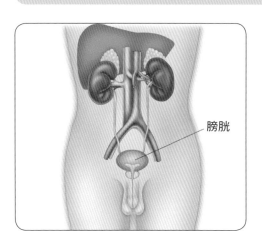

膀胱

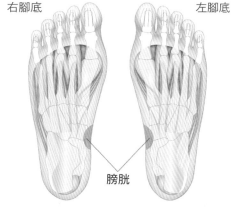

右腳底　　　　左腳底

膀胱

**按摩手法**

用單食指扣拳法，即食指中節由足內側向足外側呈扇形旋壓5次。加適當壓力後，稍向內或外旋轉約60度或定點按壓，力道不可太大。

**適應症**

腎、輸尿管及膀胱結石，泌尿系統感染及膀胱疾病等。

**技巧**

輔助手扶其足部，使其外展，便於操作；該區較敏感，力道不可過大；旋壓時，旋轉角度不超過60度。

**功能**

清熱瀉火，通利小便，解毒。

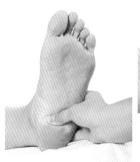

● 按壓膀胱反射區

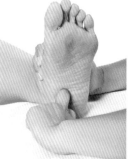

● 扣壓膀胱反射區

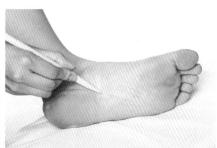

● 自助按摩膀胱反射區

93

# 生殖腺反射區（足底）

位置：足底，雙足跟正中央處。

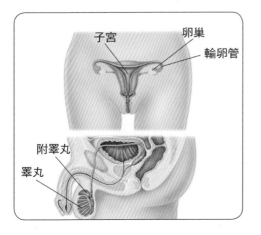

子宮　　卵巢
輸卵管
附睪丸
睪丸

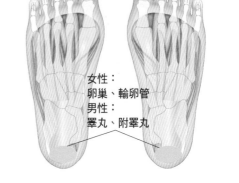

右腳底　　　　　　　　左腳底

女性：
卵巢、輸卵管
男性：
睪丸、附睪丸

## 按摩手法

用單食指扣拳法或握足扣指法，以食指近側指間關節背側突出處，對生殖腺反射區頂壓，也可用按摩棒輔助，按壓5次。

## 功能

補腎益精，抗衰老。

## 適應症

男女性功能低下、陽萎、早洩、不育不孕症、月經不調、攝護腺增生、子宮肌瘤、痛經、更年期症候群等。

## 技巧

輔助手扶持並固定足部；頂壓時不要移動或旋扭，力道均勻並逐次加重。

診常斷用

有三種人此反射區敏感：

❶ 植物人：觸壓其他部位時毫無反應，觸壓此反射區病人才會躲閃，不是疼痛，是因為神經反射。

❷ 嚴重類風濕患者：此處痛覺敏感，觸之會有痛熱的感覺，可傳到頭或肩部。

❸ 不孕症或性功能障礙者：痛感可上傳導到鼠蹊部（腹股溝）。

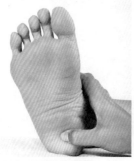

● 按揉生殖腺反射區

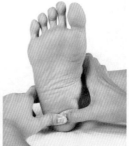

● 推壓生殖腺反射區

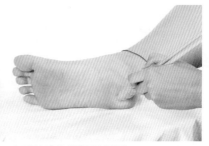

● 自助按摩生殖腺反射區

# 生殖腺反射區（足外側）

位置：雙足跟外側，外踝後下方梨形區域（與攝護腺或子宮的反射區部位為對稱），輸精管或輸卵管的反射區，在直角三角形斜線上。

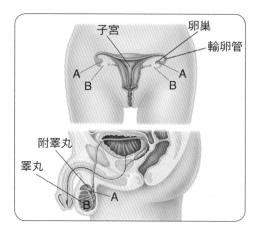

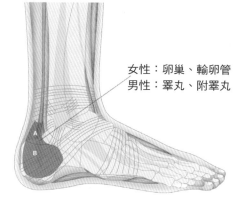

女性：卵巢、輸卵管
男性：睪丸、附睪丸

## 按摩手法

**生殖腺：**用單食指刮壓法，拇指固定於足底，用屈曲的食指橈側緣，自足跟向足尖刮壓5次。

**輸精管或輸卵管：**用單食指鉤拳法，由足底向踝部斜向上推壓5次。

### 適應症

性功能低下、不孕症、月經不調、攝護腺增生、卵巢囊腫、更年期症候群、陽萎。

### 功能

補腎益精，抗衰老。

## 技巧

1. 輔助手扶足內側，固定足部。
2. 鉤刮力道均勻，並逐次略加力，不可太大力，以免疼痛過甚。
3. 鉤刮方向，必須從上後向下前。

**常用診斷**

**出現顆粒：**多為功能性疾病、發炎，女性多為附件炎、骨盆腔炎、骨盆腔結核、月經不調、痛經等；男性多為睪丸及附睪炎。

**出現包塊：**多為器質性疾病，女性多為卵巢囊腫；男性為疝氣、睪丸結核等。

**明顯觸痛：**不育、不孕症患者。

**腫脹：**心、肺、腎功能不正常者。

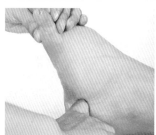
● 扣壓生殖腺反射區

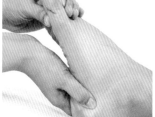
● 推壓生殖腺反射區

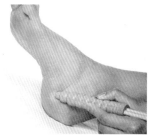
● 自助按摩生殖腺反射區

# 子宮或攝護腺反射區

位置：足跟內側，內踝後下方，為一梨形區域；其敏感點在直角頂點處。

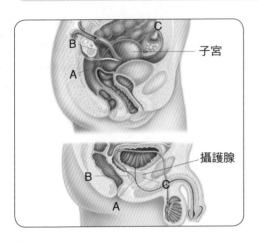

C —— 子宮

攝護腺

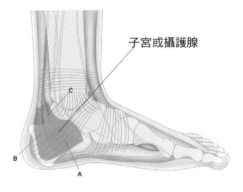

子宮或攝護腺

## 按摩手法

❶ **單食指刮壓法**：拇指固定於足底，屈曲的食指橈側緣自足跟向足尖，刮壓5次。

❷ **單食指扣拳法**：定點按揉攝護腺或子宮的敏感點5次。

### 適應症

❶ **男性**：攝護腺肥大、攝護腺炎、頻尿、尿急、排尿困難、血尿、尿道疼痛等。

❷ **女性**：尿道感染、子宮肌瘤、不孕症、痛經、月經不調、子宮內膜炎和其他婦科病症。

## 技巧

❶ 雙手其餘四指置於足跟外側，固定足踝。

❷ 先用力按壓反射區底部，再向後上方推，力道均勻，逐次加重。

### 功能

補腎益精，活血養宮。

**常用診斷** 尿道、尾骨、骶椎、子宮、攝護腺和膀胱反射區交會處，有明顯突起，小如半個乒乓球，大如半個橫擺的雞蛋者，為腎虛。女性亦可能是下腹部、骨盆腔出現慢性病。

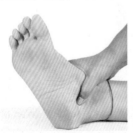

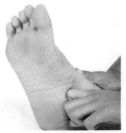

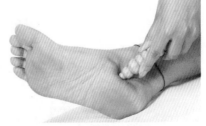

● 按壓子宮或攝護腺反射區　● 扣壓子宮或攝護腺反射區　● 自助按摩子宮或攝護腺反射區

# 消化系統疾病
● 消化不良、便祕、腹瀉、脹氣

# 胃反射區

位置：雙腳掌第1蹠趾關節後方凹陷處，約中指一橫指寬的區域，位於甲狀腺反射區後，下方為胰反射區。

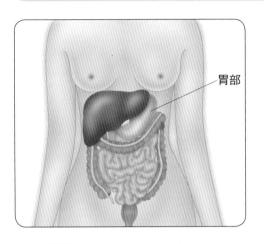

胃部

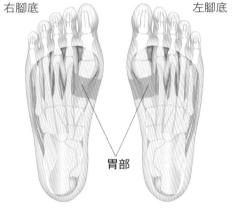

右腳底　　　　　　　　左腳底

胃部

## 按摩手法

用單食指扣拳法或扣指法，由腳趾向腳跟方向，由輕漸重推壓5次。

### 適應症

噁心、嘔吐、胃痛、胃脹、呃逆、胃酸過多、消化不良、急性或慢性胃炎、胃下垂、胃潰瘍、糖尿病以及膽囊疾病等。

### 功能

降逆和胃，養氣止痛。

## 技巧

① 輔助手扶足背，指背頂壓時，雙手配合，力道均勻並由輕逐次加重。

② 若有胃痛症狀，頂壓重點向第1蹠骨內側移，即可找到明顯敏感點。

**常用診斷**　反射區顏色發青：慢性胃炎。
反射區顏色發白、無血色、紋理亂而短、皮膚乾枯：多為胃、十二指腸有器質性病變。
反射區有出血點：不應有出血點，若有出血點，表示胃或十二指腸有慢性器質性病變。

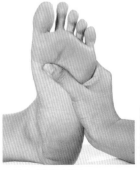

● 按揉胃反射區

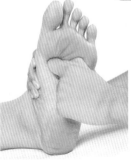

● 扣壓胃反射區

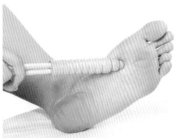

● 自助按摩胃反射區

# 胰反射區

位置：足底第1蹠骨體下部，胃反射區下方中指一橫指寬的區域，旁邊為十二指腸反射區。

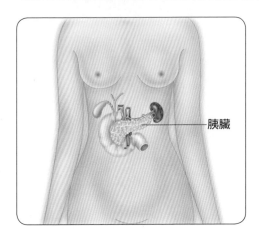

胰臟

右腳底　　　　　　　　　　左腳底

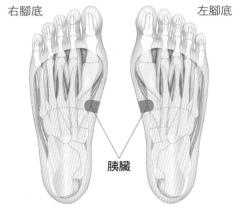

胰臟

### 按摩手法

用單食指扣拳法或扣指法，由腳趾向腳跟方向，由輕漸重推壓5次。

### 適應症

消化系統及胰臟疾病，例如糖尿病、胰臟炎、噁心、嘔吐、胃痛、胃脹、呃逆、胃酸過多、消化不良、膽囊疾病等。

### 技巧

❶ 輔助手應扶住足背。

❷ 頂壓時雙手配合，力道均勻並由輕逐次加重；因胰反射區靠近第1蹠骨基底部，故施力應比胃反射區來得輕。

### 功能

降糖清胰。

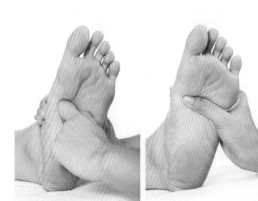

● 扣壓胰反射區　　　● 推壓胰反射區

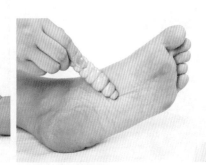

● 自助按摩胰反射區

# 脾反射區

位置：左腳腳掌第4、第5蹠骨基底部間，心臟反射區下緣約一橫指寬處。

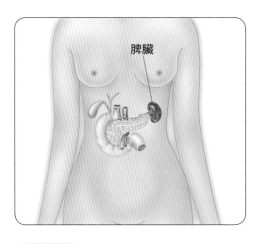

脾臟

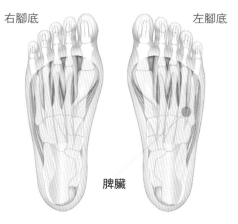

右腳底　　　　　　　　　　左腳底

脾臟

### 按摩手法

單食指扣拳法，吸定按壓5次或由足尖向足跟壓刮5次。

### 技巧

輔助手扶持足背；頂壓前要確認位置，頂壓時不能移動或旋轉；力道均勻，並由輕逐次加重。

### 功能

健脾化濕，促進血液循環，增強身體免疫力。

### 適應症

發燒、發炎、貧血、高血壓、舌炎、唇炎、食慾不振、消化不良以及皮膚病等。

**診斷常用** 此反射區無外觀變化，若觸摸有較多顆粒時，多見於嚴重消化不良、貧血、免疫功能低下、體弱多病和曾患結核病、血吸蟲病、黑熱病及瘧疾等，有時還可能是結腸病變。

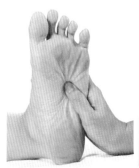

● 按揉脾反射區

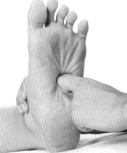

● 扣壓脾反射區

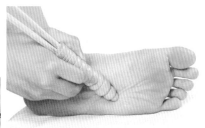

● 自助按摩脾反射區

# 膽反射區

位置：右腳掌第3、第4蹠骨間，在肺反射區下方區域，被肝反射區所覆蓋；或是在右足底第3、第4趾間劃一豎線，肩關節反射區劃一橫線，兩線交界處為膽反射區。

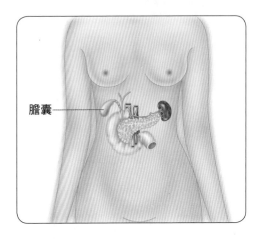

膽囊

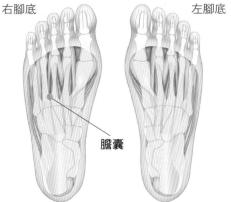

右腳底　　　　　　左腳底

膽囊

## 按摩手法

用單食指扣拳法，頂壓方向應斜向外上方，以食指近端指間關節吸定按揉5次。

### 適應症

膽囊疾病，如膽結石、黃疸、膽囊炎、口苦、失眠、消化不良等。

## 技巧

❶ 輔助手扶足背，並給予反作用力。
❷ 頂壓時，要用食指近側指間關節背側突出部頂入，輔助手配合用力，不要移動或旋扭，力道均勻，並由輕逐次加重。

### 功能

清熱化濕，利膽止痛。

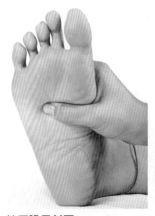

● 按壓膽反射區

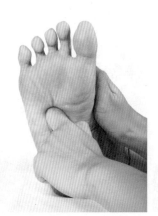

● 扣壓膽反射區

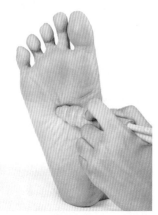

● 自助按摩膽反射區

# 肝反射區

位置：右腳掌第3、第4、第5蹠骨底，肺反射區下方區域。

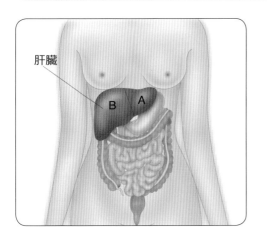

肝臟

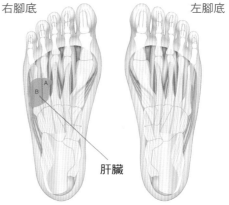

右腳底　　　　　　　　　　左腳底

肝臟

## 按摩手法

雙指扣拳法，自足跟向足趾端施力向上，壓刮5次，逐次加重。

### 適應症

各種肝臟疾病，如肝炎、肝硬化、肝腫大、酒精性肝炎、脂肪肝等；高血壓、高血脂、眼疾、筋脈拘攣、眩暈、腎臟疾病等。

## 技巧

輔助手扶住足背；壓刮範圍宜大些，用力要均勻，並由輕逐次加重。

### 功能

行肝利膽，清熱解毒，補益肝血，平肝潛陽。

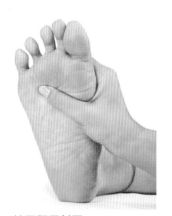

● 按壓肝反射區

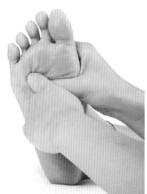

● 扣壓肝反射區

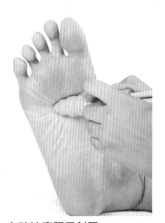

● 自助按摩肝反射區

# 十二指腸反射區

位置：足底第1蹠骨近端，胰反射區下方中指一橫指寬的區域。

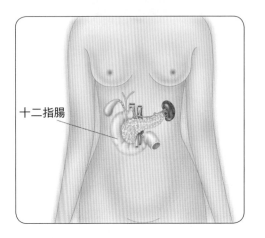

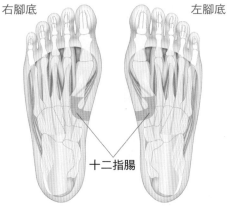

右腳底　　　　　　　　　左腳底

十二指腸

十二指腸

## 按摩手法

❶ **單食指扣拳法或扣指法**：由腳趾向腳跟方向，由輕漸重，推壓5次。

❷ **拇指推掌法或食指壓刮法**：用拇指自第1蹠骨頸移行部，由內向外橫推，當轉向遠側時（此處為敏感點），沿第1蹠骨推向遠側，做5次。

## 適應症

腹脹、腹痛、便祕、腹瀉、消化不良、十二指腸潰瘍、食慾不振、食物中毒等。

## 技巧

輔助手要扶住足背；頂壓力道要均勻，並由輕逐次加重，但力道較胰反射區輕，不可太重以避免疼痛難忍，又要有適宜的刺激量才有效。

## 功能

養氣和胃，理氣止痛。

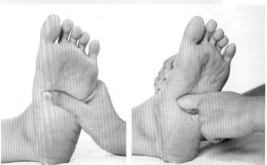

● 按揉十二指腸反射區　● 扣壓十二指腸反射區

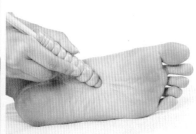

● 自助按摩十二指腸反射區

# 小腸反射區

位置：雙腳掌足弓向上隆起所形成的凹陷區域，即被升結腸、橫結腸、降結腸、乙狀結腸和直腸等反射區所包圍的區域。

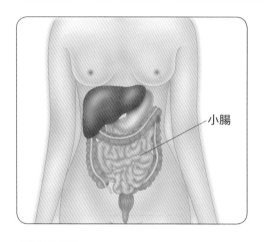

小腸

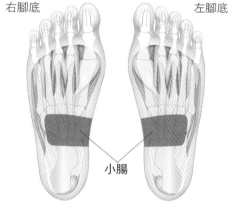

右腳底　　　　　　　　　　　左腳底

小腸

### 按摩手法

用多指扣拳法，4指彎曲，以2～5指近側指間關節背側著力，同時由足趾端向足跟端壓刮5次。

### 適應症

胃腸脹氣、腹瀉、腹痛、便祕、急性或慢性腸炎和心律不整、失眠等。

### 功能

消食導滯，健脾行氣。

### 技巧

❶ 輔助手扶於足背使足固定；壓刮力道均勻，速度宜快，動作有節奏。

❷ 若按摩者手大而被按摩者足小時，可用3～5指的近側指間關節壓刮；壓刮後常感足底心發熱。

> **常用診斷** 此反射區若出現血點，表示小腸有嚴重功能紊亂。

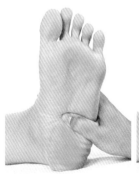

● 按壓小腸反射區

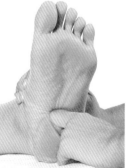

● 扣壓小腸反射區

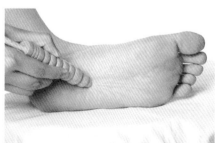

● 自助按摩小腸反射區

# 降結腸反射區

位置：位在左足底外側，上接橫結腸反射區外側端，緊貼小腸反射區外緣，向下至跟骨外側前緣的豎帶狀區域。

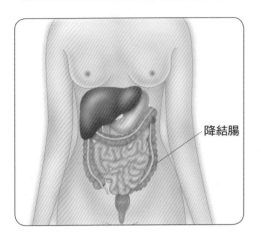

降結腸

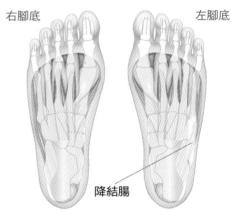

右腳底　　　　　　　　　　左腳底

降結腸

## 按摩手法

用單食指扣拳法，由腳趾向腳跟方向壓刮5次。自遠而近，逐次加力。

### 適應症

便祕、腹瀉、腹痛、結腸炎和肺部疾病等。

### 功能

導滯，通便，止瀉。

## 技巧

❶ 輔助手扶足背並固定，按摩手用力壓住腳掌，雙手配合，使壓刮力道足夠。

❷ 壓刮時應先壓後刮，須由左足內向外，力道均勻並由輕逐次加重。

> **診斷常用** 若反射區內組織較軟，可能出現腹瀉；若反射區內組織較硬，則可能為便祕。

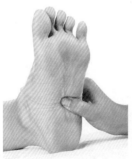

● 按揉降結腸反射區

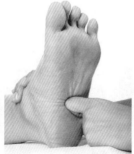

● 扣壓降結腸反射區

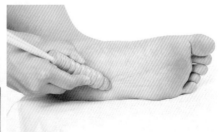

● 自助按摩降結腸反射區

# 乙狀結腸和直腸反射區

位置：自左足跟前外方呈反「S」形，移行至足跟內前方膀胱反射區的後方，呈一橫帶狀。

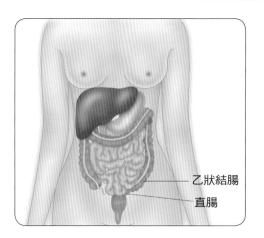

乙狀結腸
直腸

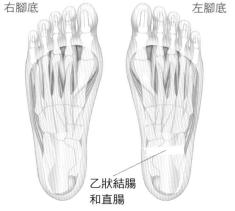

右腳底　　　　　　　　　左腳底

乙狀結腸
和直腸

**按摩手法**

用單食指扣拳法，以食指中節近側部沿跟骨前緣，由外向內壓刮5次。

**適應症**

乙狀結腸炎、直腸炎、息肉、便祕、腹瀉、腹脹、痔瘡和肺部疾病等。

**功能**

清熱，補虛，通便，消炎。

**技巧**

❶ 輔助手扶住足背，雙手合力，使壓刮有適宜的力道。

❷ 從足跟前外方呈反「S」形壓刮，轉彎至足跟內前方膀胱反射區後方時，用腕部和前臂內旋動作帶動，用力均勻並逐次加重。

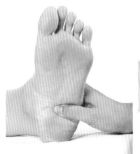

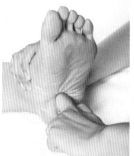

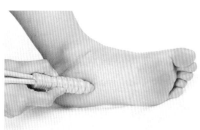

● 按壓乙狀結腸和直腸反射區　● 扣壓乙狀結腸和直腸反射區　● 自助按摩乙狀結腸和直腸反射區

# 橫結腸反射區

位置：於雙腳掌中線，即足底中間第1～5蹠骨下部，橫越腳掌呈帶狀。

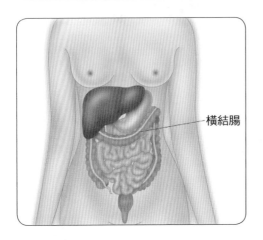

橫結腸

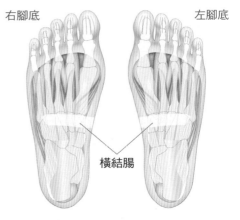

右腳底　　　　　　　　　　　　　　左腳底

橫結腸

### 按摩手法

用單食指扣拳法，按順時針方向進行壓刮。左足由內向外，右足由外向內，各5次。

### 適應症

腹瀉、腹痛、結腸炎、便祕和肺部疾病（因中醫認為大腸與肺相表裡）。

### 功能

導滯，通便，止瀉。

### 技巧

❶ 輔助手扶足背並固定，按摩手用力壓入腳掌，雙手配合，使壓刮力道足夠。

❷ 壓刮時，應先「壓」後「刮」，方向為左足由內向外、右足由外向內，力道均勻並由輕逐次加重。

❸ 另外注意，橫結腸反射區雖橫越雙腳，但因腳底肌腱呈垂直狀，故不宜過度用力在反射區上橫向按摩。

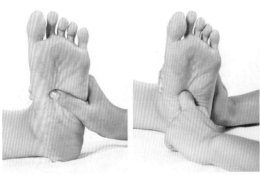

● 按壓橫結腸反射區　　● 扣壓橫結腸反射區

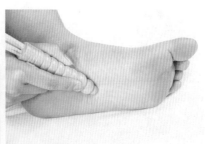

● 自助按摩橫結腸反射區

# 升結腸反射區

位置：右腳掌，緊貼小腸反射區外側，從足跟前緣至第5蹠骨底內側端豎帶狀
　　　區域。

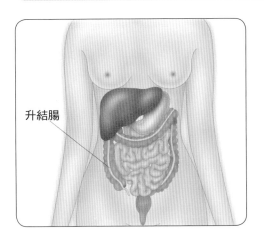

升結腸

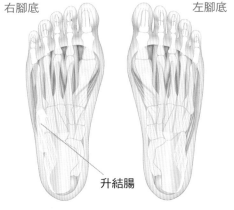

右腳底　　　　　　　　　左腳底

升結腸

### 按摩手法

用單食指扣拳法，以食指關節偏橈側
面施力，由腳跟向腳趾壓刮5次。

### 技巧

1 輔助手握持足背，按摩手用力壓入
　腳掌。
2 雙手配合，使壓刮力道足夠。壓刮
　時，力道均勻並逐次加重，方向須
　由近向遠，即由足跟向足趾按摩。

### 適應症

腹瀉、腹痛、便祕和肺部疾病等。

### 功能

行氣，通便。

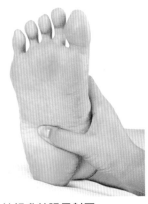

● 按揉升結腸反射區

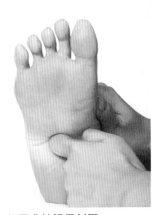

● 扣壓升結腸反射區

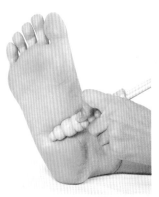

● 自助按摩升結腸反射區

# 盲腸和闌尾反射區

位置：右腳掌跟骨前緣外側，與小腸和升結腸的反射區相連。

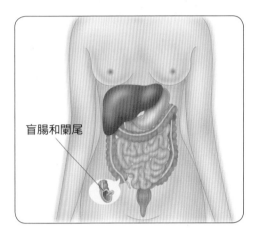

盲腸和闌尾

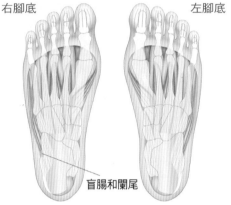

右腳底　　　　　　　　　左腳底

盲腸和闌尾

**按摩手法**

用單食指扣拳法，定點按壓5次。

**適應症**

腹脹、腹痛、便祕、腹瀉、急慢性闌尾炎等。

**功能**

抗炎。

**技巧**

輔助手扶住足背使其固定；按壓時不能移動部位或扭轉，力道應由輕逐次加重。

**常用診斷** 盲腸末端有一個封閉的細管，即為闌尾。若反射區內組織較軟，則為虛證，可能常腹脹；若反射區內的組織較硬，則為實證，可能罹患慢性盲腸炎。

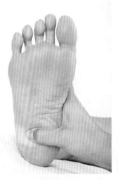
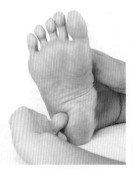
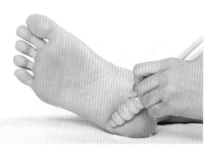

● 按揉盲腸和闌尾反射區　● 扣壓盲腸和闌尾反射區　● 自助按摩盲腸和闌尾反射區

# 回盲瓣反射區

位置：右足底跟骨前外側，位於盲腸和闌尾反射區稍上方。

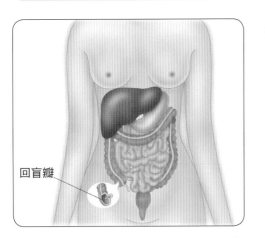

回盲瓣

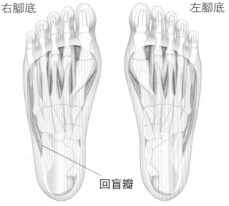

右腳底　　　　　　　　左腳底

回盲瓣

### 按摩手法

用單食指扣拳法，定點按壓5次。

### 適應症

消化系統吸收障礙性疾病及其他回盲部疾病，如腸炎、便祕、下腹脹氣、腹痛等。

### 功能

導滯、通便、幫助消化、增強回盲瓣功能。

### 技巧

輔助手扶於足背使足固定；按壓時不可移動部位或旋扭，力道應由輕逐漸加重。

**診斷常用**　反射區內組織較軟，則為虛證，常出現腹脹、腹痛的症狀。

若反射區內的組織較硬，則為實證，常出現下腹疼痛。

在下腹疼痛時，按壓腹部即感疼痛者，即回盲瓣有病變；放開才痛，可能罹患闌尾炎。

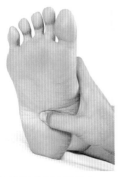

● 按揉回盲瓣反射區

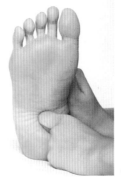

● 扣壓回盲瓣反射區

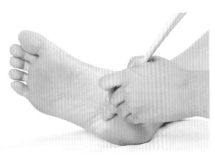

● 自助按摩回盲瓣反射區

# 肛門反射區

位置：左腳掌跟骨內側前緣處，乙狀結腸及直腸反射區的末端，膀胱反射區後方的足底與足內側交界處。

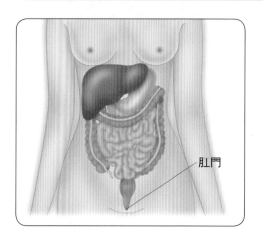

肛門

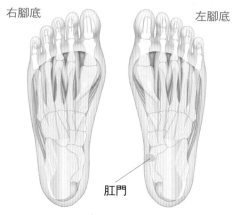

右腳底　　　　　　　　左腳底

肛門

## 按摩手法

用單食指扣拳法，以食指近側指間關節背側突出部頂壓反射區，逐次加力，按壓5次。

### 適應症

便祕、痔瘡、脫肛、肛裂、肛門下垂、便血等。

## 技巧

① 輔助手扶住足背，固定足部。
② 頂壓的方向最好從「內下」向「外上」，力道均勻並逐次加重。

### 功能

提肛，助排便。

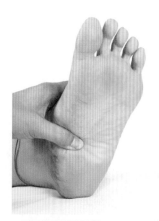

● 按壓肛門反射區

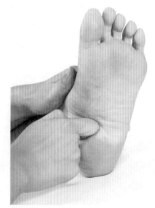

● 扣壓肛門反射區

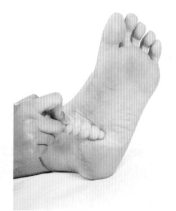

● 自助按摩肛門反射區

## 循環系統疾病

● 閉循環－心血管：高血壓、心肌梗塞、心絞痛
● 開放循環－淋巴：上呼吸道感染；癌症、腫瘤

# 心臟反射區

位置：左腳掌第4、5蹠骨中段凹陷中，上界被肺反射區覆蓋，下界與脾反射區相鄰，敏感點在被肺反射區覆蓋處。

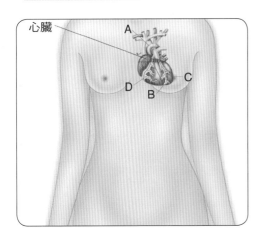

心臟

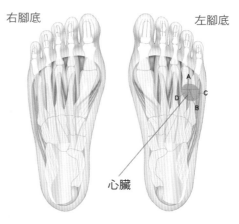

右腳底　　左腳底

心臟

### 按摩手法

❶ 按摩虛弱者，用單食指扣拳法，由足跟端向足趾端壓刮（補法）。
❷ 按摩外表強壯者，由足趾端向足跟端壓刮（瀉法）。

### 適應症

心絞痛、心肌梗塞、心臟衰竭的恢復期、心律不整、心功能不全及肺部疾病、高血壓、靜脈曲張、靜脈炎、失眠、多夢、手足心出汗等。

### 技巧

❶ 輔助手應扶持足背；頂壓前確定部位，頂壓時不要移動或旋轉。
❷ 力道應均勻並由輕逐次加重；對心臟病患者，按摩手法宜輕些。

### 診斷常用

此反射區不應出現任何異物。

**有腳墊、雞眼：**器質性病變；顏色發白，可能是肺心病。

**有瘀血點：**多見於充血性心臟病右心衰竭。

**外形常有凹凸：**多和血壓高低有關。

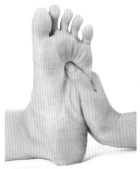

● 按揉心臟反射區

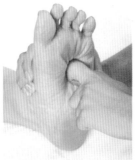

● 扣壓心臟反射區

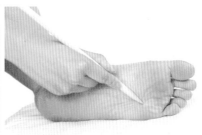

● 自助按摩心臟反射區

# 扁桃腺反射區

位置：雙足拇趾背，近端趾骨背面背伸肌兩側凹陷中。

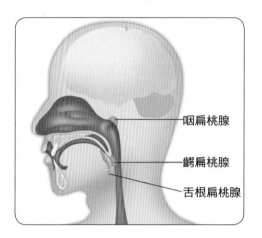

咽扁桃腺

齶扁桃腺

舌根扁桃腺

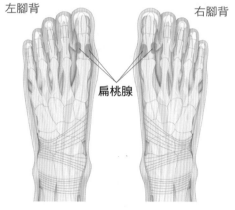

左腳背　　　　　　　　　　　　右腳背

扁桃腺

### 按摩手法

用雙手扣指法，定點按揉並相對擠壓5次。

### 技巧

雙手食、中兩指，在拇趾底面固定拇趾；用力向斜上方按壓，不可向趾端方向擠壓。

### 適應症

上呼吸道感染、扁桃腺炎、腫脹、化膿、咽喉腫痛、喉炎、鼻炎等。

### 功能

消炎，增強身體免疫能力。

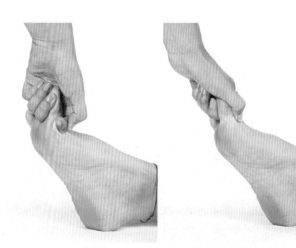

● 刮壓扁桃腺反射區

● 推壓扁桃腺反射區

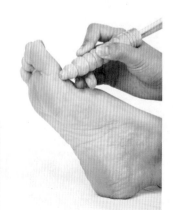

● 自助按摩扁桃腺反射區

# 胸部淋巴腺反射區

位置：雙足背第1、2蹠骨間的間縫處。

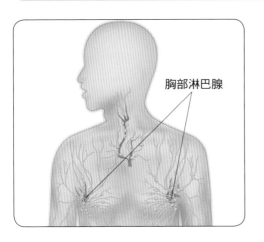

胸部淋巴腺

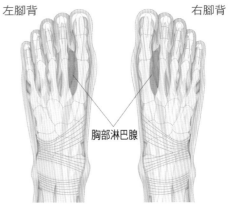

左腳背　　　　　　　　右腳背

胸部淋巴腺

### 按摩手法

用單食指刮壓法，拇指固定於足底，以伸直的食指橈側緣，壓入反射區，其他手指壓在食指上加力，由近心端向足趾方向，壓刮5次。

### 技巧

❶ 輔助手固定足背外側，操作時，沿第1蹠骨外側用力向上推，才會有麻脹感。

❷ 被按摩者在按摩此反射區的過程中，如發生腫脹，可用滑壓手法，按摩腳背韌帶與骨縫間往心臟的方向，即可迅速消除腫脹感。

### 適應症

各種發炎、發燒、風濕、癌症、腫瘤、胸痛、乳房疾病等。

### 功能

扶正祛邪，增強身體免疫力。

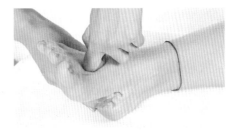

● 扣壓胸部淋巴腺反射區

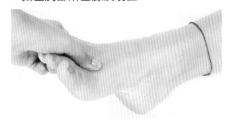

● 推壓胸部淋巴腺反射區

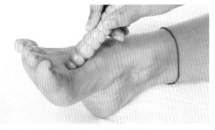

● 自助按摩胸部淋巴腺反射區

113

# 上、下身淋巴腺反射區

位置：「上身淋巴腺」位於雙腳外踝前下方的凹陷中央；「下身淋巴腺」位於雙腳內踝前下方的凹陷中央。

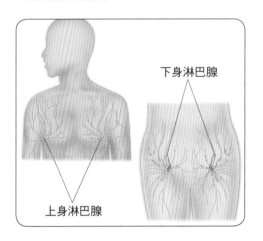

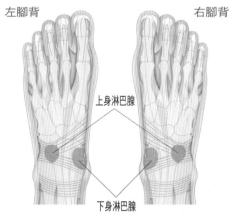

左腳背　　　　　　　右腳背

上身淋巴腺

下身淋巴腺

## 按摩手法

❶ **雙手單食指扣拳法**：用雙手食指中節指骨背，壓入凹陷中，達到有痠脹感而無刺痛為佳，重複吸定按揉5次。

❷ **捏指法**：以拇指腹吸定按揉5次。

### 適應症

各種發炎、發燒、水腫、囊腫、肌瘤、足踝部疼痛腫脹、抗體缺乏、癌症、蜂窩性組織炎等。

## 技巧

❶ 稍微牽引足部，踝部放鬆時，趁機將食指中節近端的橈側面輕輕擠入，無需用力擠壓，用雙手食指指端輕輕頂入。

❷ 部位要準，按摩手法宜輕。

### 功能

扶正祛邪，增強身體免疫力。

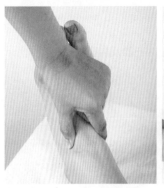

● 按壓上、下身淋巴腺反射區

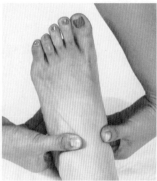

● 推壓上、下身淋巴腺反射區

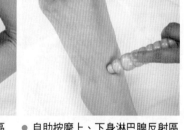

● 自助按摩上、下身淋巴腺反射區

# 神|經|系|統|疾|病 ●頭暈、中風、神經衰弱、腦震盪

# 大腦反射區

位置：雙腳拇趾趾腹整個羅紋面，即拇趾第一節趾腹全部。右腦的反射區在左足趾，左腦的反射區在右足趾。

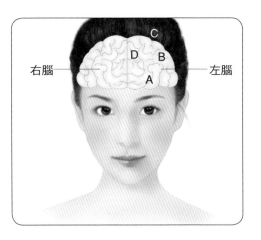

右腦 — 左腦

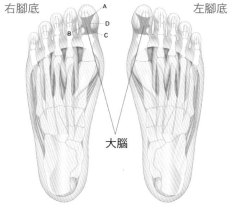

右腳底　　　左腳底

大腦

### 按摩手法

用單食指扣拳法，由腳拇趾趾端向足跟端定點按壓，再由腳拇趾趾端向足跟端扣壓5次。按摩的方向是「從上往下」。

### 適應症

高血壓、低血壓、腦中風、腦震盪、腦血管病變（中風）、頭痛、頭暈、失眠、多夢、神經衰弱、耳鳴、耳聾、顏面神經痲痹等。

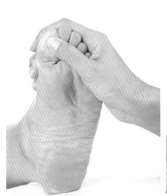

● 按壓大腦反射區

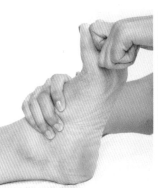

● 扣壓大腦反射區

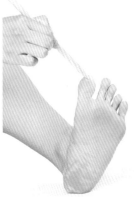

● 自助按摩大腦反射區

115

# 小腦、腦幹反射區

位置：雙腳拇趾外側緣下段，即拇趾趾腹外的下部，下界不超過趾間關節。左半部小腦的反射區在右腳上，右半部小腦的反射區在左腳上。

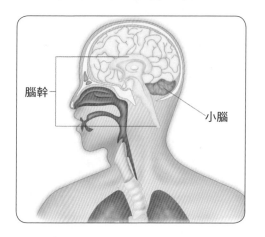

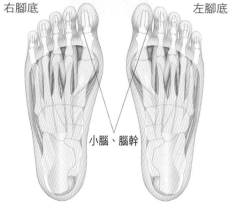

右腳底　　　　　　　　左腳底

腦幹

小腦

小腦、腦幹

### 按摩手法

用扣指法、食指拳頂法或捏指法，由趾尖向趾跟按壓5次。

### 技巧

使用扣指法時，著力點一定要在拇指指尖，力道適中，按揉、刮擦時，不能使皮膚出現皺褶。

### 適應症

頭暈、頭痛、腦震盪、腦腫瘤、高血壓、失眠、中風、半身不遂、肌肉緊張、記憶力減退及運動平衡失調等。

### 功能

疏風清熱，通絡止痛。

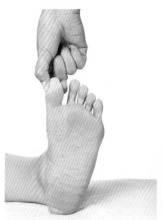

● 按揉小腦、腦幹反射區

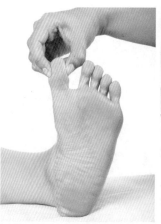

● 揉捏小腦、腦幹反射區

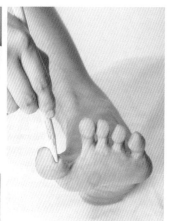

● 自助按摩小腦、腦幹反射區

# 三叉神經反射區

位置：雙腳拇趾末節外側緣上中段，遠側與額竇反射區外側重疊，在小腦反射區上方。右側三叉神經反射區在左腳，左側三叉神經反射區在右腳。

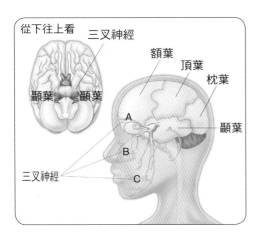

從下往上看　三叉神經
額葉　頂葉　枕葉
顳葉　顳葉
A　顳葉
B
三叉神經　C

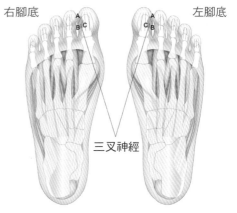

右腳底　左腳底
三叉神經

**按摩手法**

用扣指法和推壓法。一手握腳，輔助手拇指端施力，先向拇趾外下方推壓，以產生疼痛為準，稍放鬆回原位，再向足跟方向壓推，重複3次。

**適應症**

偏頭痛、顏面神經麻痹、三叉神經痛、腮腺炎、眼疾、耳疾、鼻病、牙痛、失眠等五官疾病。

**功能**

活血，通絡，止痛。

**技巧**

輔助手要固定被按之足。該反射區較為敏感，力道逐次加大，但不宜過大，及時瞭解被按摩者的反應，以適當調整力道。

診常斷用

❶ **手感**：按摩與保健按摩手法相同，用拇指端向心推壓，此反射區會出現氣結或顆粒。氣結多出現在後1/3處，顆粒會出現在任何部位，牙痛、感冒、偏頭痛、顏面神經麻痹，都會出現氣結或顆粒。

❷ **外觀**：當足趾互相擠壓，二趾把拇趾壓變形，致使三叉神經反射區出現凹陷，表示經常會偏頭痛。

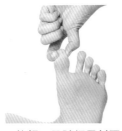

● 掐揉三叉神經反射區

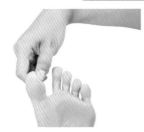

● 揉捏三叉神經反射區

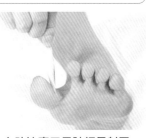

● 自助按摩三叉神經反射區

117

# 內側坐骨神經反射區

位置：雙腿脛骨的延伸部位，即沿脛骨內後緣上行至脛骨內側下方凹陷處，呈一帶狀區域。

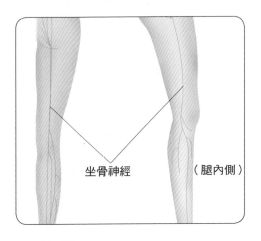

坐骨神經　　　　（腿內側）

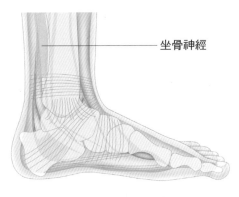

坐骨神經

### 按摩手法

❶ 扣指法或食指扣拳法，從跟骨內側由上而下滑壓5次，或者定點施力約10秒。

❷ 用食指扣拳法頂壓時，輔助手應從足背扶住足部，並找出敏感點，力道由輕漸重。

### 技巧

輔助手扶持足背，固定小腿；先壓後推，推動時要緩慢，力道均勻，並逐次加重。

### 適應症

坐骨神經痛和發炎、腰腿疼痛、下肢關節炎。平時揉捏此部位，能有效瘦小腿及防止靜脈曲張。

### 功能

活血，止痛，通絡。

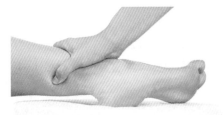

● 揉捏內側坐骨神經反射區

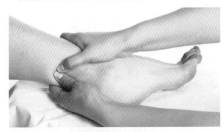

● 推壓內側坐骨神經反射區

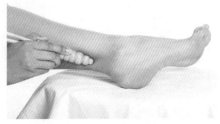

● 自助按摩內側坐骨神經反射區

# 外側坐骨神經反射區

位置：腓骨後方帶狀區域，從腳踝關節起，沿脛骨及腓骨延伸至膝蓋窩處。

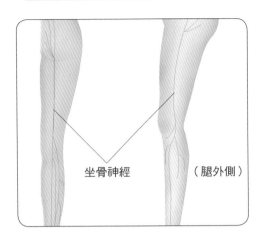

坐骨神經　　（腿外側）

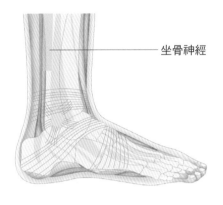

坐骨神經

### 按摩手法

扣指法或食指扣拳法，從跟骨內側由上而下滑壓5次，食指扣拳法頂壓時，輔助手應從足背扶住足部，並找出敏感點，力道由輕漸重。定點施力約10秒。

### 技巧

輔助手扶持足背，使小腿固定；要先壓後推，緩慢推動，力道均勻並逐次加重。

### 適應症

坐骨神經痛和發炎、腰腿疼痛、下肢關節炎。平時可揉捏此部位，能有效瘦小腿及防止靜脈曲張。

### 功能

通絡，止痛，活血。

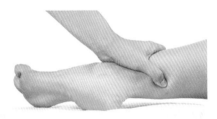

● 揉捏外側坐骨神經反射區

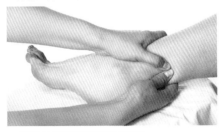

● 推壓外側坐骨神經反射區

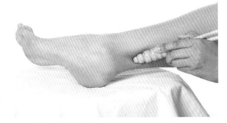

● 自助按摩外側坐骨神經反射區

119

# 頸椎反射區

位置：雙腳拇趾根部內側緣橫紋盡頭處。

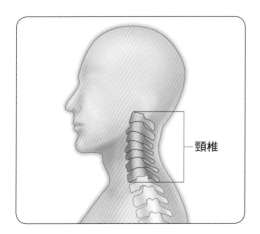

頸椎

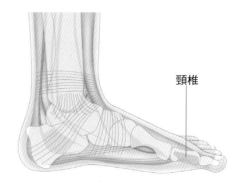

頸椎

按摩手法

1. **扣指法**：自上而下壓刮5次。
2. **拇指推掌法或雙指鉗法**：由遠而近，逐次加重力道，做5次。

適應症

頸椎病、頸項僵硬或痠痛、落枕、頭暈、頭痛等。

技巧

輔助手要扶住並固定足部，推或壓刮的力道要均勻，並由輕逐次加重，而達到適當刺激量。

功能

舒筋，活血，和脈。

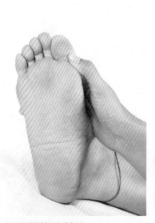

● 按壓頸椎反射區

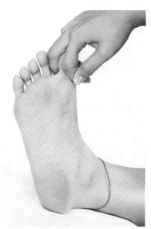

● 刮壓頸椎反射區

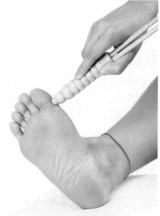

● 自助按摩頸椎反射區

# 胸椎反射區

位置：雙腳足弓內側緣第1蹠骨內側面，從第1蹠趾關節到蹠楔關節。

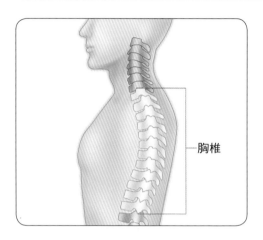

胸椎

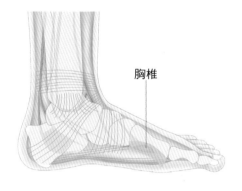

胸椎

**按摩手法**

1. **扣指法**：由足趾端至足跟端，緊壓第1蹠骨的底緣，推壓5次
2. **拇指推掌法或食指壓刮法**：由遠而近，逐次加力，做5次。

**適應症**

胸背部病症，如肩背痠痛、胸椎骨刺、椎間盤突出；其他胸椎疾病及胸腔內臟疾病，如心、肺、食管、氣管等疾病。

**技巧**

1. 輔助手握住足的前部或外側，並固定足部。
2. 推或壓刮的力道均勻，並由輕逐次加重，達到適當刺激量。
3. 頸椎與胸椎反射區間相連，按摩時可銜接。

**功能**

舒筋，活血，通脈。

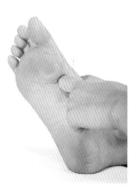
● 扣壓胸椎反射區

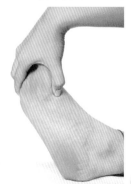
● 捏揉胸椎反射區

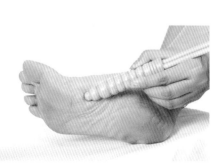
● 自助按摩胸椎反射區

# 腰椎反射區

位置：雙腳第1蹠骨基底以下、跟骨前的足弓內側緣，楔骨至舟骨下方，上接胸椎反射區，下接骶椎反射區。

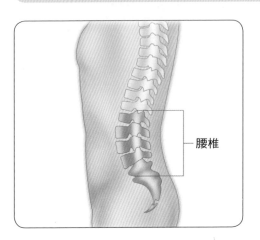

腰椎

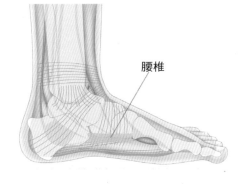

腰椎

## 按摩手法

同「胸椎按摩法」（見121頁）。

## 技巧

1. 輔助手握住足背外側或足的前部，使足固定。
2. 推或壓刮的力道均勻，並由輕逐次加重，使之達到適當刺激量。
3. 腰椎與骶椎反射區的接合處，是足弓最高處，宜用力向上頂壓。

### 適應症

腰背痠痛、腰肌勞損、急性腰扭傷、腰椎間盤突出、腰椎骨質增生、坐骨神經痛等腰椎疾病，及腹腔臟器疾病、骨盆腔內疾病等。

### 功能

活血，通絡，止痛。

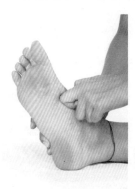

● 扣壓腰椎反射區

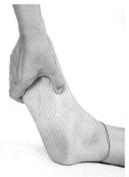

● 捏揉腰椎反射區

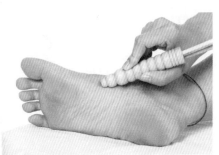

● 自助按摩腰椎反射區

# 骶椎反射區

位置：雙腳跟骨的前內側，距骨下方凹陷處至跟骨內側的前緣止，前接腰椎反射區，後連內尾骨反射區。

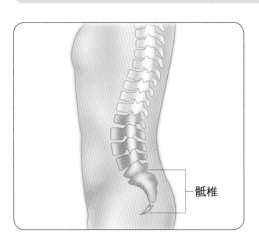

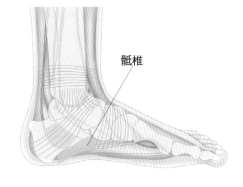

骶椎

骶椎

## 按摩手法

同「胸椎按摩法」（見121頁），作3遍。

### 適應症

骶椎骨質增生、腰關節傷痛、坐骨神經痛、會陰部疾病、便祕、不孕症、性功能異常及骨盆腔臟器疾病等。

### 功能

活血，通絡，止痛。

## 技巧

輔助手要扶住足部並固定。推或壓刮時，需用力向上壓才能獲得適當刺激量，力道均勻並逐次加重。

**診斷常用** 推按時，胸椎至腰椎間，每個人都有1塊明顯的肌肉，不到3公分，手感柔軟，是正常結構。

❶ **長度較長且過寬過硬**：表示患有腰肌勞損、腰痛症狀。

❷ **有氣結**：多為腰受風、腰肌緊張。

❸ **有顆粒**：多有腰扭傷、脊椎骨質增生、腰椎間盤突出等症。

❹ **有條索狀反應物**：表示有腰損傷病史或腰部動過手術。

❺ **有塊狀物**：多見於肥胖型體質。

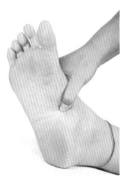

● 按揉骶椎反射區

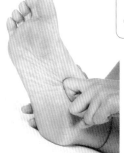

● 扣壓骶椎反射區

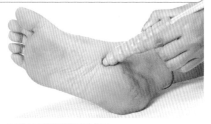

● 自助按摩骶椎反射區

# 內髖關節反射區

位置：雙腳內踝下方和後下方的關節縫內，呈一弧形的區域。

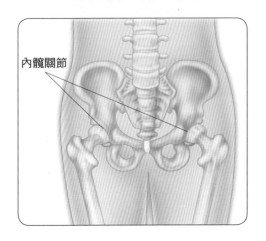

內髖關節

內髖關節

## 按摩手法

以扣指法，拇指圍繞內踝由前向後壓推，用食指近側指間關節背側突出處，頂壓內踝下方處，用食指中節橈側面鉤刮內踝後下方，力道均勻並逐次加力，重複5次。

### 適應症

髖關節痛、坐骨神經痛、臀肌損傷、肩關節疼痛、腰背痛等。

## 技巧

❶ 輔助手扶於足背，使足蹠稍屈並固定之。

❷ 拇指推時，應使力作用於骨縫內至有痠脹感，推至後方時，腕部需扭轉，盡可能將拇指推入骨縫，用力均勻並逐次加重。

### 功能

活血，通絡，止痛。

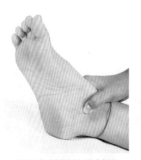

● 按揉內髖關節反射區

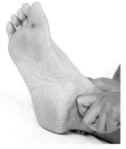

● 扣壓內髖關節反射區

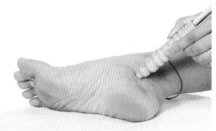

● 自助按摩內髖關節反射區

# 內尾骨反射區

位置：雙腳跟部，起於跟骨粗隆（跟腱附著處），沿後正中線至跟骨後緣的赤白肉際處，再沿跟骨內側緣向前，至跟骨內側前緣止的帶狀區域。

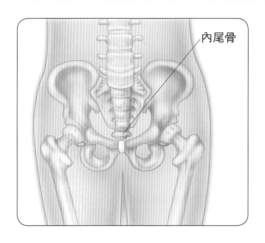

內尾骨

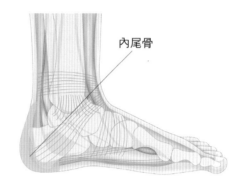

內尾骨

## 按摩手法

以單食指鉤拳法，用食指中節橈側，鉤刮內尾骨反射區的後部；用食指近側指間關節背側突出部，頂壓跟骨內下角處。用食指中節橈側，鉤刮內尾骨反射區的前部，重複壓刮5次。

### 適應症

坐骨神經痛、尾骨受傷後遺症和生殖系統疾病、泌尿系統疾病和腹瀉、便祕、痔瘡等。

## 技巧

輔助手扶持並固定足部；先從內尾骨反射區後方足後跟方向鉤刮，內下角拐彎處，用食指近側指間關節背側頂壓至發脹，再從前部向後下跟腱方向鉤刮；鉤刮的力道均勻並逐次加重。

### 功能

活血，通絡，消痔，止痛。

常用診斷 在拐彎處，每人都有一小顆粒，為正常構造。其他部位若摸到顆粒，通常為尾骨損傷、骨折或挫傷。

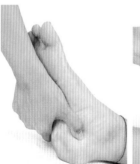

● 按揉內尾骨反射區

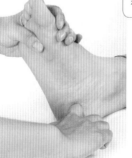

● 扣壓內尾骨反射區

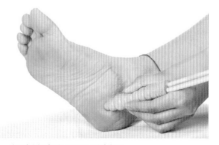

● 自助按摩內尾骨反射區

# 外髖關節反射區

位置：雙腳外踝下方的弧形凹陷區域，與內髖關節對稱。

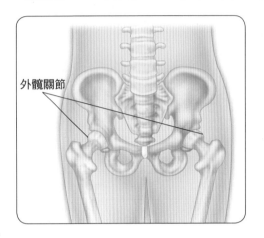

外髖關節

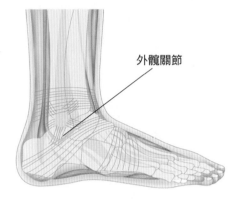

外髖關節

### 按摩手法

用扣指法，以拇指圍繞外踝由前向後壓推，用食指近側指間關節背側突出部頂壓外踝下方處，以食指中橈側面鉤刮外踝後下方，力道均勻並逐次加力，重複做5次。

### 適應症

髖關節痛、坐骨神經痛、臀肌損傷、肩關節疼痛、腰背痛等。

### 技巧

輔助手扶於足背，使足蹠稍屈並固定；拇指推時應使力作用於骨縫內，至有痠脹感；推至後方時，腕部需扭轉，使拇指盡可能推入骨縫；力道均勻並逐次加重。

### 功能

活血，通絡，止痛。

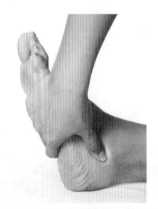

● 按壓外髖關節反射區

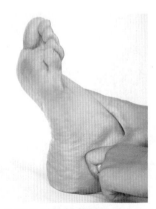

● 扣壓外髖關節反射區

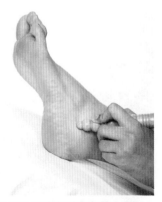

● 自助按摩外髖關節反射區

# 外尾骨反射區

位置：雙腳跟部，起於跟骨粗隆（跟腱附著處），沿後正中線至跟骨後緣的赤白肉際處，再沿跟骨外側緣向前，至跟骨外側前緣止的帶狀區域。

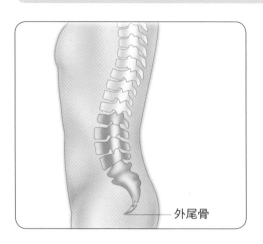

外尾骨

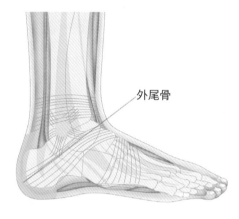

外尾骨

## 按摩手法

用食指鉤拳法，從跟骨後上方開始鉤刮至足跟外後下方拐彎處時，用食指近側指間關節垂直頂壓，至有痠脹感，再用食指鉤刮外下方，到前方與膝反射區相接，重複5次。

## 技巧

輔助手固定足部，頂壓及鉤刮時，力道均勻並逐次加重。

### 適應症

坐骨神經痛、骶尾部挫傷、臀肌損傷、生殖系統疾病等。

### 功能

增添活力，止痛，消痔。

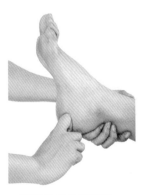

● 扣壓外尾骨反射區

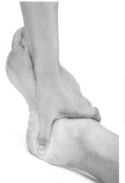

● 揉捏外尾骨反射區

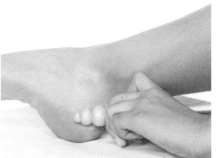

● 自助按摩外尾骨反射區

# 肩關節反射區

位置：雙足掌外側緣，第5蹠趾關節為中心的區域。

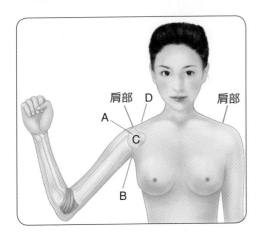

肩部　D　　肩部

A

C

B

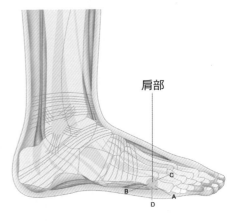

肩部

C

B

D

A

## 按摩手法

用單食指刮壓法，可在關節突起的足背緣、正中、足掌緣，由足趾向足跟方向各壓刮5次。

## 技巧

❶ 壓刮外側時，輔助手扶足內側。

❷ 壓刮前側時，輔助手的拇指從下方頂住第5蹠趾關節。

❸ 壓刮後側時，輔助手的食、中指，要扶於第5蹠趾關節背部，雙手協調配合。壓刮力道要均勻，並逐次加重。

### 適應症

**肩周炎、肩關節疼痛、手臂無力、肩臂痠痛、手麻、風濕等。**

### 功能

**通經活絡，祛風除濕，止痛利節。**

**診斷常用** 若拇指指端摸到顆粒，通常表示有肩周炎、肩臂痠痛、肩關節損傷；關節突起處、雙腳心、肝反射區的外前方，如長了腳墊（角質層增厚），表示肩部可能有異常。

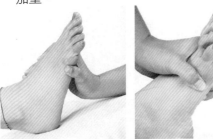

● 推壓肩關節反射區　● 側壓肩關節反射區

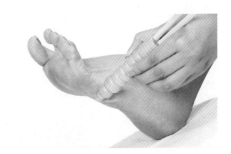

● 自助按摩肩關節反射區

# 肘關節反射區

位置：雙足掌外側緣，第5蹠骨基底部外側前、後兩個凹陷處。

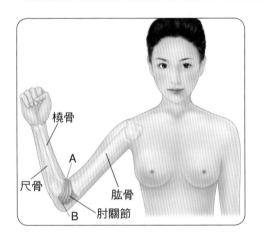

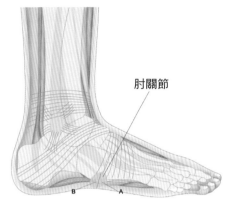

**按摩手法**

用單食指扣拳法或雙指扣拳法，分別定點頂壓兩個凹陷處，也可用食、中兩指近側指間關節背側，同時頂壓兩個凹陷處，各吸定按壓5次。

**適應症**

肘關節受傷、肘關節痠痛、風濕、肘關節炎、網球肘（肱骨外上踝骨炎）、高爾夫球肘（手肘內側肌腱發炎）等。

**技巧**

輔助手扶持並頂住足內側；頂壓前要摸清兩個凹陷的部位，避免壓在骨突處；頂壓時，力道應由輕到重。

**功能**

活血通絡，祛風除濕，止痛利節。

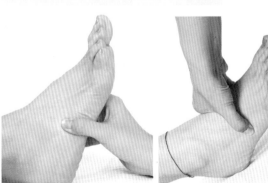

● 推壓肘關節反射區

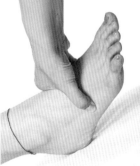

● 按壓肘關節反射區

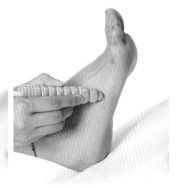

● 自助按摩肘關節反射區

129

# 手臂反射區

位置：在第5蹠骨的外側和上面，即外側肩部反射區到肘關節反射區間的細長區域。

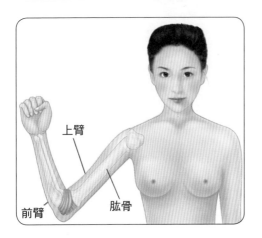

上臂

前臂

肱骨

手臂

**按摩手法**

用雙拇指扣掌法或食指壓刮法，自遠而近，反覆做5次。力道的控制應由輕到重，在「輕揉」的基礎上，稍微施加些力。

**技巧**

1. 以雙拇指推時，一拇指推第5蹠骨外側，另一拇指推背側。
2. 以食指刮壓時，輔助手固定腳，分別刮壓第5蹠骨的外側和上面；推或壓刮的力道要均勻，並由輕到重逐次加力。

**適應症**

頸椎病、上肢無力、肩周圍關節炎、上肢痠痛麻痺。

**功能**

祛風除濕，舒筋活絡。

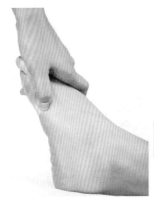

● 按壓手臂反射區

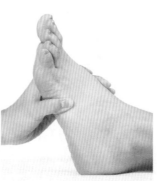

● 揉捏手臂反射區

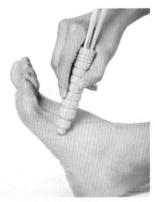

● 自助按摩手臂反射區

# 膝關節反射區

位置：雙足掌外側緣，即足外側跟骨與骰骨間凹陷處。

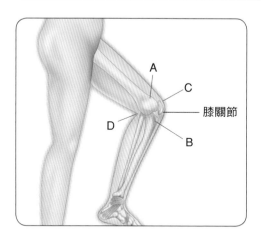

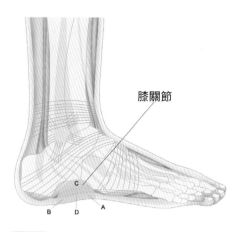

**按摩手法**

用單食指扣拳法，食指從前向後扭轉180度，也可從前開始頂壓，每扭轉90度點壓一下，吸定按揉5次。

**適應症**

膝關節損傷、膝關節疼痛、肘關節病變、風濕、韌帶損傷、脂肪墊損傷等局部病症。

**技巧**

輔助手固定腳踝，頂壓時力道均勻並逐次加重。

**功能**

活血通絡，祛風除濕，止痛。

**常用診斷** 推按此反射區到靠近跟骨處，若觸及顆粒，大多有半月板損傷、骰骨骨折、骰骨軟化、關節炎等。

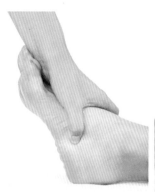

● 按揉膝關節反射區

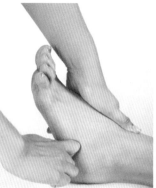

● 扣壓膝關節反射區

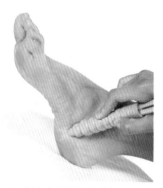

● 自助按摩膝關節反射區

# 肩胛骨反射區

位置：雙足背第4、5蹠骨之間的縫隙中，延伸到骰骨的一帶狀區域。

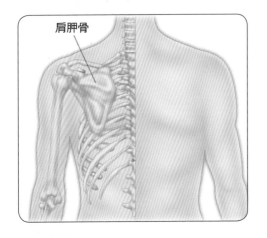

肩胛骨

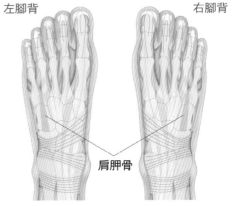

左腳背　　　　　　　　　　右腳背

肩胛骨

## 按摩手法

1. **雙拇指捏指法**：以雙拇指指腹，沿足趾向踝關節方向推按至骰骨處，向左右分開，重複5次。
2. **捏指法**：以拇指腹按揉5次，以出現脹感為準。踝關節的旋轉動作要柔和、緩慢，旋轉幅度由小到大。

## 技巧

按摩時，雙手食指從足背中央開始，鉤刮到足背兩側至足底交界處；用力均勻並逐次加重。

## 適應症

肩背痠痛、肩關節活動障礙，以及肩周炎等。

## 功能

通經活絡，止痛。

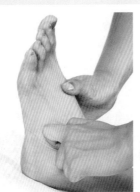

● 扣壓肩胛骨反射區

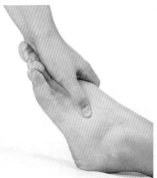

● 推壓肩胛骨反射區

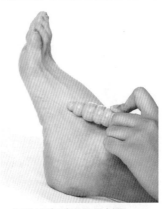

● 自助按摩肩胛骨反射區

# 肋骨反射區

位置：內肋在雙腳背第1、2楔骨與舟骨間的小凹陷中；外肋在雙腳背第3楔骨與骰骨、舟骨間的小凹陷中。

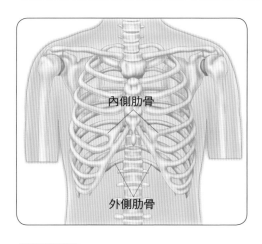

內側肋骨

外側肋骨

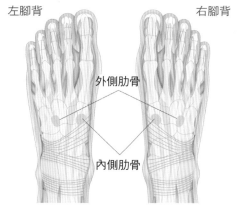

左腳背　　　　　　　右腳背

外側肋骨

內側肋骨

## 按摩手法

1. **雙拇指捏指法**：以雙拇指指腹沿2個小凹陷進行推按，再左右分開，重複5次。
2. **捏指法**：以拇指腹吸定，按揉3～5次，以出現脹感為準；踝關節的旋轉動作要柔和、緩慢，旋轉幅度由小到大。

## 技巧

按摩時，雙手食指從足背中央開始，鉤刮到足背兩側至足底交界處，力道均勻並逐次加重。

### 適應症

肋骨各種病變，如胸悶、岔氣、肋膜炎等。

### 功能

通經活絡，止痛。

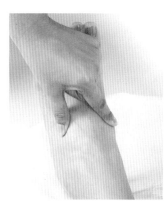

● 按揉肋骨反射區

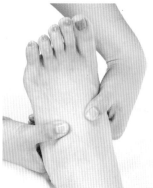

● 推壓肋骨反射區

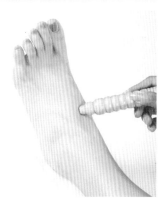

● 自助按摩肋骨反射區

# 腦下垂體反射區

位置：雙腳拇趾趾腹正中央，在腦部反射區中心。

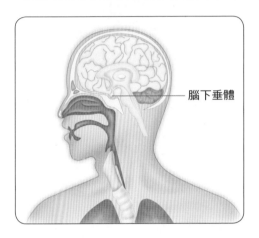

腦下垂體

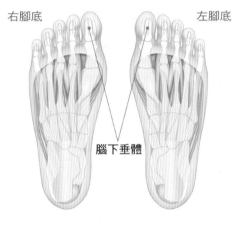

右腳底　　　　　　　　　左腳底

腦下垂體

### 按摩手法

用握足扣指法，吸定按揉5次，力道要大，使被按摩者有痠痛感。亦可用食指扣拳法。

### 適應症

各種內分泌失調，如甲狀旁腺、甲狀腺、腎上腺、生殖腺、脾、胰等功能失調，小兒發育不良、遺尿、肥胖、性功能障礙、更年期症候群等。

### 技巧

用食指扣拳法時，輔助手必須扶於蹠趾背側；按摩時，按摩手與輔助手協調配合，相互適度擠壓，才能獲得適宜的刺激。

### 功能

健腦，益智。

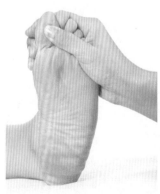

● 按揉腦下垂體反射區

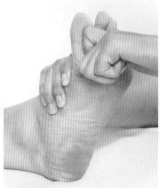

● 扣壓腦下垂體反射區

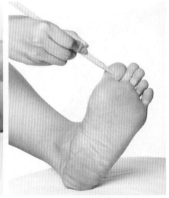

● 自助按摩腦下垂體反射區

# 甲狀腺反射區

位置：在雙足底，起於第1蹠趾關節後方凹陷，至第1、第2趾骨間，再延伸至前腳掌前緣的弧形帶狀區域。

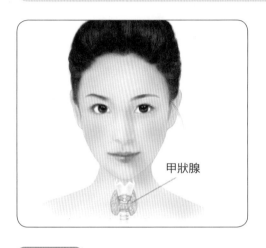

甲狀腺

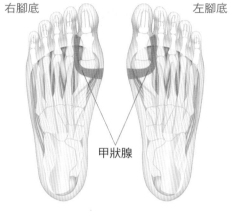

右腳底　　　　　　　　　　　左腳底

甲狀腺

### 按摩手法

① **單食指扣拳法或扣指法**：由足跟向趾端方向弧形壓刮，做5次。

② **拇指推掌法或食指壓刮法**：用拇指自第1蹠骨頸移行部，由內向外橫推，在拐向遠側時（此處為敏感點），沿第1、第2蹠骨之間推向遠側，做5次。

### 技巧

輔助手扶足背中部，力道要均勻，動作要協調。

### 適應症

甲狀腺機能亢進、甲狀腺分泌不足、心悸、失眠、情緒不穩、甲狀腺腫大、肥胖症等。

### 功能

平衡陰陽，調節激素分泌，促進兒童成長。

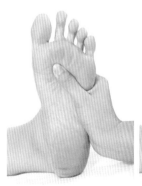

● 按揉甲狀腺反射區

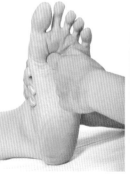

● 扣壓甲狀腺反射區

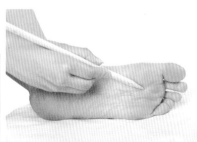

● 自助按摩甲狀腺反射區

# 甲狀旁腺反射區

位置：雙腳腳掌第1蹠趾關節內前方凹陷處。

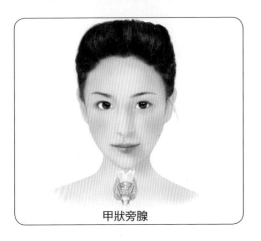

甲狀旁腺

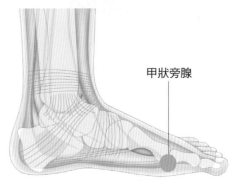

甲狀旁腺

用扣指法或單食指扣拳法，以拇指指端或食指彎曲的近端指間關節，盡量扣入第一蹠趾關節，向內前頂入關節縫內按壓，以產生痠脹感為佳，反覆做5次。

適應症

因甲狀旁腺功能低下，所引起的「缺鈣」症狀，如筋骨痠痛、抽筋、手足麻痹或痙攣、指甲脆弱、骨質疏鬆、白內障，並可用於癲癇病發作時的急救等。

常用診斷

用拇指端推按時，如果摸到顆粒，表示有鈣磷代謝失調、骨質增生、骨質疏鬆或癲癇等。

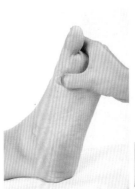

● 揉捏甲狀旁腺反射區

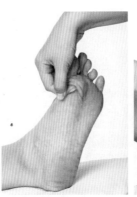

● 扣壓甲狀旁腺反射區

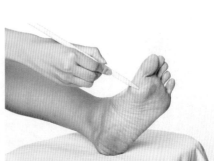

● 自助按摩甲狀旁腺反射區

# 肌肉系統疾病 ● 肌肉痠痛、乳腺增生

# 頸項反射區

位置：位於雙腳拇趾根部橫紋處，敏感點在趾根兩側，左側頸項反射區是在右腳，右側頸項反射區在左腳。

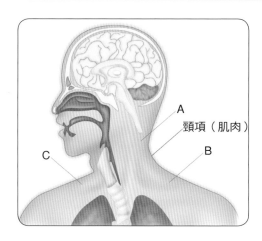

頸項（肌肉）

A
B
C

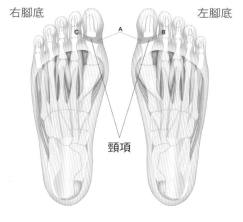

右腳底　　　　　　　　　　左腳底

C　A　B

頸項

## 按摩手法

用扣指法，沿拇趾根部橫紋處先壓揉痛點，再由外向內旋扭移動，亦可由外向內推壓。邊扣邊用力，由輕逐次加重，做5次。

## 技巧

輔助手扶足，拇指尖應從拇趾外側開始扣壓，由外向內邊扣壓邊旋轉，移動時，手指不可放鬆，尤其是趾根兩側的敏感點，應以感到痠痛為佳。

## 適應症

頸部痠痛、僵硬、軟組織損傷，頸椎病，落枕，高血壓及消化道疾病。

## 功能

疏通經絡，柔頸止痛。

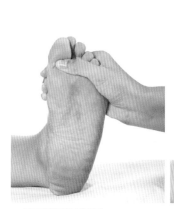

● 按壓頸項反射區

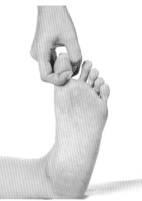

● 揉捏頸項反射區

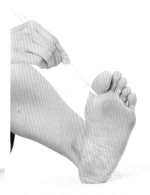

● 自助按摩頸項反射區

# 斜方肌反射區

位置：雙足底第1、第2蹠骨間的縫隙，沿前腳掌前緣約1中指寬的帶狀區域。

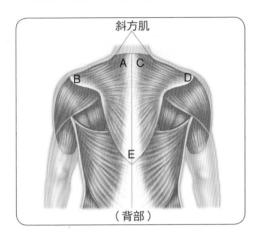

斜方肌

A C

B D

E

（背部）

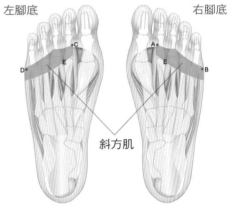

左腳底　　　　　　　　　右腳底

斜方肌

### 按摩手法

① **單食指扣拳法**：由內向外壓刮3～5次，逐次加重。

② **食指扣拳法**：頂壓時，輔助手應從足背扶住各趾，並找出敏感點，力道由輕漸重。

③ 拇指指腹推摩趾的內、外側面時，指尖應斜向背側，防止指甲傷及趾根部，力道要均勻。

**適應症**

頸肩痠痛、手無力、手痠、落枕、頸椎病、肩周炎、頸肩背部風濕等。

**功能**

舒筋活絡，緩解肌肉疼痛。

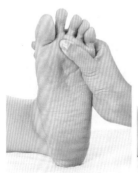

● 推壓斜方肌反射區

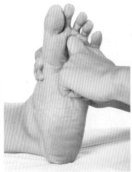

● 扣壓斜方肌反射區

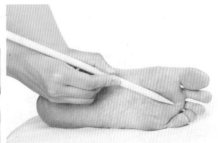

● 自助按摩斜方肌反射區

# 胸部反射區

位置：位於雙腳背第2、3、4蹠骨之間的大片區域，與足底的腹腔神經叢反射區對稱。

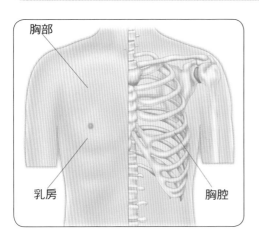

胸部

乳房　　　　　　　　　　胸腔

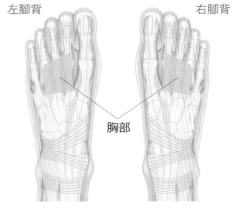

左腳背　　　　　　　　　右腳背

胸部

## 按摩手法

用雙拇指捏指法，以雙手拇指指腹壓反射區，由足趾向踝關節方向，推壓3～5次，也稱「推胸法」。

## 適應症

乳腺炎、乳腺增生、乳腺癌、乳汁不足、失眠、更年期症候群、胸悶、胸痛、食道疾病等。此反射區用來診斷女性的乳房疾病，準確度較高。

## 技巧

用雙手拇指指腹來推，接觸面積宜大些；對疲勞、失眠、更年期症候群患者來說，效果較好，推摩次數可增至數十次。

## 功能

扶正祛邪，增強身體免疫力。

**診斷常用**　如果此反射區有明顯浮腫，多為心、肺、腎功能障礙，如肺氣腫、肺心病、肺癌、慢性腎炎或慢性婦科疾病。

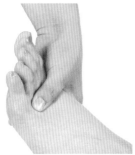

● 按揉胸部反射區

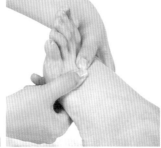

● 推壓胸部反射區

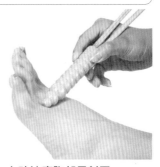

● 自助按摩胸部反射區

# 下腹部反射區

位置：外踝後方的凹陷帶狀區域，上界不超過外踝上3寸，敏感點在外踝後的上方處。

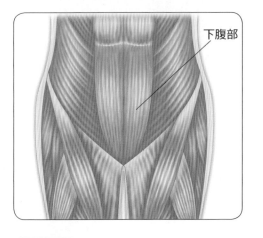

下腹部

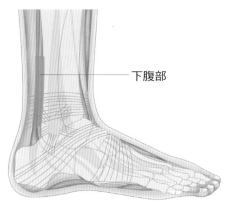

下腹部

## 按摩手法

❶ 以指腹推壓法，從雙足外腳踝骨向上，沿腓骨外側後方，由下而上滑壓5次，或定點施力10秒。

❷ 如果滑壓到反射區的組織較硬，或者面積較大的硬塊時，可再定點按壓10秒。

## 技巧

輔助手扶足跟並抬高，推的關鍵，在於要向外踝後上方用力，以獲得痠脹感，力道要均勻。

### 適應症

經期腹部疼痛、月經週期不規律、性功能低下、骨盆腔及會陰部疾病。

### 功能

活血通經，補腎益精。

 診斷常用　此處若能摸到大而軟的包塊，大多是指女性痛經、經期不調、閉經等。

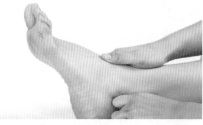

● 扣壓下腹部反射區

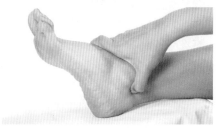

● 按壓下腹部反射區

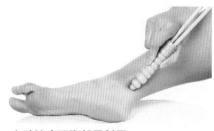

● 自助按摩下腹部反射區

# 腹股溝反射區

位置：踝關節背側正前方橫紋中點，拇長伸肌腱與趾長伸肌腱間。

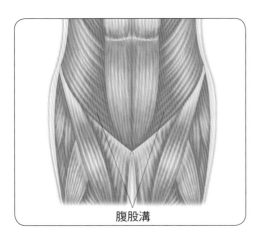

腹股溝

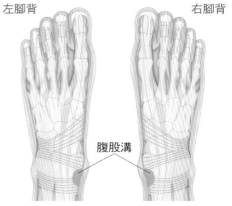

左腳背　　　　　　　　右腳背

腹股溝

### 按摩手法

用捏指法或扣指法，以拇指腹在該區定點按揉5次。

### 技巧

按摩手的拇指指端扣住該區，輔助手握住足部，按順時針和逆時針旋轉踝關節，各做5次，以出現脹感為佳；踝關節的旋轉動作要柔和、緩慢，旋轉幅度由小到大。

### 適應症

頭暈、頭痛、癲狂、腹瀉、便祕、足踝部扭傷、氣管炎、痰多、氣喘、腕關節疾病等。

### 功能

清胃降逆，鎮驚寧神。

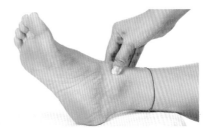

● 按壓腹股溝反射區

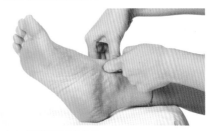

● 扣壓腹股溝反射區

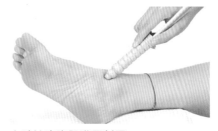

● 自助按摩腹股溝反射區

# 鼻反射區

位置：雙腳拇趾趾腹內側緣中段，延伸到足背拇趾趾甲根部，第1趾間關節前。右鼻反射區在左腳，左鼻反射區在右腳。

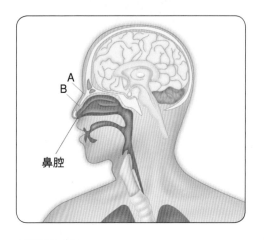

右腳底　　　　　　　　　　　　左腳底

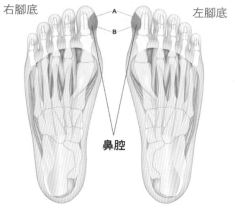

鼻腔

鼻腔

## 按摩手法

① **保健按摩法**：用扣指法或捏指法，由反射區的足根向足尖，刺激5次；足拇趾背的鼻反射區由內向外刺激，由輕漸重，推3次。

② **通氣法**：用單食指扣拳法，以近側指間關節背側突出部，頂壓拇趾趾腹內側，逐次加力，按壓5次或多次。

### 適應症

各種鼻炎、鼻出血、鼻塞、鼻竇炎、上呼吸道疾病、嗅覺異常、打鼾等。

### 功能

通利鼻竅。

## 技巧

輔助手必須固定腳趾；進行保健按摩手法時，要用拇指指腹推，由遠側向近側推至甲根後方。

進行通氣法時，應抬高手腕，對準鼻反射區頂壓，最後一次頂壓應延長時間，並持續片刻後，再緩慢放鬆。

**診斷常用**

① **手感**：若患感冒，此反射區會摸到氣結；若患有慢性鼻炎、萎縮性鼻炎，則此處會摸到顆粒。

② **外觀**：拇趾趾腹應是橢圓形，如變成圓形，表示鼻腔已有多年病史。

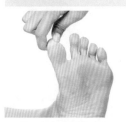

● 揉捏鼻反射區

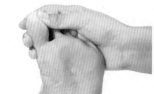

● 推壓鼻反射區

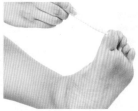

● 自助按摩鼻反射區

# 咽喉反射區

位置：第1蹠趾關節外上方，靠足趾端，敏感點偏足背部稍遠側。

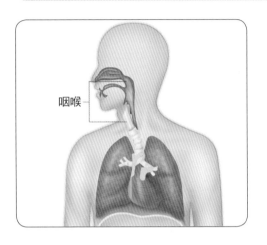

左腳背　　　　　　　　　　　　　　右腳背

咽喉

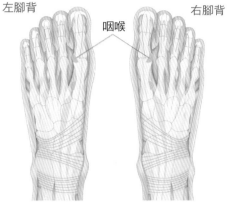

## 按摩手法

❶ 先用扣指法，以拇指指端向足拇趾側分別用力按揉突起處及前、後方的小凹陷，重複5次。

❷ 再用捏指法，沿骨骼邊緣由足趾向足跟，推壓帶狀區域，重複5次，逐次稍加力道。

## 技巧

輔助手扶於足背外側，固定足部；先找到反射區，再定點扣捏，並逐次加大力道，但施力大小，要因個人承受能力而定。

### 適應症

咽喉疾病，如咽炎、扁桃腺炎、喉炎、咽喉腫痛、聲音嘶啞、咳嗽、氣喘、上呼吸道感染等。

### 功能

調理氣血，瀉火清音。

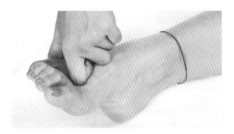

● 扣壓咽喉反射區

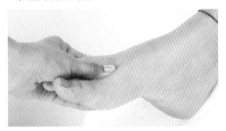

● 推壓咽喉反射區

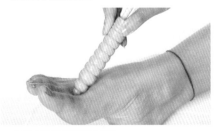

● 自助按摩咽喉反射區

# 氣管和食道反射區

位置：第1蹠骨基底外側，靠足跟端處。

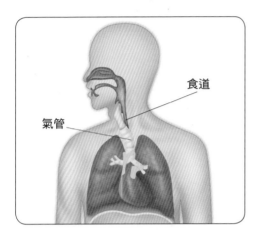

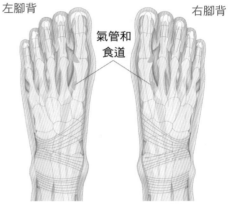

左腳背　　　　　　　　　　　右腳背

氣管和
食道

## 按摩手法

➊ 先用扣指法，以拇指指端向足拇趾
　側分別用力按揉突起處，及前、後
　方的小凹陷5次。

➋ 再用捏指法，沿骨骼邊緣，由足趾
　向足跟推壓帶狀區域5次。

## 技巧

輔助手扶足的前外側；按摩時，向第
1蹠骨基底的內後方用力，以獲得脹
痛感為佳；推完胸部淋巴結反射區
後，可順勢向後方頂壓氣管反射區。

### 適應症

急性支氣管炎、慢性氣管炎、咽乾、
食道疾病等。

### 功能

寬胸理氣，消炎清熱，止咳平喘。

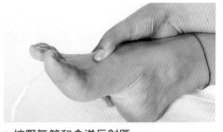

● 按壓氣管和食道反射區

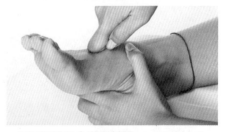

● 扣壓氣管和食道反射區

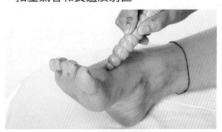

● 自助按摩氣管和食道反射區

# 肺、支氣管反射區

位置：肺反射區在雙足掌的後半、斜方肌反射區後方，等大於斜方肌反射區，
　　　與肺臟同側對應；支氣管反射區在肺反射區中段至第3趾中節末端。

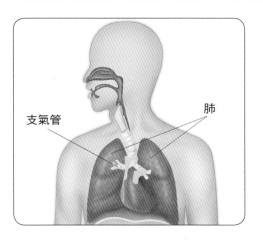

支氣管　　肺

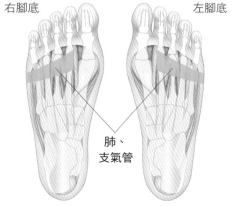

右腳底　　　　　　　　　　左腳底

肺、
支氣管

## 按摩手法

❶ 與斜方肌反射區的按摩手法相同
　（見138頁），但位置偏後。

❷ 用單食指扣拳法，自外向內壓刮5
　次，力道逐次加重；支氣管用捏指
　法，向中趾壓推。

### 適應症

肺與支氣管的病症、哮喘、胸悶、氣
短、乏力、心臟病、便祕、腹瀉等。

## 技巧

輔助手抓住足趾，放鬆足掌；按摩肺
反射區時，必須「由外向內」壓刮；
按摩支氣管反射區時，雙拇指應推向
各趾。壓刮或推法的力道，應均勻並
逐次加重。

### 功能

補氣益氣，清熱解毒。

### 常用診斷

斜方肌和肺反射區，通常一起檢查。用拇指縱向推按，易出現氣結與顆粒。
　　前半有氣結，可能是肩背受風、頸椎病；若在後半，應對照兩側，如兩側肺反
射區都有反應，可能是肺的毛病；如僅在左腳，為咳嗽哮喘、上呼吸道感染、心律
不整等；顆粒靠近斜方肌區，是背部肌肉損傷；在肺區是呼吸道發炎或肺結核。

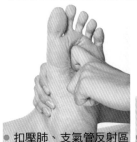

● 扣壓肺、支氣管反射區

● 推壓肺、支氣管反射區

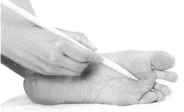

● 自助按摩肺、支氣管反射區

145

# 橫膈膜反射區

位置：足內側的第1蹠骰楔關節與足外側的蹠骰關節，在足背連線上，可摸到一串骨突。與足底的橫結腸幾乎首尾相連，繞足部一圈。

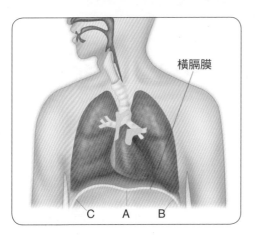

橫膈膜

C A B

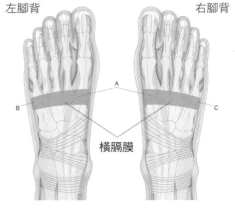

左腳背　　　　　　　　　　右腳背

A

B　　　　　　　　　　　　　　C

橫膈膜

## 按摩手法

❶ **雙拇指捏指法或雙食指刮壓法**：自橫膈膜反射區中央向兩側刮壓5次，此按摩手法也稱「分隔法」。

❷ **雙手食指鉤拳法**：逐次增加力道，做5次。

## 適應症

呃逆、噁心、嘔吐、胸悶、腹脹、腹痛、岔氣、橫膈膜疝氣等。

## 技巧

按摩時，雙手食指從足背中央開始，鉤刮到足背兩側至足底交界處；用力均勻並逐次加重。

**常用診斷** 如摸到顆粒，表示有胸肋疾病，如打嗝、胸悶、肋膜炎、肋間神經痛、肋軟骨挫傷等。

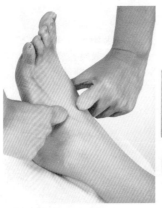

● 扣壓橫膈膜反射區

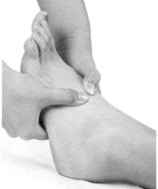

● 推壓橫膈膜反射區

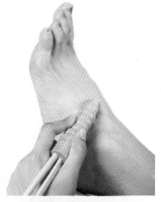

● 自助按摩橫膈膜反射區

## 五官系統疾病 ● 中耳炎、結膜炎、白內障、平衡障礙、牙周病

# 上頜反射區

位置：雙腳拇趾間關節的遠側，趾甲根至拇趾趾間關節橫紋間近端1/2的帶狀區域。右側上頜在左腳，左側上頜在右腳。

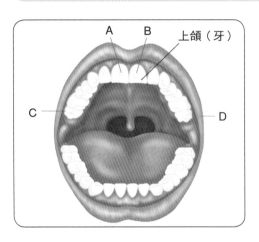

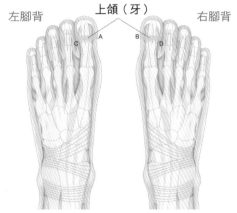

### 按摩手法

用拇指推掌法，由內向外，力道逐次加重，做5次。

### 適應症

牙痛、顳頜關節炎、口腔潰瘍、牙周病、牙齦炎、味覺障礙。

### 功能

通經，活絡，止痛，美容。

### 技巧

❶ 輔助手的拇、食兩指捏住拇趾末節，使拇趾趾間關節屈曲，以暴露趾間關節背側。

❷ 靠緊拇趾趾間關節的遠側，由內向外推摩，不能來回擦摩。

❸ 若要增加美容效果，可用拇指端扣掐甲根及指甲旁。

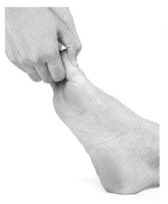

● 刮壓上頜反射區

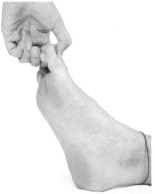

● 揉捏上頜反射區

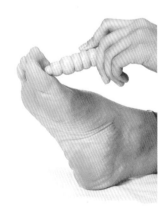

● 自助按摩上頜反射區

# 下頜反射區

位置：雙腳拇趾背，拇趾背趾間關節橫紋後方與上頜等寬等長的帶狀區域。右側下頜在左腳，左側下頜在右腳。

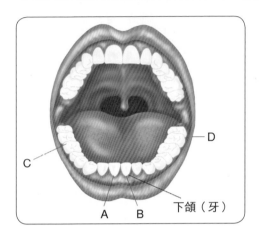

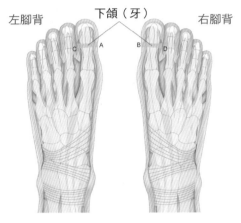

左腳背　　下頜（牙）　　右腳背

## 按摩手法

扣指法，同上頜（見147頁）。

### 適應症

同上頜反射區，對治療下排牙痛，以及美容效果特別好。

### 功能

通經，活絡，止痛，美容。

## 技巧

與上頜反射區（見147頁）的按摩技巧相同，只是推摩時，要緊靠拇趾趾間關節近側。

 診常斷用　凡在上頜、下頜反射區，能摸到氣結和顆粒，表示可能患牙痛、牙周炎、口腔黏膜潰瘍等疾病。

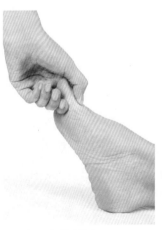

● 按揉下頜反射區

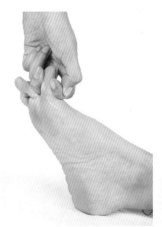

● 刮壓下頜反射區

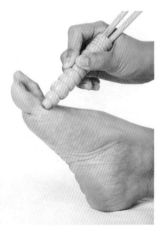

● 自助按摩下頜反射區

# 耳反射區

位置：足底，雙腳第4、5趾根部橫紋區域。右耳反射區在左腳上，左耳反射區在右腳上。第4、第5趾根部兩側及二者根間背側共有5個敏感點。

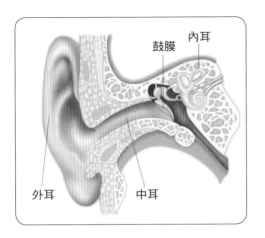

鼓膜　內耳

外耳　中耳

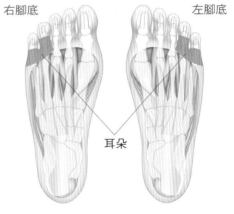

右腳底　　　　　　　左腳底

耳朵

**按摩手法**

同眼反射區按摩手法（見151頁）。

**適應症**

各種耳疾，如中耳炎、耳鳴、重聽、耳聾、頭暈目眩、暈車、暈船等。

**功能**

補腎，開竅，聰耳。

**常用診斷**

❶ **觸感**：粗糙感多見於耳鳴、重聽；氣結多見於感冒、耳鳴、外耳道濕疹；顆粒感多見於中耳炎、耳道癌腫、中毒性耳聾等。

❷ **外觀**：小趾如被第4趾壓著，且彎曲不直，聽力會逐漸減退。第2、3、4、5趾的根部，腳底皮膚顏色若發青，表示有神經衰弱、低血壓或貧血。

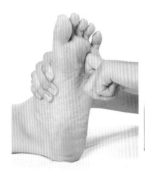
● 扣壓耳反射區

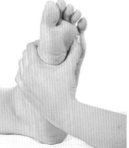
● 推壓耳反射區

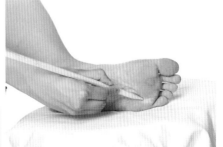
● 自助按摩耳反射區

# 內耳迷路反射區

位置：雙腳背第4、5蹠骨間縫隙的前段。

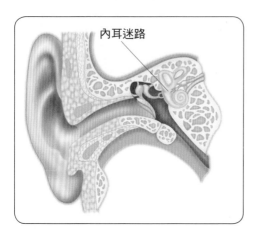

內耳迷路

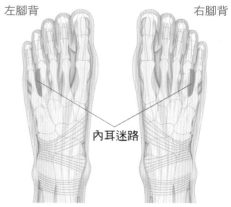

左腳背　　　　　　右腳背

內耳迷路

## 按摩手法

① **單食指刮壓法**：拇指固定於足底，用伸直的食指橈側緣壓入反射區，其他手指壓在食指上加力，由近心端向足趾方向壓刮5次。

② **拇指推掌法**：由遠而近，逐次加力，做5次。

### 適應症

頭暈、眼花、暈車、暈船、高血壓、低血壓、耳鳴、耳聾、平衡障礙、昏迷、梅尼爾氏症候群。

## 技巧

① 輔助手扶於足掌的內側；按摩時，沿第5蹠趾關節內側向上推，敏感點在靠近第5蹠趾關節處，以出現麻脹感為宜。

② 按摩時，可用雙食指刮壓法，同時刺激胸部淋巴腺和內耳迷路，省時而具連貫性。

### 功能

平肝益腎，調理陰陽。

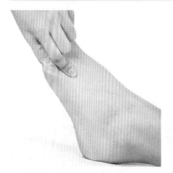

● 按壓內耳迷路反射區

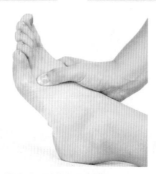

● 推壓內耳迷路反射區

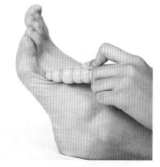

● 自助按摩內耳迷路反射區

# 眼反射區

位置：雙腳足底第2、3趾根部橫紋區域。右眼反射區在左腳，左眼反射區在右腳。趾根兩側與足底面的斜角處和第2、第3趾背側趾間各有敏感點。

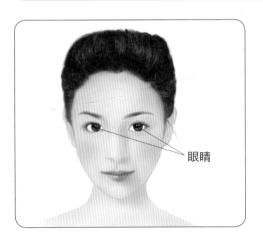

眼睛

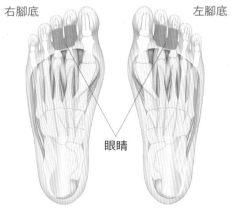

右腳底　　　　　　　　　左腳底

眼睛

## 按摩手法

❶ 扣指法：在第2、3趾兩側及掌面，各由遠端至近端垂直按推5次。

❷ 食指扣拳法：頂壓各敏感點5次。

### 適應症

結膜炎、角膜炎、近視、遠視、老花眼、青光眼、白內障及眼底出血及與肝有關的病症等。

### 功能

清肝，養肝，明目。

## 技巧

❶ 用食指扣拳法頂壓時，輔助手應從足背扶住各趾，並找出敏感點，用力由輕漸重。

❷ 拇指指腹推摩趾的內、外側面時，指尖應斜向背側，防止指甲傷及趾根部，用力要均勻。

**診斷常用** 此反射區有時能摸到氣結或顆粒時，表示眼部有異常；有顆粒表示眼有器質性病變，如白內障、青光眼、視網膜及眼底病變。

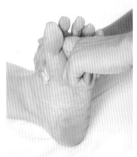

● 扣壓眼反射區

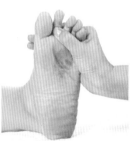

● 推壓眼反射區

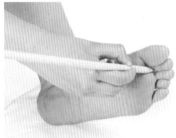

● 自助按摩眼反射區

# 額竇反射區

位置：雙腳10趾頂端約1公分處。左側額竇反射區在右腳上，右側額竇反射區在左腳上。

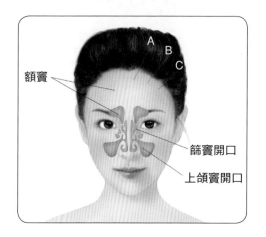

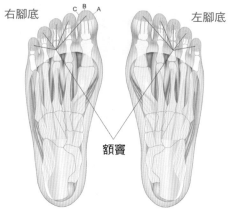

右腳底　　左腳底

額竇

額竇

篩竇開口

上頜竇開口

## 按摩手法

以單食指扣拳法或拇指扣拳法，用拇指自內向外按摩，做5次。

### 適應症

前額痛、三叉神經痛、腦血管病變（中風）、腦震盪、鼻竇炎、頭痛、頭暈、失眠、發燒、眼疾以及視物不清等。

## 技巧

輔助手要扶拇趾或使第1、2趾分開；按摩時，要隨拇趾頂端呈弧形做推法或壓刮，力道要均勻，稍慢，不要滑脫，以被按摩者感到舒適為宜。

### 功能

清熱疏風，通絡止痛。

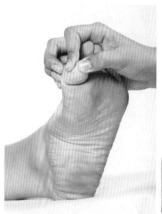

● 按壓額竇反射區

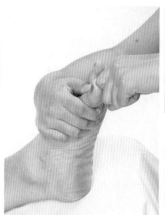

● 扣壓額竇反射區

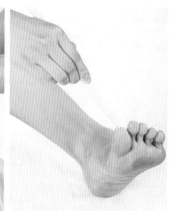

● 自助按摩額竇反射區

## 足底反射區功能對照表

| 功能 | 足底反射區 |
|------|-----------|
| 活血 | 腎上腺、子宮或攝護腺、三叉神經、內側坐骨神經、頸椎、胸椎、腰椎、骶椎、內髖關節、內尾骨、外髖關節、肘關節、膝關節、下腹部 |
| 補腎填精 | 腎上腺、腎臟、生殖腺（足底、足外側）、子宮或攝護腺、下腹部 |
| 清熱 | 腎臟、輸尿管、膀胱、膽、肝、乙狀結腸、小腦和腦幹、氣管與食道、肺和支氣管、額竇 |
| 通淋 | 腎臟、尿道、輸尿管 |
| 利尿 | 尿道 |
| 舒筋 | 頸椎、胸椎、手臂、斜方肌 |
| 活絡 | 肩關節、肩胛骨、肋骨、斜方肌、上頜、下頜 |
| 通絡 | 小腦和腦幹、三叉神經、內側坐骨神經、外側坐骨神經、腰椎、骶椎、內髖關節、內尾骨、外髖關節、肘關節、膝關節、額竇 |
| 通經 | 肩關節、肩胛骨、肋骨、頸項、下腹部、上頜、下頜 |
| 化濕 | 脾、膽 |
| 止痛 | 胃、膽、十二指腸、小腦和腦幹、三叉神經、內側坐骨神經、外側坐骨神經、腰椎、骶椎、內髖關節、內尾骨、外髖關節、外尾骨、肩關節、肘關節、膝關節、肩胛骨、肋骨、頸項、上頜、下頜、額竇 |
| 解毒 | 尿道、解毒、解毒、肝、肺和支氣管 |
| 消炎 | 尿道、乙狀結腸、扁桃腺、氣管與食道 |
| 增強免疫 | 脾、扁桃腺、胸部淋巴腺、上和下身淋巴腺、胸部 |
| 導滯 | 小腸、降結腸、橫結腸、回盲瓣 |
| 通便 | 降結腸、乙狀結腸、橫結腸、升結腸、回盲瓣 |
| 止瀉 | 降結腸、橫結腸 |
| 扶正祛邪 | 胸部、胸部淋巴腺、上和下身淋巴腺 |
| 瀉火 | 輸尿管、膀胱、咽喉 |

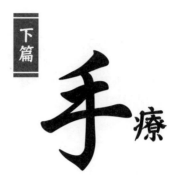

下篇 手療

中醫認為，人體是一個有機整體，身體內部的臟腑、氣血、經絡的生理活動和病變，都可以在身體的某一局部表現出來。

**「手」是觀察機體病變最直觀的部位**，而手診學，則是一門很值得人們花費時間和精力去研究的學問。透過這門學問，可使你簡單方便地觀察個人身體狀況，及早發現疾病，避免對身體造成嚴重傷害。

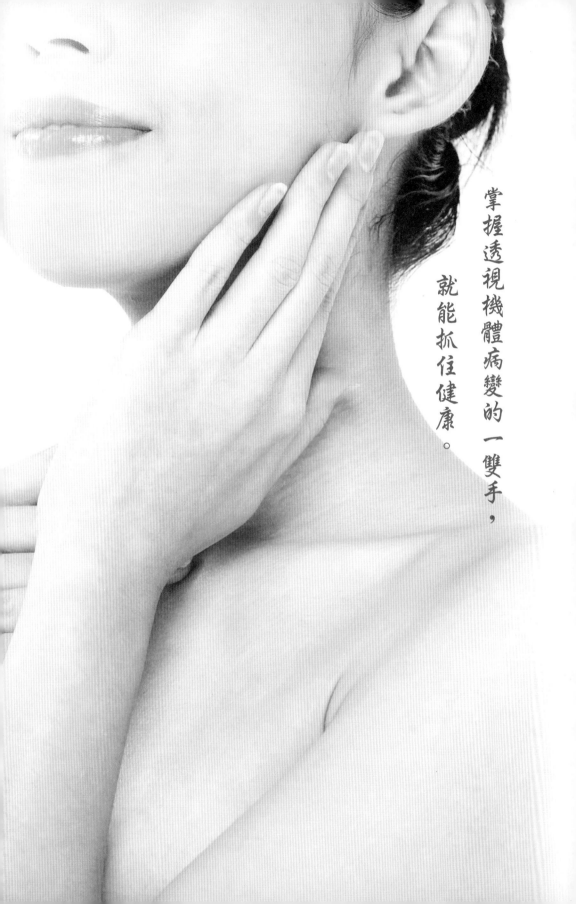

掌握透視機體病變的一雙手，

就能抓住健康。

# 左手全像對應圖

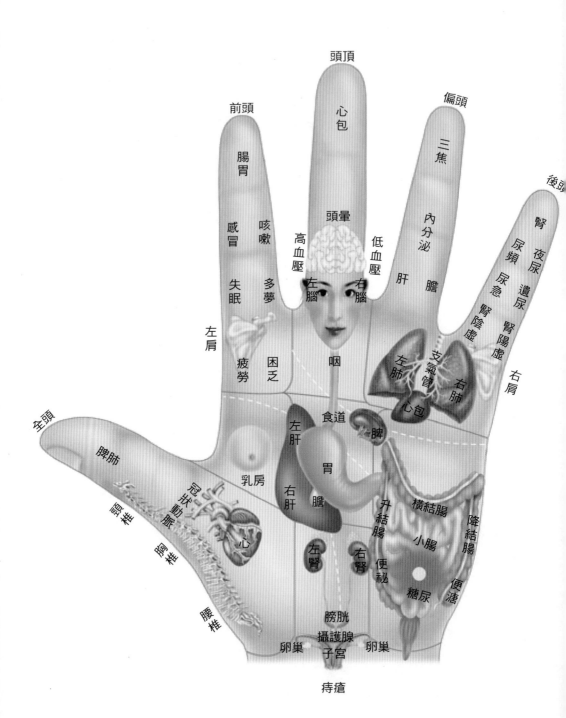

# 右手全像對應圖

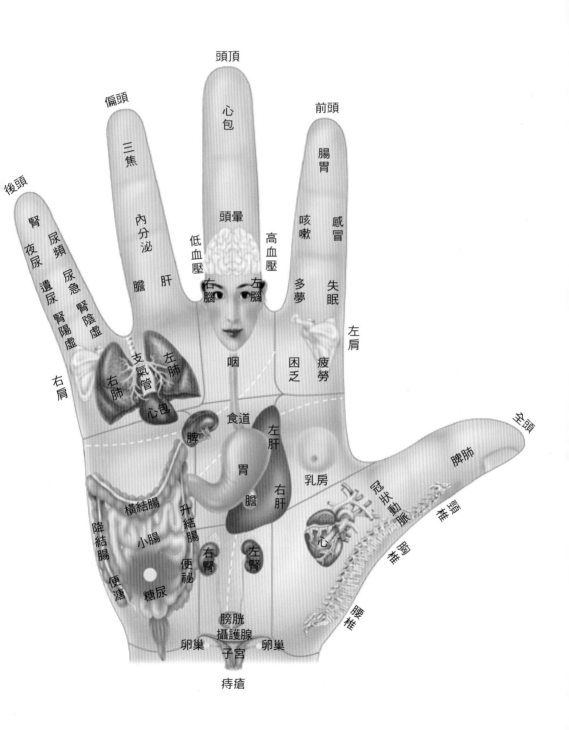

# 左手手掌反射區

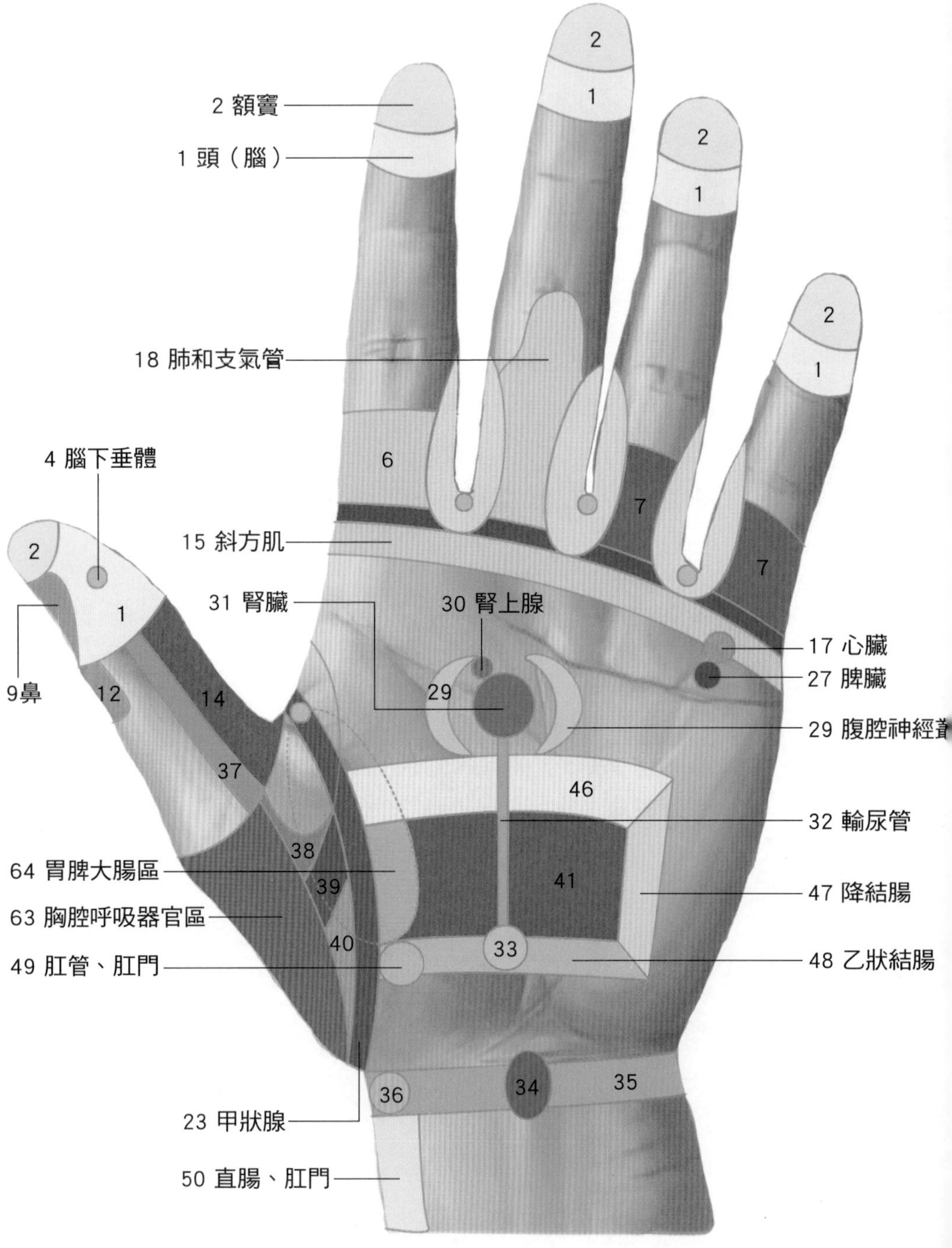

2 額竇
1 頭（腦）
18 肺和支氣管
4 腦下垂體
15 斜方肌
31 腎臟
30 腎上腺
9鼻
17 心臟
27 脾臟
29 腹腔神經叢
32 輸尿管
64 胃脾大腸區
63 胸腔呼吸器官區
49 肛管、肛門
47 降結腸
48 乙狀結腸
23 甲狀腺
50 直腸、肛門
2
1
6
7
12
14
29
37
38
39
40
46
41
33
36
34
35

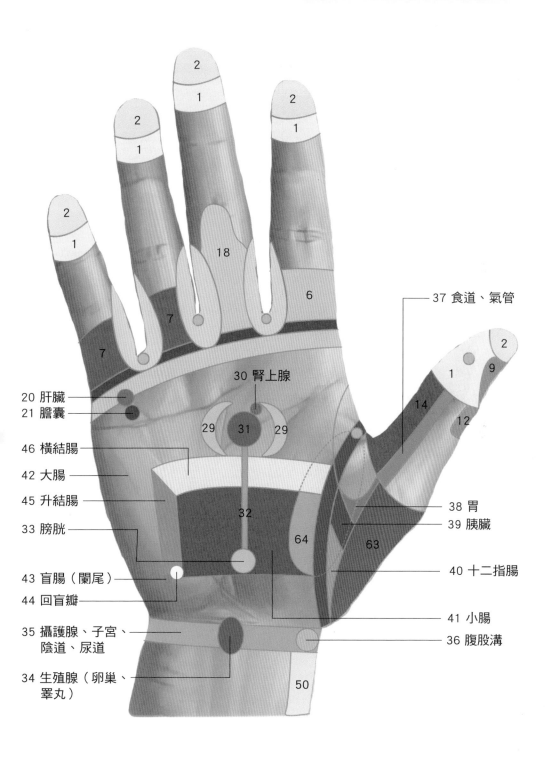

37 食道、氣管

30 腎上腺

20 肝臟
21 膽囊

46 橫結腸
42 大腸
45 升結腸
33 膀胱

43 盲腸（闌尾）
44 回盲瓣

35 攝護腺、子宮、
　　陰道、尿道
34 生殖腺（卵巢、
　　睪丸）

38 胃
39 胰臟

40 十二指腸

41 小腸

36 腹股溝

# 左手手背反射區

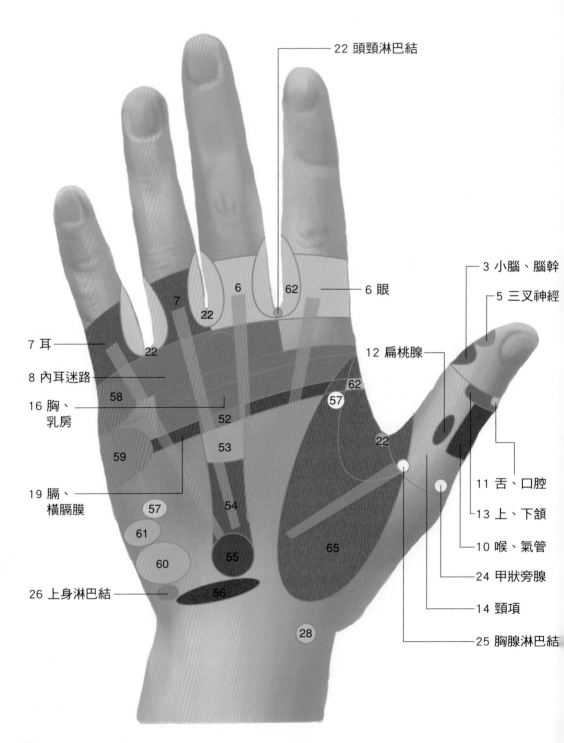

22 頭頸淋巴結

3 小腦、腦幹

5 三叉神經

6 眼

12 扁桃腺

7 耳

8 內耳迷路

16 胸、乳房

19 膈、橫膈膜

11 舌、口腔

13 上、下頜

10 喉、氣管

24 甲狀旁腺

14 頸項

26 上身淋巴結

25 胸腺淋巴結

# 右手手背反射區

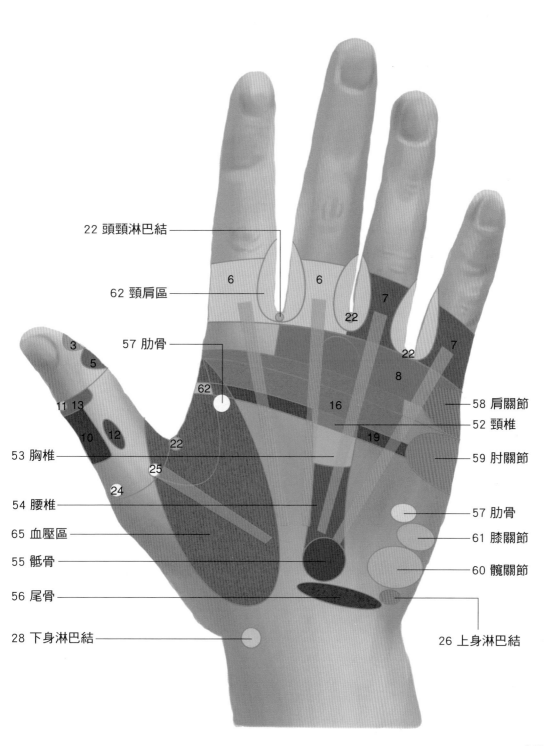

22 頭頸淋巴結

62 頸肩區

57 肋骨

6　6

7

22

22　7

8

3

5

62

16

58 肩關節

52 頸椎

11 13

19

53 胸椎

10　12

22

59 肘關節

25

54 腰椎

24

57 肋骨

65 血壓區

61 膝關節

55 骶骨

60 髖關節

56 尾骨

28 下身淋巴結

26 上身淋巴結

# 手背生物全像對應圖

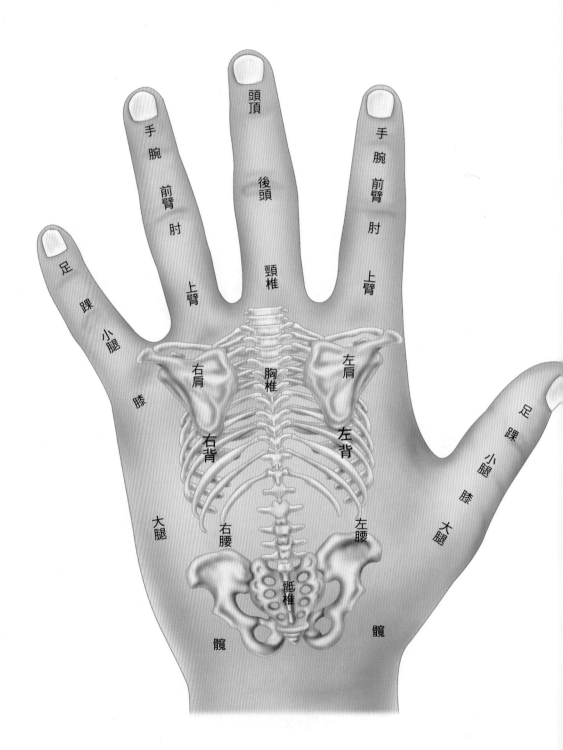

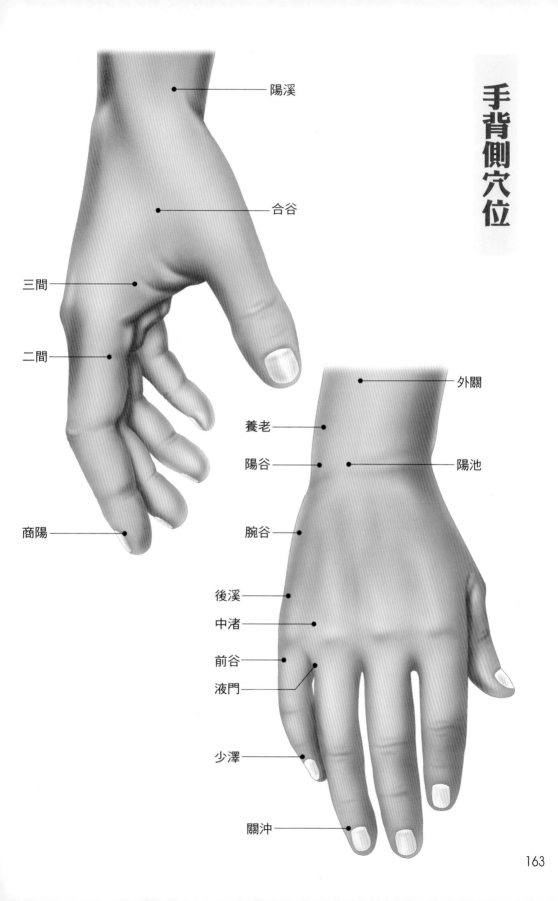

陽溪

合谷

三間

二間

商陽

手背側穴位

外關

養老

陽谷

陽池

腕谷

後溪

中渚

前谷

液門

少澤

關沖

163

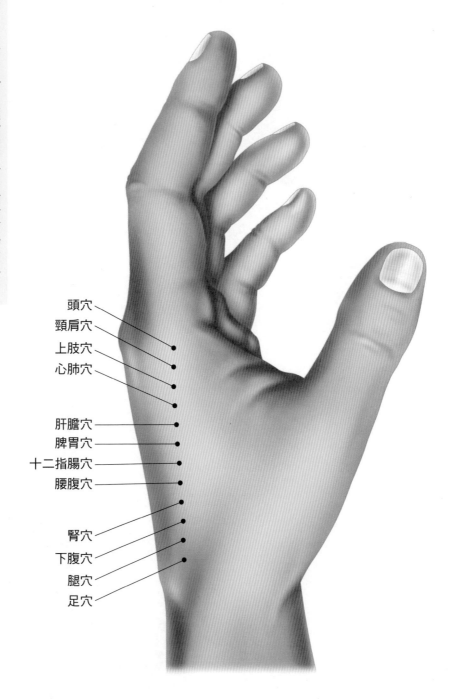

第2掌骨橈側全像穴位

頭穴
頸肩穴
上肢穴
心肺穴

肝膽穴
脾胃穴
十二指腸穴
腰腹穴

腎穴
下腹穴
腿穴
足穴

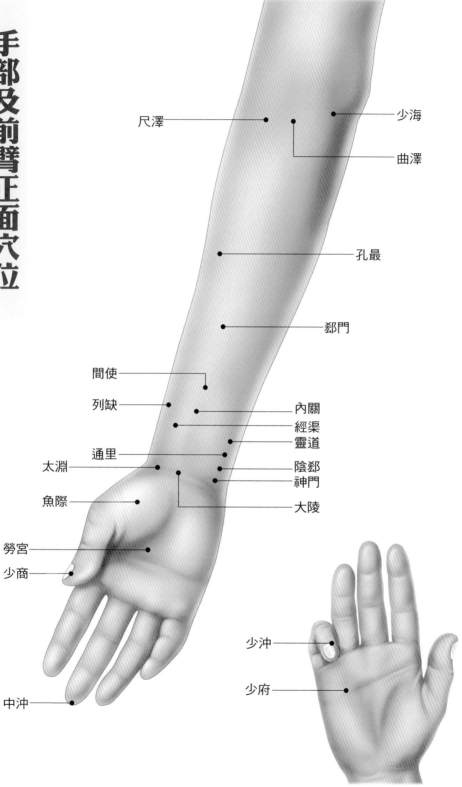

手部及前臂正面穴位

尺澤

少海

曲澤

孔最

郄門

間使

列缺

內關

經渠

靈道

通里

太淵

陰郄

神門

魚際

大陵

勞宮

少商

少沖

少府

中沖

## 手部骨骼構造

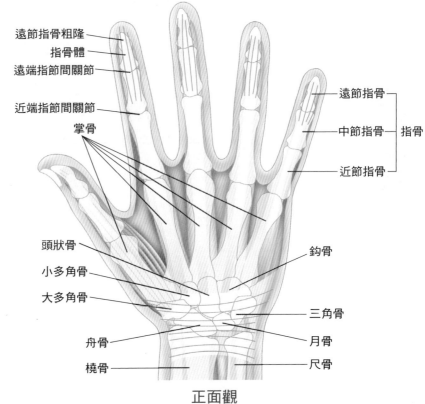

遠節指骨粗隆
指骨體
遠端指節間關節

近端指節間關節
掌骨

頭狀骨
小多角骨
大多角骨

舟骨
橈骨

遠節指骨
中節指骨 — 指骨
近節指骨

鈎骨

三角骨
月骨
尺骨

正面觀

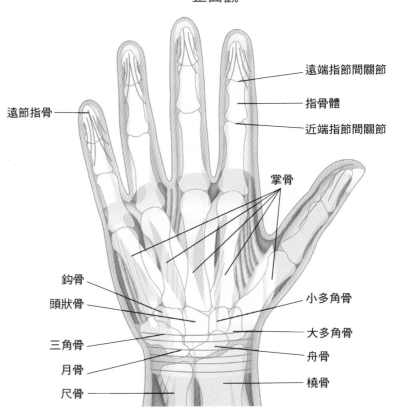

遠節指骨

遠端指節間關節
指骨體
近端指節間關節

掌骨

鈎骨
頭狀骨

三角骨
月骨
尺骨

小多角骨
大多角骨
舟骨
橈骨

背面觀

# 第一章 **手**的奧祕

　　觀「手」是瞭解一個人最簡單又最實際的方法之一，**從手上可看出一個人的健康狀態**。由於手掌的特殊敏感性，使「手診」具有超前診斷的特點，而這一特點則為**疾病的診斷及治療贏得寶貴的時間**。

　　實際上，手診本身也是一種很平常、實際的診斷方式，在生活中可廣泛應用。

# 一「手」掌握健康

按摩刺激反射區，即可「調和血氣」、「平衡陰陽」？

## 手部診斷和按摩的重要意義

手部診斷與按摩法，是一種古老而又新穎的診療方法。它是中國傳統醫學的組成部分之一，綜觀醫學發展的歷史，手部診療法明顯早於其他各種療法。

### ☆用手感知身體狀況，手療歷史源遠流長

原始社會時期，人類穴居野外。天氣寒冷時，會本能地摩擦、按揉、活動雙手，以改善血液循環，防凍保暖，增強抗寒機能。當身體不舒服或疼痛時，亦會不自覺地用手撫按病痛之處，以求疼痛減輕，同時改善機體臟腑、組織、器官的生理功能。

就如同中醫學中的按摩、針灸起源，以某些外部固定部位的病痛反應，尋找記錄人體健康狀況可感知的部位，去捕捉疾病的資訊和診療方法，並一代一代地累積和發展。

### ☆手是人體生理和病理呈現的顯示器

《黃帝內經・靈樞・動輸篇》（註❶）中說：「夫四末陰陽之會者，此氣之大絡也。」意思是說，「手足」是陰陽、經脈、氣血會合聯絡的部位，人體生命力的旺盛和衰弱，都和手足的功能有密切聯繫。手足靈活，則四肢發達，生命力旺盛；手足不靈活，行動緩慢，人體的機能也就較差。

人體上肢的前端，從腕到指尖，稱之為「手」。手由幾十塊骨、幾十個關節、數十條肌肉和多條韌帶組成，這些組成部分使雙手動作靈活自如。

手掌皮膚汗腺無汗毛，是掌部皮膚的重要特徵之一，手背溫度與體表溫度相仿，溫度高於體表。手掌皮下的血液循環豐富，手部有極為密集的毛細血管網和末梢神經，也有兩條和心臟相連的經絡和三條通向頭部的經絡與全身相通。

手部有數十個反射區，是人體運用最多的組織器官，與健康關係密切。人體是一個統一的整體，五臟六腑、四肢**百骸**（註❷）、**五官九竅**（註❸）各司其職，有著不同的生理功能，共同維持人體的生命活動。

根據中醫的整體學說和**生物全息律**（註❹）學說，臟腑、組織、器官的生理變化都能反映到手部。在人體這個生命系統中，「手」是最能反映心理和健康的器官，是生理和病理呈現的顯示器。如能看懂手掌、手指和手腕上的特徵及掌丘、皮膚的紋理，這些資訊將會提供有關健康的重要訊息。

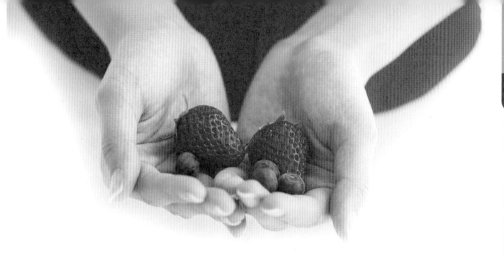

## ✪按摩具有「雙向」和「整體」的調節作用

　　人們可經常活動和按摩雙手，進而改善全身的血液循環，使循環系統暢通，達到防病治病的保健效果。經常按摩雙手的大小魚際，可以宣肺防咳，理脾調肝、明目，維持正常的心臟功能；按揉5指可以防治腦動脈血管硬化等。

　　中醫師也運用各種手法技巧，在患者手部反射區按摩刺激，發揮平衡陰陽、行氣活血、化瘀止痛、祛風散寒、清腦寧神、開通閉塞、祛邪扶正之作用。

　　另一方面，應力也可轉化為「能」，改變其相關的系統功能，這種「能」可做為資訊載體，通過反射區再到臟腑、組織、器官的傳導，反射性地影響津液、氣血、營衛、腦髓、臟腑，以及神經、情志等生理活動和病理狀態，產生全身整體性的調治效果。

　　按摩的主要治療作用就是「調和血氣」、「平衡陰陽」，因而常把按摩的這種治療效果稱為「調整作用」。所謂「調整」，就是指矯正機體功能的偏盛或偏衰，使它們保持相對平衡，達到防治疾病的目的。

　　事實證明，按摩的「調整作用」，比起藥物的調整作用，效果更佳。藥物調整的可能是「單向」，而按摩的調整作用則常為「雙向」和「整體」的調整作用。其所產生的機體功能變化，都在生理允許範圍之內。

　　對高血壓患者來說，採用降壓藥物使血壓下降；而對低血壓患者，則要用升壓藥物來使血壓上升。手診手療法則不同，高血壓、低血壓可在同一個反射區進行按摩治療，既可使高血壓患者的血壓降低，又可使低血壓患者的血壓升高，且當其升高或下降到正常水準後，不會出現降壓或升壓過度的現象，也因此可稱為「雙向調節作用」，又稱「良性雙向調節作用」。

　　另一方面，利用手法刺激反射區，使手法動態力的波動作用，傳至所屬臟腑及其所過之處的臟腑、組織、器官，並改善和恢復其生理功能，這些都是按摩療法的整體調節作用。

　　手部按摩是21世紀新興發展的一種簡單非藥物療法，具有適用範圍廣、療效確切、安全可靠、無任何毒副作用，具有簡便易行、易學、易用的特點。它可提高機體的免疫力，為越來越多的現代人所接受、學習和傳播。

# 何謂「手療」？

「手療」是通過手部的經穴、經外奇穴、手部全像反應區等部位，進行按摩、手浴等不同形式的刺激，以疏通經絡、活氣血，達到養生保健、防治疾病之目的。

手療是中醫學的重要組成部分，經過中國醫學專家長期醫療實踐探索出來的一門技能。是一種非藥物療法，也是一種自然療法。它主要透過對人體功能的調節，而達到防病治病的目的。

## ✪ 手是人體「內臟」狀態的指標

手掌上布滿與人體內部器官緊密相連的經絡和穴位，體內某個部位老化產生異常，手掌上就會產生相應的變化，而按摩手掌上不同的點、穴、區，就能改善人體相應部位的機能。

中醫理論認為人體是一個有機的整體，各臟腑間、內臟與體表間關係密切，而手部是各條經絡的起止點，全身的資訊均可以在手掌中表現出來。

## ✪ 手部療法：由小見大，見微知著

手部療法歷史悠久，早在2000多年前，醫學名著《黃帝內經》中，就有大量描述手與內部臟腑相關連的介紹，及內部疾病在手部反映的典型論述：「掌中熱者，腹中熱；掌中寒者，腹中寒。」

東漢年間，人們對「手」的認識也更加深入。明清之際，在 **《四診抉微》**（註**⑤**）、**《形色外診簡摩》**（註**⑥**）等古籍中，也均有通過手部神色形態變化，診斷全身疾病的論述。其他如手紋學、手型學、手相學等，從古至今廣泛在民間流傳。同時手部按摩又是全身按摩的縮影，而推拿學、按摩學、針灸學的發展，也充分地豐富了手部診斷與治療學的內容。

隨著時代的發展，尤其是全球反射學在醫學領域的長足進展，生物全息律在醫學領域裡也有多學科突破，相關學科的交互融合，使人們逐漸創立出多種手部療法，如手功療法、手針療法、手浴療法、手印療法和手部按摩療法。

最近幾年來，足部反射區按摩療法的廣泛應用，又為手部診斷按摩療法充實了新的理、法、方、技，促進了該學科的進展。

隨著生活水準的提高，手部療法越來越受到人們的重視，傳統的保健方法也已走入家庭，並隨時代的發展而日趨完善。今日，手療已成為一門獨特的手部按摩法，對於強身健體發揮著重要的作用。

# 手部病理反射區原理

手部穴位病理反射區和腳部穴位病理反射區相同，都是神經的聚集點。按照我國醫學經絡學原理，可知經絡是人體內部臟腑和外部體表相連的通路，經絡在人體內外、上下、左右、前後互相連貫，並形成一個整體。

## ✪雙手勤按摩治百病

經絡是內部臟腑和外部體表相連貫的通路，能把外來的病邪從表傳向裡去，把內臟的病變從裡反映到體表，並在所屬經絡循行的部位留下痕跡。手三陽經（手陽明大腸經、手少陽三焦經、手太陽小腸經）從手指沿上肢的陽面走向頭部；手三陰經（手太陰肺經、手厥陰心包經、手少陰心經）從胸部沿上肢的陰面走向手指。

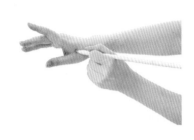

這六經和內臟息息相關，內臟的變化通過六經的經絡可準確地反映到手上。只要準確、不斷地按摩手部穴位病理反射點，就會使內臟不斷受到良性刺激，而逐漸強化其功能。這就是手部穴位病理按摩的簡單原理。

手的正反面有79個病理反射區和治療穴位，這些穴點中，在手心有39個，手背有40個，雙手穴點相同。用於祛病強身時，多需雙手取穴，個別病（如牙痛）可單手取穴，至目前臨床證明，雙手按摩這些穴點，可治療近百種疾病。

## ✪健康不必求人，手部按摩簡單易學

對個別較重、久藥不癒的病，如果在按摩中能將手部按摩、腳部按摩和相關的病區阿是穴（註❼）噴酒按摩結合運用，療效會更顯著。

手部穴位病理按摩的優點是方便易行。由於雙手終日裸露在外，行走坐臥，任何場合皆可隨時按摩，非常有利於強身防病。以預防感冒為例，只要每天多摩擦幾次雙手大魚際穴區，就可達到防病的作用。

手部穴位病理按摩法簡單易學、工具簡便，絕大多數人均可按圖索驥，自我按摩，健康不必求助於他人，也因此深受歡迎。

---

註❶ 《黃帝內經》：將《素問》及《靈樞》各9卷合而為一，共計18卷。現存最早的中醫理論典籍。飽藏春秋戰國之前的醫療經驗和理論，是傳統的醫藥聖經，以及修習中醫者必讀的經典。

註❷ 百骸：意指人體所有的骨骼。

註❸ 五官九竅：五官為眼、耳、鼻、口、舌；九竅即為人體的兩眼、兩耳、兩鼻孔、口之孔竅，再加上陰竅（尿道）和肛竅。

註❹ 生物全息律：指生物的每一個特定小部分都具有整體的縮影。

註❺ 《四診抉微》：清代林之翰的代表著作，全書共8卷，為中醫診斷學專著。

註❻ 《形色外診簡摩》：清代周學海撰於光緒20年（1894），一部中醫診斷學專著。

註❼ 阿是穴：指無固定位置，按壓病體檢查時，感覺最痛或最敏感處，即可稱為「阿是穴」。

# 常用的手部按摩技巧

## 10種常見按摩技法

### ① 按法

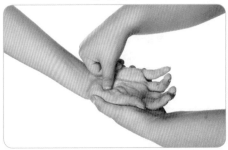

【手法】用拇指指尖或指腹垂直平壓於手
部穴位，以按壓為主。常與點
法、搓揉法配合運用。

【適用部位】用於手部平坦的區域。

【功能主治】疏經活血、解痙止痛。多用
於慢性疾病的治療。

【注意事項】間斷緩慢著力，患者有痠、
麻、脹感覺。忌用力過度。

### ② 掐法

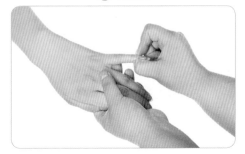

【手法】用拇指指甲端重按穴位。是手部
按摩中刺激最強的一種方法。

【適用部位】用於掌指關節結合部位及掌
骨骨縫部位或10指末端。

【功能主治】開竅醒神、回陽救逆、溫通
經絡，常於急救時使用。

【注意事項】在穴位或反射區重按的時間
要短。

### ③ 捻法

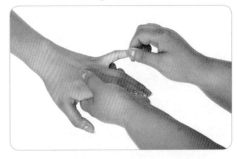

【手法】用拇指、食指或中指掌面夾持住
按摩部位，2指或3指相對做揉搓
動作。

【適用部位】一般用於手指處的小關節。

【功能主治】疏通經絡、活血止痛。用於
手指各小關節的病症。

【注意事項】注意力度和頻率。

### ④ 搖轉法

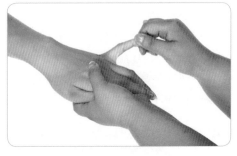

【手法】使手部指關節、手腕關節做被動
均勻的環形動作。

【適用部位】一般用於指關節、手腕關節。

【功能主治】行氣解痙、滑利關節。

【注意事項】雙手同時進行，一手固定，
一手操作。切忌勿突然單手
用力。

## ⑤ 擦法

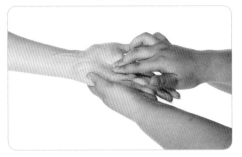

【手法】以雙指或手掌大小魚際及掌根
部，附著於手的一定部位，緊貼
皮膚進行往返快速運動。

【適用部位】用於手掌、手指部，尤其是
手掌心的穴位。

【功能主治】溫通經脈、行氣活血、祛風
散寒。多用於慢性病、虛寒證的治療。

【注意事項】要做到著力不滯，迅速往
復，並出現溫熱感為佳。

## ⑥ 拔伸法

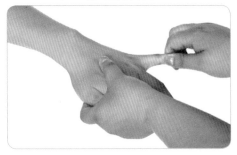

【手法】在關節上下端，沿著肢體縱軸方
向，用力做反方向的牽拉、牽引
動作，從而使關節間隙增大。

【適用部位】手指的指關節、掌指關節及
腕關節等手部關節。

【功能主治】疏通經血、行氣活血。適用
於局部的病症。

【注意事項】兩手用力適度，切忌強拉硬
牽，以免損傷關節或韌帶。

## ⑦ 推法

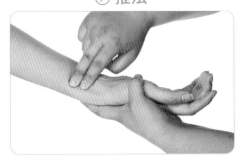

【手法】用指腹、掌根、單指及大小魚
際，著力於一定的部位，順著一
個方向直線移動。

【適用部位】一般用於手部縱向長條的反
射區。

【功能主治】通經活血、祛風散寒、調和
氣血。多使用於慢性疾病的
治療。

【注意事項】操作時，指掌緊貼體表，用
力均勻。

## ⑧ 點法

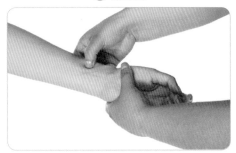

【手法】可用拇指或中指的指端，或小指
外側尖端加無名指、拇指，或者
屈拇指指關節、食指近端指關節
等部位，點壓手部穴區。

【適用部位】用於骨縫處的穴位、要求力
度大而區域較小的部位。

【功能主治】通經活絡、調和陰陽、消腫
止痛。多用於急症和痛症。

【注意事項】忌用力過度，應逐漸加力，
使患者有痠、麻、脹感覺。

## ⑨ 搓揉法

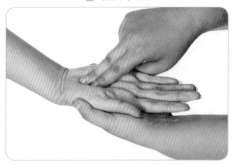

【手法】指搓揉法是用手指腹和手掌貼附在按摩部位，輕柔緩和地施轉搓揉的方法；掌搓揉法是用手掌大魚際或掌根部，附著於治療的部位，做環旋揉動的方法。

【適用部位】一般用於手部縱向長線實施，或沿指向各側施行。

【功能主治】通經活絡、祛風散寒、調和氣血、行滯化瘀。多用於慢性病、勞損性疼痛治療。

【注意事項】操作時要求指掌緊貼體表，用力穩健，速度緩慢均勻，保持在同一層次上推動。推行時，沿手部的骨骼方向施行即可。

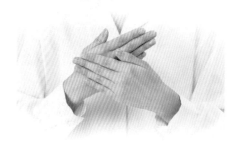

## ⑩ 壓法

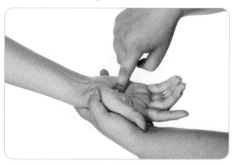

【手法】所謂「壓」的手法，就是指壓，是普遍使用的穴位刺激法。指壓最主要是利用施力容易的拇指或食指、中指，加重壓力，而且長時間按壓也不致疲倦。

【適用部位】用於手部平坦的區域。

【功能主治】多用於慢性疾病的治療，一般僅予以輕壓，稱為「補法」，即補充能量，是促進器官恢復正常的刺激法。神經亢奮、有強痛時，則予以重壓，則稱為「瀉法」，是抑制過高能量的刺激法。雖然統稱「指壓」，實際操作時，應視疾病、症狀，而有不同指法。

【壓法時間】每壓3～5秒，休息2～3秒，再壓，每一部位重複3～5次。

【注意事項】指壓時要配合獨特的呼吸法，要領是：指壓時呼氣，停壓時吸氣。

---

### 迷你知識專欄

**除了上述10種手部按摩的技巧外，還有以下常用方法：**

❶ 牙籤刺激法：用牙籤1根或10根為一組捆紮起來，分別刺激施治的部位。

❷ 圓珠筆尖刺激法：用圓珠筆尖端直接刺激治療病變的部位。

❸ 煙灼薰法：用點燃的香煙或艾卷直接灼薰施治的部位。

# 健康，從護手開始

## 保健方法簡單易學

人類在工作、學習、生活和娛樂中，幾乎離不開上肢和手的功能。在人的感覺器官中，雙手與外界接觸的機會最多，被污染的機率也最高；手又是手三陰經脈與手三陽經脈交接之處。做好上肢和手的衛生保健，對於防病健體非常重要。

## 上肢以「動」為養

上肢經常「運動」，就是最好的保健方法。運動的方法如搖肩轉背、左右開弓、托肘摸背、提手摸頭等。平常我們所進行的運動保健，大多都必須運動上肢才能完成。

### ✪甩動法

動作：雙手輕輕握拳，由前而後，甩動上肢，先向左側甩動，再向右側，兩肢垂於身體兩側甩動。各24次。

功效：有舒展筋骨關節、疏通經絡氣血、強健上肢的作用，可預防肩、肘、腕關節疾病，還可調節氣血，防治高血壓。

## 按摩保健

手部按摩和上臂按摩結合在一起進行。

手法：雙手合掌互相摩擦至熱，一手掌面放在另一手背面，從指端至手腕來回摩擦，以局部有熱感為準，雙手交替。然後用手掌沿上肢內側，從腕部向腋窩摩擦，再從肩部沿上肢外側向下摩擦至腕部，一上一下為1次，共做24次；另一上肢作法相同。按摩時間可安排在晚上睡前和早晨醒後。

功效：促進肌膚的血液循環，增進新陳代謝及營養吸收，使肌肉強健，除皺悅澤，柔潤健手，防治凍瘡。

## 梅花針護手

手法：取梅花針輕叩手背部的皮膚，由指尖沿著手指直線向手腕處叩擊，每日1次。

注意事項：手法不宜太重，每次叩擊以手背皮膚達到溫熱即可，叩完後最好塗擦護手膏。

功效：潤滑防皺、活絡行血，保持手部健美。

## 手部衛生

保持手部清潔衛生，一是促進局部血液循環，有健手美手的作用；二是預防疾病，是把握「病從口入」的重要環節。

俗話說：「飯前便後洗洗手，細菌病毒難入口。」洗手時應使用肥皂或香皂，不但去油泥污垢，還可殺菌。但切記不可用汽油清洗手上的油垢，因汽油對皮膚有侵蝕作用，會使手變得粗糙，引起皮膚病。

冬季手指取暖，古人主張用電暖器，或用熱水泡手，不可以爐火烘手。古書中記載，「冬寒頻以爐火烘手，必致十指燥裂」，這對日常生活具有指導意義。同時要勤剪指甲。《養生書》（註❽）說：「甲為筋之餘，甲不敷截筋不替。」經常修剪指甲，可消除細菌，又可加強新陳代謝，促使筋氣更新，有利於指甲的光澤和筋膜的強健。

## 透過「運動」，達到護手的目的

### ✪搓手揉穴

❶ 兩手5指分開，手心相對，手指相互交叉，搓手30次。
❷ 用右手掌貼在左手背上，搓手30次。
❸ 用右手拇指先後按壓睡眠穴、神門穴、內關穴，每穴按壓20～30秒，至有痠脹感為宜。

### ✪手臂伸展運動

❶ 將兩手在背後交叉，接著使勁地向後伸，如此重複數次。
❷ 兩手臂在體後伸展，手指交叉，兩手腕合攏上舉，使人有懸掛於天花板上的感覺，過一會兒停止後吊，兩手下垂放置體側。

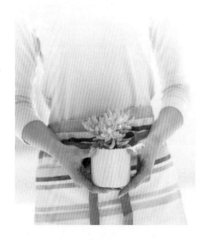

### ✪拇指運動

作法：用拇指（以下拇指稱為第1指，食指稱為第2指，以此類推）依次「搇」（音同「沁」，用手按之意）按其餘4個手指的指尖。

其中按第2指2次、第3指1次、第4指3次和第5指4次，再按第4指3次、第3指1次和第2指2次，即採用2134312的順序搇按，如此左右各做10～20次。

---

註❽ 《養生書》：相傳為漢代黃老養生家的著作，80年代在湖北張家山漢墓出土。

## ✪健腦養生手指節奏操

有節奏的手指刺激，可以活躍大腦細胞，增強大腦的記憶力和思考能力。藉由不斷刺激指尖，可促進神經末梢的血液循環，調節人體內臟的運作。

**作法**：用拇指依次向其餘4指做有節奏的對指運動，先從**食指→中指→無名指→小指**做對指運動，再從**小指→無名指→中指→食指**做對指運動，共20次。

藉由這種精細的指尖動作，可以提高記憶力和集中力，防止指尖麻木、疼痛，見下圖所示。手指節奏操要一邊做一邊數數，雙手同時進行效果更好。

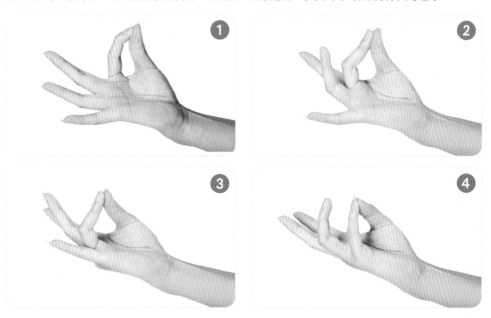

## ✪手臂揮舞運動

① 兩臂伸平於身體兩側，手掌向下，然後將手掌翻轉向上，再向後轉，至手掌向後。如此迅速翻轉手掌，以帶動雙臂轉動，做4次。

② 分腿直立，彎腰，兩臂自然下垂，然後用力抖動雙臂。注意，要使從背部至手關節的肌肉都活動起來，數至30後結束。

③ 兩臂平伸於身體兩側，手掌向下，用力向後振動雙臂，肩部持平，做20次。

④ 俯臥，雙臂放於身體兩側，然後將頭及雙臂迅速抬起，再放下，做20次。

⑤ 端坐，雙手放肩上，手臂與肩成一線。舒展雙臂時張開5指，掌心向上，還原，做20次。

⑥ 直立，將兩臂伸直放於體前兩側，然後分別向左上方、右上方和正上方各擺動5次，擺臂時注意「攥拳」（握拳），每次要從身體的兩側放下手臂。

⑦ 直立，兩臂上舉，然後彎腰，兩臂盡力後擺，膝部放鬆，還原，做7次。

⑧ 盤腿端坐，雙手於胸前合掌，10指指向身體。隨即轉動手腕，使指尖向前，然後再轉回。注意，手指要保持合攏並相對，共做10次。

## ✪指尖運動

❶ 兩手伸向前，時而握指，時而放
   開，如此進行20次。

❷ 用夾子夾住手指指尖，3秒鐘後再
   鬆開，反覆進行5～7次，10指輪流
   進行。

溫馨提示：夾子夾指尖時間不可過
         長，以免充血瘀血。

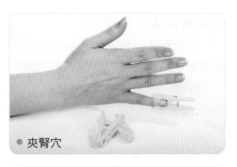

● 夾腎穴

## ✪甩手療法

❶ 站立，雙足與肩同寬，兩手需握拳
   頭，兩拳拳心相對，兩臂做前後
   擺動。

❷ 兩臂前擺呈弧形，高度與臍平，腳
   後跟自然踏地，後擺時腳後跟自然
   抬起。雙手擺動50次。

功效：能疏通經絡、行氣活血。

溫馨提示：整個過程做到安靜、自然。

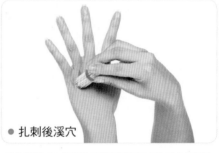

● 扎刺後溪穴

## ✪牙籤束刺手

手掌和手背上均有很多穴位，刺激這
些穴位，可以疏通穴位所在的經絡，防治
身體相應部位病變的發生。適用於預防多種病症。

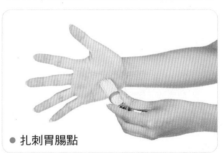

● 扎刺胃腸點

作法：選10根牙籤，用橡皮筋束在一起，用牙籤束按順序按壓手部，刺激手
     背、手指和手掌，每次持續約3秒鐘，然後再刺其他地方，直到把手
     心、手背和手指全部刺激到。

這是一種刺激穴位的按摩法，對於刺激整個手掌有很好的效果。若身體某些
部位不適或有疾病，則可重點刺激它在手上的反射區。

牙籤頭尖細，可刺激手上的血管，促進血液循環，還可以刺激各個臟器的反
射區，是一種很實用的健身法。

溫馨提示：要注意刺激的程度，不可傷到皮膚。

## ✪掌心按壓法

作法：用右手拇指端按壓左手掌心，右手其餘手指頂住手背，一壓一鬆為1
     次，反覆進行30～50次。再換另一手進行。

功效：能強心健體、消除疲勞。

溫馨提示：選擇手掌的穴位進行針對性按壓，其效果將會更好。

## ✪拍擊手掌

一夜未眠或者夜間睡眠時間太短時，早晨起床後常會感到頭昏腦脹。不妨做這種簡單而有效的拍手掌操，可使人頭腦清醒。

❶ 將手掌合起來拍擊，發出「啪啪」的聲音。一般在清晨起床後開始活動，先把雙手向上方伸展，用力拍擊手掌3次。

❷ 把向上方伸展的雙臂，放在與頭呈90度角的部位，再拍擊3次。注意拍擊時，手腕要用力伸展，盡量雙手掌對齊。

功效：手掌心是人體許多臟器反射區的所在，拍手掌可寧心醒腦，有助於增強心臟功能，開發大腦潛力。對於防治晨起時頭昏、白天精神萎靡不振、記憶力不佳、注意力不集中、手麻、手涼等均有較好的效果。

溫馨提示：拍手掌的要點是手掌合上時，盡量讓手掌以及手指互相貼合，中指和中指緊貼，能刺激到手掌上盡可能多的部位，效果會更好。

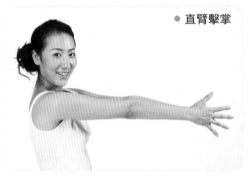
● 直臂擊掌
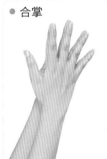
● 合掌
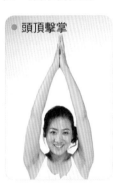
頭頂擊掌

## ✪手部保健操

❶ 直立，一隻手從背後向上，另一隻手過肩向下，使兩手在背後握住，深呼吸。這一練習對背部也有益處。

❷ 握拳，再放開，並盡力分開5指，做15次。

❸ 坐於桌前，雙肘支於桌上，右手握左手腕。左手放鬆並伸開5指，向左、右各做5次轉腕。換手，重複上述動作。

❹ 兩臂向前平伸，5指併攏。然後，先張開小手指，再依次張開無名指以及其他3指，練習時動作要慢，默數至30後結束。

❺ 雙肘支於桌上，伸開5指，轉動雙手腕，向內、向外各轉動45圈。

❻ 直立，雙臂自然平伸於身體兩側，然後抖動雙手，至手部完全放鬆為止。在一天中的任何時間，都可為放鬆手部關節而進行這一練習，特別是在長時間打字或寫字之後。

## ✪無名指指壓法

作法：一隻手的拇指與食指，按壓
另一隻手的無名指第3關節處
的兩側，3秒鐘後鬆開，反覆
7次，每天早晚進行。

功效：調節內分泌系統、促進血液
循環、預防生殖系統疾病。

溫馨提示：配合捻法效果將更佳。

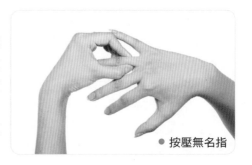
● 按壓無名指

## ✪溫熱刺激法

作法：用香煙、艾條或吹風機刺激手的各個部位。

功效：具有行氣活血、調理內臟功能、消除疲勞、緩解精神緊張的作用。

溫馨提示：當手部感覺熱時，可移開香煙、艾條或吹風機，避免燒傷皮膚。

## ✪響指運動

按壓指關節使其作響的動作，對人體指關節有益，而通過神經反射，也有調
節臟腑氣血的功能。

作法：壓左指關節時，以右手手掌覆蓋左手手背，左手呈鬆散的握拳狀，以
右手掌心壓抵住左手一手指的第一節指關節，向下擠壓便發出「卡
啦」、「卡啦」的骨關節聲響，依次進行，右手指關節也同理。

## ✪手指互鉤

作法：將雙手某兩個相同手指互相
鉤住，3秒鐘後鬆開，再進行
其他手指的鉤拉。反覆進行
5～10次。

功效：具有改善內臟功能、延緩衰
老的功效。

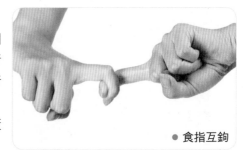
● 食指互鉤

溫馨提示：力量要均勻，適用於拇指以外的手指。

## ✪指掌運動

「指掌運動」可以讓你的手在很短的時間內得到呼吸，讓腦子得到休息。這
是一種以手指與手掌相互揉按為基礎的手部運動，將點狀按摩與面狀按摩結合，
通過手指的活動來點按經穴，且又藉由掌面的變化使手得到休息。

❶ 雙掌合實，以右手直握左手橫掌，右手除拇指之外的4指，緊扣於左手橫
掌背面的3、4掌骨之間，點按30次。

功效：能輔助治療脊椎關節疾病、骨質增生等症。

❷ 右手掌面下垂，左手拇指、食指捏住右手拇指向下垂直拉平，按30次。

功效：改善食慾不振、積食、消化不良等症。

❸ 雙掌相合，食指與中指向內收，只留無名指、小指相互用力擠壓，並且左右搖擺30次。

功效：主治糖尿病、脈管炎等病症。

❹ 5指相對，各以指尖直對，對抗擠壓形成最大的角度，保持1分鐘。然後左右搖擺30次。

功效：治療牙痛、巔頂痛（頭頂痛）、頸椎病等。

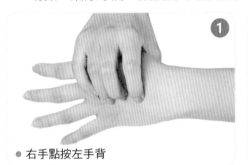
● 右手點按左手背

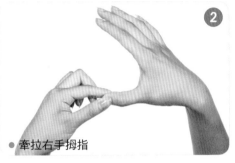
● 牽拉右手拇指

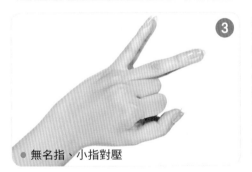
● 無名指、小指對壓

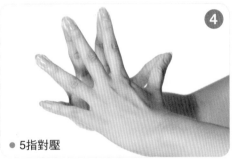
● 5指對壓

## ✿戒指功

❶ 將戒指戴在無名指或中指、食指上，先把戒指推到第2關節處，然後從旁邊按壓戒指，大約10～15次。

❷ 再將戒指放到無名指或中指、食指的第1關節處，輕輕按壓關節，反覆做10～15次。每天早晚進行。

功效：人體的無名指上有內分泌系統反射區，其與血液循環關係密切。刺激無名指可以調節荷爾蒙分泌，促進血液循環，改善消化系統功能。持續對無名指進行按壓，生殖功能也可得到強化，對於防治痛經、月經不順、陽萎、早洩等疾病頗具功效。

# 手部按摩注意事項

## 不可忽略的細節—環境、衛生、按摩須知

### ☆環境

按摩時，室內必須避風、避強光，避免噪音刺激。保持室內空氣清新、光線充足、乾淨整潔。

### ☆手部衛生

按摩者應雙手清潔，指甲修剪整齊，避免劃傷被按摩者。為了加強療效，防止皮膚破損，在按摩時可選用一些潤滑劑，如按摩乳等。

### ☆手法因人而異

按摩過程中，若患者出現頭暈、噁心、昏厥等情況，應立刻停止。

應根據被按摩者的體質、病症和不同穴位，選擇適宜的手法。按摩前後，被按摩者應喝溫開水，有利於血液循環和排除體內毒素。

### ☆對症按摩

「慢性病」一般需要按摩療程持續才可見效。對症選穴後，採用指尖點按或按揉手法，力量應柔和。手部穴位較小時，可選用一些圓滑的器械代替手指按摩。

### ☆以下情況不宜按摩

1. 手部有創傷、感染或化膿者，不宜進行手部按摩。
2. 有骨科疾病，如骨折、關節脫位、骨關節結核、骨腫瘤、骨髓炎等，不宜進行手部按摩。
3. 妊娠和經期的婦女不宜點壓按摩手部。
4. 急性腹膜炎、胃及十二指腸穿孔、急性闌尾炎等，不宜按摩手部。
5. 有出血傾向者不宜按摩手部。
6. 注意在飯前半個小時和飯後1個小時內，不要點壓按摩。
7. 對急性病以及較重的病症，應及時送到醫院救治。

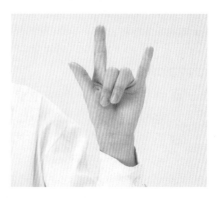

---

## 迷你知識專欄

**自我按摩的時間，以起床和臨睡前為宜**

自我保健按摩以每天1次，每次20～30分鐘為宜。可選擇在清晨起床前和每晚臨睡前進行。

# 第二章

# 3分鐘手療 保健養生攻略

手部按摩療法是一種自然的非藥物療法，正慢慢走進更多的家庭。它以其鮮明的特色與優勢，成為**保健和防治疾病的一種有效方法**。

研究顯示，手部按摩可**提升免疫力，提高清除自由基的能力**，是人人輕易擁有健康的好方法，越來越受到世界各地人們的青睞，不斷被學習、應用和流傳。

# 減肥

●手療部位：內分泌點、胃腸點、脾點、勞宮穴、魚際穴、商陽穴、少澤穴

「肥胖」是人體內脂肪堆積過多所造成。

輕度肥胖，僅需控制飲食，使總熱量低於消耗量，少吃碳水化合物類的食物，多吃瓜果蔬菜，並多做運動，一般不必用藥物治療。輔以按摩，改善腸胃功能，則能有更好的效果。重度肥胖者則需採取綜合減肥。

按摩減肥是一種簡單有效，而無任何不良後果的方法。按摩時取仰臥姿，揉按前胸、腹部、雙腿、臀部，每次3分鐘，然後按推身體上的穴位，如曲池、足三里、太溪、關元等，連續按摩1個月，每天1次，休息1週後再進行，效果將會較好。

## 手療方法

按摩內分泌點、胃腸點、脾點、勞宮、魚際、商陽、少澤穴均有效。

手上的胃腸點、內分泌點、脾點、商陽、少澤、勞宮、魚際可經常刺激，有改善胃腸功能、預防肥胖的功用。

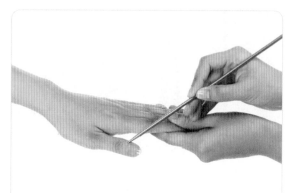
● 點按脾點

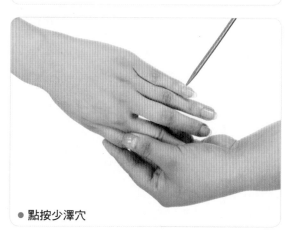
● 點按少澤穴

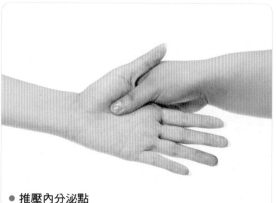
● 推壓內分泌點

## 3分鐘 美 容 美 體

# 嫩膚

● 手療部位：胃腸點、胃脾大腸區、腎上腺區、神門穴、
大陵穴、陽池穴、合谷穴

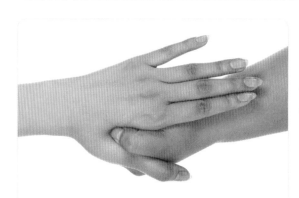

● 按合谷穴

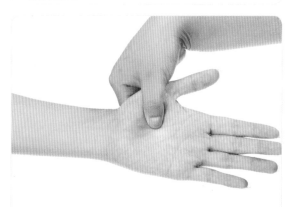

● 按腎上腺區

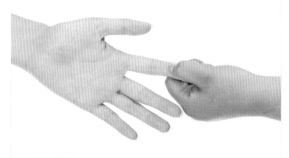

● 掐大腸點

多數人認為，皮膚粗糙與皮下組織的血液循環不良及內分泌失調有關。使用反射區治療法，能刺激荷爾蒙的分泌，使皮膚細嫩柔滑。

甲狀腺的反射區有促進荷爾蒙分泌的功能，胃、十二指腸、直腸的反射區有調整胃腸狀態、防止皮膚粗糙的作用。

### 手療方法

刺激胃腸點、胃脾大腸區、腎上腺區；按壓神門、大陵、陽池、合谷穴。

### ✚ 醫師叮嚀

手足上的反射區及治療點，必須長期刺激按摩才會有明顯的效果。按摩１次以１５～２０分鐘為宜，保健美容按摩，可隔天１次，而治療性按摩每日１次，１０～１５次為一療程。

按摩環境以空氣流通、濕度適中為宜。冬天按摩要注意保暖，以防受涼。按摩者的指甲宜與指端相齊為宜。

按摩時，手法由輕逐漸加重，結束時要輕緩。當處於飢餓、飽食、疲勞過度時不宜按摩，易影響身體健康。

# 烏髮

●手療部位：腎點、心點、命門穴、中沖穴、關沖穴、陽池穴

少年白頭，西醫稱為「早老性白髮病」，是一種兒童及青年時期白髮性疾病，其病因十分複雜，共有兩大類型，一種屬先天性少年白頭，另一種屬後天性少年白頭。

在後天性少年白頭中，經常會伴隨某種疾病發生，有些則是由於精神過度緊張和營養不良所致。

中醫認為，毛髮與元氣、宗氣、營氣關係密切，三者的供給或功能狀況保持平衡，才能使人體的皮膚毛髮正常而美觀，如有一氣不足就會影響其他諸氣的運行或功能；如有二氣受損，必然導致人體皮膚和毛髮的損害，失去正常結構和性質，表現出不同程度的病態。

中醫認為，青少年過早出現白髮，常因為憂愁思慮、血熱內蘊、髮失所養導致。治療時宜採用涼血清熱、滋補肝腎的方法。

## 手療方法

用拇指輕輕按壓腎點、心點、命門。按一下，鬆一下，每天持續50分鐘。若能同時配合按壓中沖穴、關沖穴、陽池穴，效果將更佳。

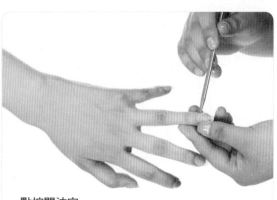

●點按關沖穴

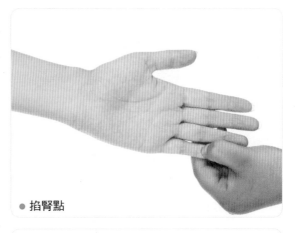

●掐腎點

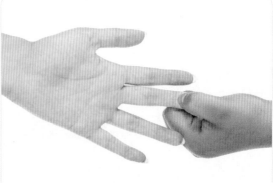

●掐心點

## 3分鐘 美 容 美 體

# 祛斑

●手療部位：胃脾區、大腸點、小腸點、胃腸點、合谷穴、
後溪穴、陽池穴

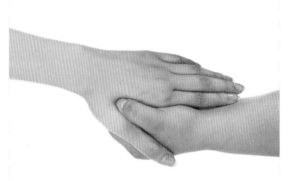

●按合谷穴

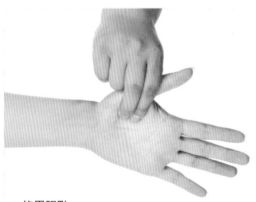

●掐胃腸點

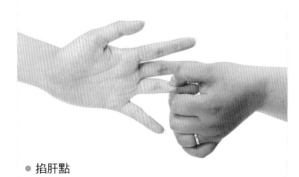

●掐肝點

「雀斑」是常見於臉部較小的黃褐色或褐色的色素沉澱斑點，為常染色體顯性遺傳，尤以夏季明顯，病變的發展與日曬有關。

雀斑多見於女性，兒童往往6～7歲以後開始出現，到青春期最為明顯。

夏季的時候，日曬皮損加重，冬季減輕。皮損為淡黃色、黃褐色或褐色斑點，呈圓形、卵圓形或不規則形，主要集中在臉部，尤其是雙眼到兩顴骨凸出的部位。

### 手療方法

按摩胃脾區、大腸點、小腸點、合谷、後溪、陽池、胃腸點均有效。

雙手掌互搓至發熱，再點按穴位效果更佳。

### ✚ 醫師叮嚀

### 如何預防雀斑？

預防雀斑的形成，需避免陽光和紫外線照射。如果是因為代謝障礙、肝和生殖系統疾病而引起的皮膚褐斑，應請醫生診斷。

# 除痘

● 手療部位：生殖腺區、腎點、合谷穴、陽池穴、魚際穴、
肺穴、關沖穴、神門穴、大陵穴

　　痤瘡又稱「粉刺」，多發於皮脂腺分布密集的頭、頸、背、臀等處。因皮脂腺分泌旺盛，排泄口堵塞，導致導管擴張而形成。

　　併發感染時，囊腫表面和周圍有炎症反應，局部呈現炎性丘疹、膿包、結節、瘢（音讀「班」）痕等。

## 手療方法

❶ 每天用髮夾刺激合谷穴。
❷ 加強腎臟微循環的刺激，煙灼腎點。
❸ 促進血液循環，刺激陽池、魚際、肺穴、關沖、神門、大陵、生殖腺區，都有滋潤皮膚的功效。

### ✚ 醫師叮嚀

　　注意保持臉部清潔。不使用油性化妝品。按摩手上的穴位時，配合牙籤刺激效果更佳。

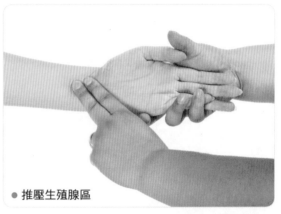

● 推壓生殖腺區

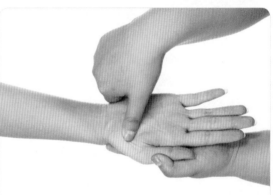

● 推壓魚際

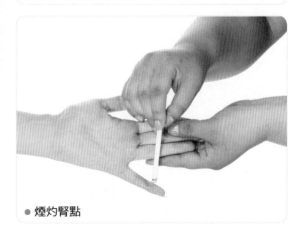

● 煙灼腎點

## 3分鐘梳理你的 生 殖 系 統

# 痛經

● 手療部位：子宮區、卵巢區、生殖區、合谷穴、三焦點、下腹穴、腎穴、命門穴、會陰點

「痛經」是指在生理期前後或經期發生，下腹疼痛或腰骶部疼痛的症狀，如有原發子宮肌瘤、骨盆腔炎等，需先治療原發性疾病。在此主要談「功能性」痛經的按摩推拿治療。

痛經多發生於精神緊張、抑鬱、恐懼、情緒不穩定的人。中醫學認為，痛經主要因情緒壓抑、憂思悲怒、肝鬱、氣滯、瘀血阻滯引起。

一般在生理期前開始有痛感，逐漸加劇，歷時數小時或兩、三天不等，疼痛多為下腹部絞痛、脹痛或墜痛。嚴重者還常伴隨有消化系統症狀，如噁心嘔吐、腹瀉、頭痛、冷汗、虛脫等。

## 手療方法

❶ 子宮區、卵巢區、合谷穴、三焦點、下腹穴有按壓止痛效果。

❷ 用細棒頭按壓足後跟10分鐘，可明顯止痛。

❸ 可按揉或刺激腎穴、命門、生殖區、會陰點、合谷穴。

❹ 位於手掌側小指第2指節的命門穴，是膀胱、睾丸、子宮等生殖器官的反應點，指壓會有疼痛感。

每日按摩1次，每次15～30分鐘。

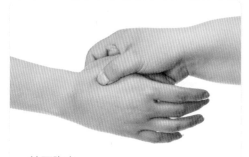

● 按下腹穴

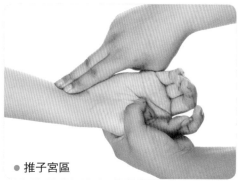

● 推子宮區

### ✚ 醫師叮嚀

**痛經調理停看聽**

有痛經的年輕女性要注意精神方面的調養，需正確辨識小腹墜脹、腰部不適是否屬於正常生理範疇。生理期要少食生冷食物。用熱水袋熱敷小腹可緩解疼痛。中醫多用活血止痛的方劑治療。持續診治，配合手部按摩，可有效改善痛經。

# 月經不順

● 手療部位：卵巢區、腎和腎上腺區、肝區、
腎經、內關穴、陽池穴、關沖穴

　　月經是婦女的生理現象，表現為週期性有規律的子宮出血。「月經不順」是指月經的週期、經期或經量出現異常，如經期延長、月經提前或延後、月經先後無定期，還有月經過多、過少等。

　　一般月經週期的變異與臟腑功能紊亂相關，經量的多少與氣血的虛實有關。現代醫學認為，月經不順多因內分泌異常引起。

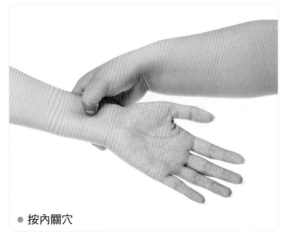

● 按內關穴

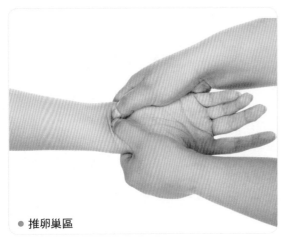

● 推卵巢區

## 手療方法

　　按摩卵巢區、腎和腎上腺區、肝區、腎經、內關、陽池、關沖均有效。

　　為了改善三焦經的異常，促進體液組織分泌和平衡，可刺激無名指上的關沖穴和揉壓無名指第1指節，能緩解疼痛，達到調經活血的目的。

　　輔助治療穴位還有命門、腎穴、生殖區等。

### ⊕ 醫師叮嚀

　　「生殖器的反射區」位於腳跟上，由於皮膚較厚，可以使用棒狀物給予刺激。

　　「頸部反射區」是調節荷爾蒙分泌的重要反射區帶，宜用食指的指邊仔細地按摩。點按腎上腺和腎臟、肝臟的反射區以及手部的陽池、關沖穴也有療效。

## 3分鐘梳理你的 生 殖 系 統

# 不孕

● 手療部位：內分泌點、子宮區、卵巢區、下腹穴、勞宮穴、關沖穴

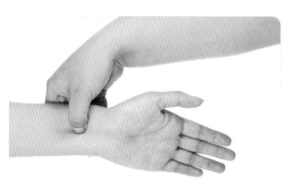

● 按卵巢區

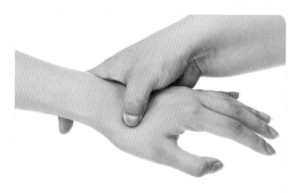

● 按下腹穴

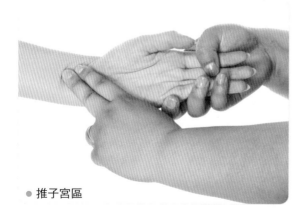

● 推子宮區

不孕症分為「原發性不孕」和「繼發性不孕」兩種。「原發性不孕」是指婚後從未受孕；「繼發性不孕」是指曾經受孕，而後夫婦同居兩年以上，配偶生殖功能正常，未採取任何避孕措施，而未再次受孕的情況。

就女方而言，「不孕症」主要由於排卵障礙、輸卵管炎及子宮內膜異位症等。就男方而言，主要因素為精液異常和輸精障礙。

### 手療方法

按摩內分泌點、子宮區、卵巢區、下腹穴、勞宮、關沖穴均有效。

用拇指點按卵巢區，掐按下腹穴或用食指和中指按子宮區，均有治療效果。

### ✚ 醫師叮嚀

**積極自療不孕症**

不孕症用反射療法治療，需反覆按摩強壓手部上的穴位和反射區，每次10分鐘，每週做1次。如能在家中持續按摩半年以上，多能得到令人滿意的效果。

191

# 改善妊娠嘔吐

● 手療部位：胃腸點、內分泌點、
子宮區、卵巢區、生殖器區、
關沖穴、商陽穴、合谷穴

部分孕婦在妊娠早期，常會出現輕度噁心、頭暈、疲倦，以及晨起空腹狀態發生嘔吐等，一般可不做特別處理，症狀會在妊娠12週左右自然消失。

只有出現嚴重頻繁嘔吐，不能進食、進水，導致體液平衡失調及新陳代謝障礙，以致營養吸收受到嚴重影響者，才稱為「妊娠嘔吐」。

妊娠嘔吐的發生，多見於神經系統功能不穩定、精神過度緊張的年輕初孕婦，其確切病因不明。近年來，由於婦女精神、體質的普遍增強及治療的進展，嚴重病例已逐漸減少。

在漫長的懷胎過程，如果想減少孕吐，應該從以下幾個方面做起：

❶ 保持心情輕鬆愉快。「孕吐」是機體自我保護的一種本能反應，如果處理得當，可以盡可能地減少，對胎兒不會產生不利影響。

❷ 合理調配飲食。飲食應以富含營養、清淡可口、容易消化為原則。在口味方面，盡可能照顧孕婦的飲食習慣和愛好。酒類應絕對禁止。

❸ 適量運動。對減輕孕吐有幫助，千萬不要因為噁心嘔吐就整日臥床。

## 手療方法

按摩胃腸點、內分泌點、子宮區、卵巢區、生殖器區、關沖穴、商陽穴、合谷穴，有一定療效。

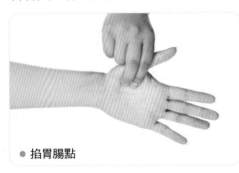
● 掐胃腸點

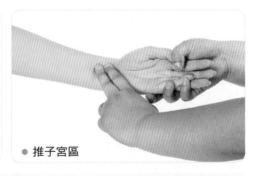
● 推子宮區

## ✚ 醫師叮嚀

### 懷孕初期養身保健

妊娠初期是身體極其敏感時期，輕輕按摩或撫摸反射區即可。如果出現陰道出血、腹痛等情況，需及時就醫，應注意異常妊娠、子宮外孕的發生。

早孕反應嚴重，應檢查有無尿酮體，若有脫水應打點滴治療；有發燒或內外科疾病，不宜隨便吃藥，應到醫院就醫，並告訴醫生已懷孕。

## 3分鐘梳理你的生殖系統

# 更年期症候群

● 手療部位：腎上腺區、心點、
　　　　　　陽池穴、二間穴、
　　　　　　外關穴、三焦經

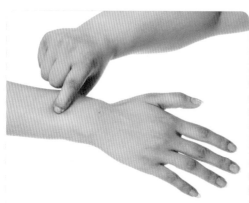

● 按外關穴

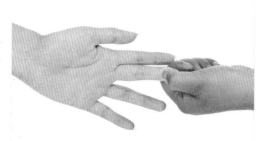

● 掐心點

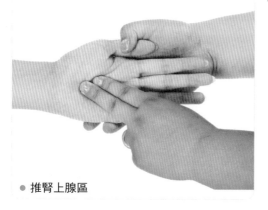

● 推腎上腺區

「更年期症候群」是因生理功能平衡失調和自主神經功能紊亂等因素所引起，是一系列自主神經功能紊亂症候群。

男女都會發生，男性好發於51～64歲，女性好發於45～55歲，但女性發病較早，症狀較重，一般都發生在絕經期前後，又稱「絕經期症候群」。

更年期症候群症狀的輕重和存在的時間長短，因人而異，多表現為月經紊亂，生殖器官、乳房逐漸萎縮，性功能減退，出現陣發性潮熱、心跳加快、出汗、眩暈、心悸、失眠、心煩易怒等症狀，血壓增高，由於代謝紊亂可能出現肥胖、水腫、關節疼痛等。

### 手療方法

治療更年期症候群的手法多樣，常用的手法為刺激腎上腺區、心點、陽池、二間、外關、三焦經。

### ✚ 醫師叮嚀

加強衛生教育宣導，提高婦女對「更年期」過程的認識，消除疑慮。合理安排更年期的工作和生活，注意作息正常，多運動。

對精神緊張者，可選用鎮靜藥物幫助改善，症狀重者可使用荷爾蒙輔助治療。

# 早洩

●手療部位：腎點、生殖穴、生殖區、內分泌點、腹瀉點、
關沖穴、關元穴、氣海穴、中極穴、龜頭穴

「早洩」是指未進行性行為或僅有短暫的性行為，即發生射精的一種男科病症。

早洩多由於精神壓力，帶給患者本身很大的負擔，從而影響和加重病情。反射區和經穴按摩針灸，對治療早洩有顯著的效用。

## 手療方法

按摩腎點、生殖穴、生殖區、內分泌點、腹瀉點、關沖穴均有效。

臨睡前可按壓關元、氣海、中極等穴位。點按會陰法、牽拉法等都有療效，在女方的配合下治療，療效將會更佳。

每日臨睡前進行，搓按足大趾尖部的龜頭穴10分鐘，將有很好的治療效果。

### ✚ 醫師叮嚀

**早洩患者調理保健**

早洩患者要節制房事、保持精神愉快、強化體質、多運動，還可以藉由西藥、心理、外治等療法進行治療。

此外，還有灌腸法、敷臍法、外洗法，可以配合使用，以提高療效。

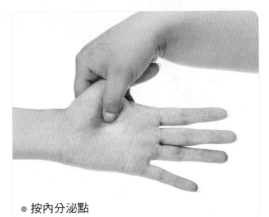

● 按內分泌點

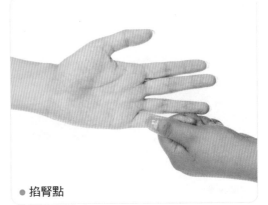

● 掐腎點

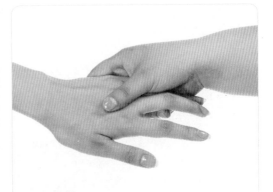

● 推腹瀉點

## 3分鐘梳理你的 生 殖 系 統

# 陽萎

● 手療部位：腎經、肝點、神門穴、勞宮穴、關沖穴、少沖穴、內分泌點，腎、膀胱、攝護腺、睪丸等反射區

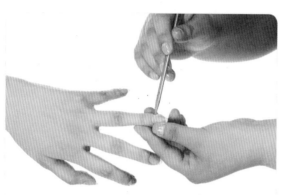

● 點按關沖穴

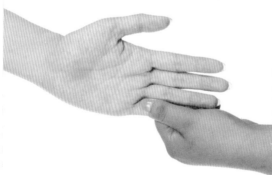

● 推腎經

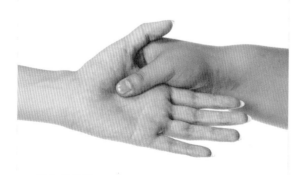

● 推內分泌點

「陽萎」是指陰莖不舉或舉而不堅的一種病症，輕則性慾減退，重則陰莖萎縮不舉，多數屬功能性疾病。

中醫認為陽萎是由於縱慾傷精、命門火衰、思慮過度、心脾兩傷、膽小多慮、驚恐傷腎所引起。症狀為性慾減退，陰莖萎而不舉或舉而不堅、腰背痠痛、面色土白，腰痠足輕、全身怕冷、食慾減退、精神不振，肢體痿軟無力等。

### 手療方法

按摩腎經、神門、肝點、勞宮穴、關沖、少沖、內分泌點均有效。可刺激腎臟、膀胱、攝護腺、睪丸等反射區增加精力，尤其是攝護腺，是促使精力增強的重要區域。

### ✚ 醫師叮嚀

在刺激攝護腺區前，請先將腎臟、輸尿管、膀胱區域，施以較長時間的按摩。

點揉內關，掐、捏合谷、後溪有行氣活血、寧心安神之效。點按膻中、氣海、足三里可益氣活血行瘀。掐太沖、點揉三陰交，可行氣疏肝、止痛。

# 攝護腺炎

● 手療部位：生殖區、腎經、神門穴、勞宮穴、陽池穴

慢性攝護腺炎是泌尿科常見病，臨床表現為頻尿、尿急、尿痛、尿濁，出現會陰下墜感或會陰部疼痛，甚至呈放射狀疼痛等症狀。由於病程長，病因複雜，對不少人造成困擾。發病多與飲酒過度、脾胃損傷有關。

## 手療方法

按摩神門、生殖區、腎經、勞宮、陽池，有一定療效。本病敏感穴位多分布於腰、骶、小腹及下肢部的足太陽經、任督二脈及足少陰經、足太陰經、足厥陰經等經脈上，常見結節或泡狀軟性物，有壓痛及按壓舒適感等敏感反應。

常見的敏感穴位，包括任脈之氣海、關元、中極、曲骨；督脈之命門、腰陽關；足太陽經之膀胱腧、腎腧、大腸腧、志室、關元腧；足太陰經之陰陵泉、三陰交、血海；足厥陰經之太沖、曲泉；足少陰經之太溪、大赫、陰谷、氣穴；足陽明經之歸來、水道、足三里。

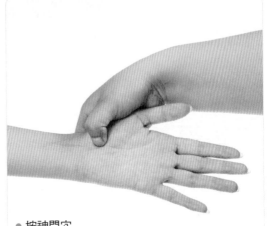
● 按神門穴

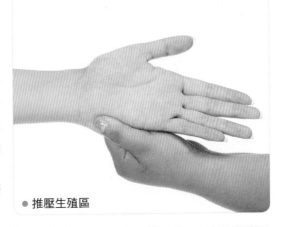
● 推壓生殖區

## ✛ 醫師叮嚀

### 如何有效防治攝護腺炎？

防治攝護腺炎，要建立規律的生活；平時多喝白開水；禁止飲酒及避免辛辣等刺激性食物；避免長途騎自行車；性生活規律，應避免性交中斷和忍精不射等不正常性行為，忌手淫；避免感冒著涼，最好洗熱水浴。

攝護腺按摩宜輕、緩，按摩數分鐘後應排尿，使積留於尿道的發炎物質隨尿液排出。一般每週按摩1～2次，連續4～8週即可。

## 3分鐘梳理你的消化系統

# 安撫你的胃

●手療部位：橫膈膜、呃逆點、胃脾大腸區、
勞宮穴、內關穴、中魁穴、合谷穴

　　打嗝的醫學名稱叫「呃逆」或「膈肌痙攣」，是人們在日常生活中經常遇到的一種現象（症狀），主要表現為在不由自主的急促吸氣後，聲門突然關閉，以至於發出一種特有的聲音，這種聲音連續出現，就是呃逆。

　　呃逆輕者，持續數分鐘或數小時，常不治自癒；重者24小時不止，甚至連續發作數日乃至更長，使患者疲憊不堪，十分痛苦。

　　呃逆的發生是膈肌痙攣所致。輕症呃逆，多出現在進食後，由於食物通過食道末端時，刺激膈神經所致。神經過敏者，當上腹部著涼或大笑使膈肌大幅度運動時，也會誘發呃逆。

### 手療方法

　　按摩橫膈膜、呃逆點、胃脾大腸區，勞宮、內關、中魁、合谷等穴，對呃逆有顯著療效。為了使全身肌肉暫時緊張，抑制自主神經興奮，止住橫膈膜痙攣，必須要有較強的刺激。調整呼吸，吸氣時用力按壓橫膈膜、胃反射區。

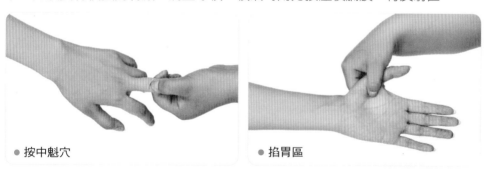

●按中魁穴　　　　　　　　　　　●掐胃區

### ✚ 醫師叮嚀

#### 如何有效止住打嗝？

　　用手搓手背的橫膈膜反射區，能慢慢止住打嗝。或使其受驚，拍打背部，揉壓背部中央線、上下分布的督脈經絡，也有好的療效。

　　用拇指的腹部，用力揉搓手掌的中央部位（勞宮穴），給予較強刺激，抑制自主神經的興奮，也是抑制打嗝最有效而又簡便的方法之一，因此出現打嗝的情況，可以嘗試多種方法來制止，減少苦惱。

　　也可以將棉籤的軟端放入口腔內，輕輕按摩軟、硬齶交界處約1分鐘，呃逆即能止住。另一個方法是，用乾淨的塑膠袋套住打呃者的口和鼻，患者用袋中的空氣呼吸，隨著時間的延長，袋中氧氣逐漸減少，直至呼吸感到困難為止，此時打嗝已被止住。

# 增強胃的消化力

● 手療部位：胃腸區、脾反射區、
腎上腺區、胃腸點、
合谷穴、商陽穴

患者大多是停聚中焦，積而不化，氣滯不行，因而較易形成胃腸疾病。孩童則多是以不思乳食、脘腹脹滿、嘔吐、大便酸臭或便祕為特徵。

## 手療方法

按摩胃腸區、脾反射區、胃腸點、腎上腺區、合谷穴、商陽穴，對治療胃腸疾病有顯著效果。按揉胃腸反射區有助於刺激腸胃的蠕動、幫助消化；用迴紋針刺激手上的商陽、合谷穴，也能發揮治療效果。

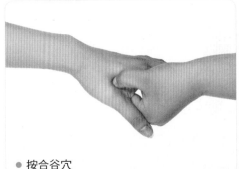

● 按合谷穴

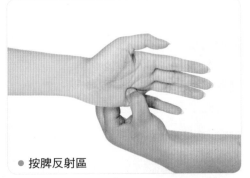

● 按脾反射區

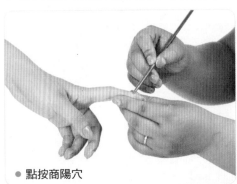

● 點按商陽穴

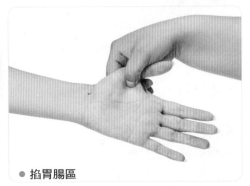

● 掐胃腸區

## ✚ 醫師叮嚀

胃腸消化不好，則按摩的時間應較長，才有更好的療效。若對孩童進行按摩，力道要輕柔。

## 3分鐘梳理你的 消 化 系 統

# 清涼胃脘

● 手療部位：脖頸反射區、胃腸點、中魁穴、
內關穴、脾胃穴

「逆流性食道炎」是指胃、十二指腸內容物逆流至食道內，而引起食道黏膜發生消化性炎症。主要由於食道與胃接連區高壓帶的抗逆流功能失調，或由於局部機械性抗逆流機制障礙，不能阻止胃、十二指腸內容物逆流到食道，以致胃酸、胃蛋白酶、膽鹽和胰酶等物質損傷食道黏膜，引起炎症、糜爛、潰瘍或狹窄。

症狀多在食後1小時左右發生，半臥姿、軀體前屈或劇烈運動可能導致誘發，一般服用制酸劑後多可消失，而過熱、過酸食物則會使症狀加重。

### 手療方法

按摩中魁穴、胃腸點、內關穴、脾胃穴，對逆流性食道炎效果顯著。脖頸的反射區也常用來治療逆流性食道炎。罹患逆流性食道炎時，會有強烈的不適感，這時可用牙籤來刺激手上的胃腸點和中魁穴，有很好的治療效果。

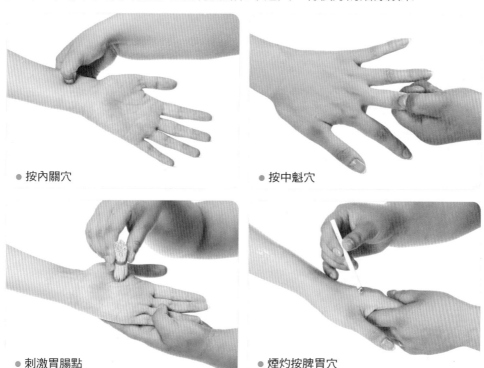

● 按內關穴

● 按中魁穴

● 刺激胃腸點

● 煙灼按脾胃穴

# 提高食慾

● 手療部位：胃脾大腸區、胸腹區、胃腸點、中泉穴、甲狀腺、中沖穴、商陽穴、少商穴、少澤穴

　　食慾不振，甚至不思飲食，日久精神疲憊、體重減輕、抵抗力弱，為常見病之一。食慾不振可按「病因」治療，宜健脾和胃，消食和中。手部按摩能有相當的療效。

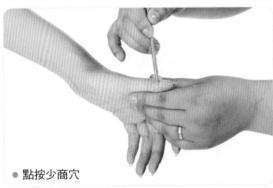

● 點按少商穴

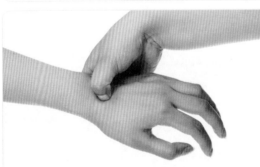

● 掐中泉穴

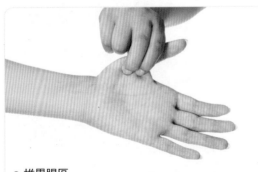

● 推胃腸區

## 手療方法

　　按摩胃脾大腸區、胸腹區、胃腸點、中泉穴，可增加食慾。

　　脾胃虛弱者可按摩胃腸反射區和治療點，對脾腸區進行輕柔的按摩，以促進消化器官的蠕動，除按摩胃腸區外，甲狀腺、胸腹區也應施行輕柔的按摩，並按壓牽引手指尖部的中沖、商陽、少商、少澤穴，也可用迴紋針的頭部進行刺激。

## ⊕ 醫師叮嚀

### 如何增加好胃口？

　　食慾不振的人應多吃新鮮、少油的食物。此類食物水分多、易消化，在胃中停留的時間短。同時在飯前半小時內不宜飲水，以免沖淡消化液。

　　少吃甜食，如糖、糕餅等含有大量蔗糖或果糖的食物，注意飲食應多樣化。食物不斷變化可提高食慾，也可在菜中加些醋、醬、酒類等調味品，以增加胃口。

## 3分鐘梳理你的 消 化 系 統

# 排除體內毒素

● 手療部位：大腸區、胃區、肝區、
胃腸點、內分泌點、商陽
穴、少澤穴

夏、秋是腸胃疾病的好發季節，易發生細菌性食物中毒，其原因多與食物有關。臨床表現多以急性胃腸炎為主，兼有神經系統症狀；少數則以神經系統症狀為主，伴隨有胃腸炎或其他相關症狀。

飲食不潔、進食生冷瓜果過量，或誤食腐餿變質食物；外感疫毒、癘氣等穢濁疫癘之氣，均會損傷脾胃，致使氣機升降失調而發病。

### 手療方法

按摩胃腸點、內分泌點，肝區、大腸區、胃區，商陽穴、少澤穴，對排除體內毒素效果顯著。

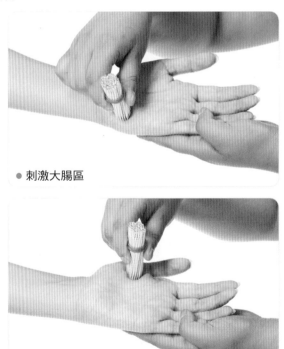

● 刺激大腸區

● 刺激胃區

### ✚ 醫師叮嚀

按摩胃腸反射區可以加速排泄，減輕中毒症狀。如用牙籤來刺激手指的少澤、商陽穴，也有較明顯的治療效果。

# 改變排泄狀況

● 手療部位：胃腸區、健理三針區、
胃腸點、少澤穴、商陽穴

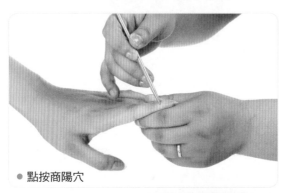

● 點按商陽穴

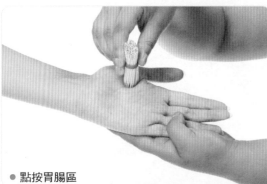

● 點按胃腸區

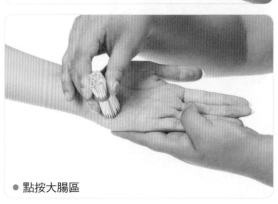

● 點按大腸區

「腹瀉」指排便次數增多，糞便稀薄、含有過多的水分或脂肪，是常見的消化系統疾病的症狀之一。

腹瀉的發生是由於胃腸道的分泌、消化、吸收和運動等功能障礙，以致分泌量增加，消化不完全，吸收量減少和（或）動力加速等，最終導致腹瀉。

預防腹瀉應注意：

1. 進食流質、半流質、低脂、少纖維食物，忌生冷、溫燥、辛辣、油膩飲食。

2. 衣著寒溫適宜，注意保暖，保持心情舒暢，急性腹瀉宜臥床休息。

3. 加強飲食衛生和水源管理，養成定時定量和飲食多樣化的良好習慣。

4. 多運動，強化體質。

## 手療方法

按摩胃腸區、健理三針區、胃腸點、少澤穴、商陽穴，可增強胃腸消化吸收能力，改善腹瀉症狀。

✚ 醫師叮嚀

有腹瀉症狀者，應將胃腸、十二指腸及淋巴腺的反射區，仔細刺激按摩。

## 3分鐘梳理你的消化系統

# 潤腸通便

● 手療部位：胃腸區、健理三針區、便祕點、大腸小腸區、十二指腸區、乙狀結腸區、直腸區、升結腸區、橫結腸區、商陽穴、合谷穴

　　「便祕」指大便次數減少和（或）糞便乾燥難解。患者常以糞便乾結、排便困難或2～3天排便1次等症狀為主，同時伴隨有腹痛、腹脹、食慾差、噁心、疲乏無力、頭痛、眩暈、口苦、失眠等症狀。

　　便祕是可以預防的。預防原則如下：

❶ 飲食上避免煎炒、酒類、辛辣或寒涼生冷食物，多吃蔬菜、水果、粗糧，多喝水。

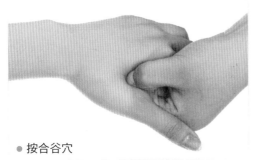

● 按合谷穴

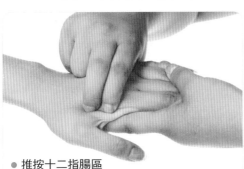

● 推按十二指腸區

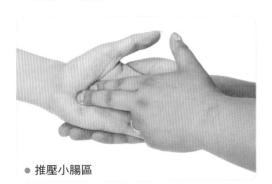

● 推壓小腸區

❷ 避免久坐久臥，多活動肢體，做強肛提肌的運動，養成定時排便的習慣。

❸ 不要讓情緒受到過度刺激，保持精神舒暢。

### 手療方法

　　按摩胃腸區、健理三針區、便祕點、大腸小腸區、商陽穴、合谷穴，對便祕有顯著療效。

　　便祕者，在按壓十二指腸、胃、左腳上的乙狀結腸，以及內踝上方的直腸等區域時，應會感到疼痛。在治療時，除這4個部位外，也應把升結腸及橫結腸的反射區仔細按摩。

### ➕ 醫師叮嚀

　　便祕者可嘗試以下食療法，進行調治。

麻油拌菠菜

**材料**：菠菜250克，鹽、麻油少許

**作法**：菠菜洗淨，待鍋中水煮沸時放鹽，再把菠菜放入水中燙熟後取出，加入麻油拌勻即可。

# 高血壓

●手療部位：血壓區、心點、腎點、合谷穴、陽谷穴、內關穴、陽溪穴、頭穴、頸肩穴、肝膽穴

「高血壓」是一種以動脈壓增高為特徵的疾病，按照世界衛生組織（WHO）的高血壓診斷標準，凡正常成人收縮壓大於或等於140毫米汞柱，舒張壓大於或等於90毫米汞柱，即為高血壓。

臨床表現為頭痛、頭暈、耳鳴、心悸、眼花、注意力不集中、記憶力減退、手腳麻木、疲乏無力、易煩躁等症狀。後期血壓常持續在較高水準，並伴隨有腦、心、腎等器官受損，引起急性腦血管病、高血壓性心臟病和腎功能不全等，進而危害人們的健康和生命。

## 手療方法

❶ 手背的陽谷穴是觀察血壓反應的重要穴位。

❷ 內關、合谷、陽溪等穴位按摩1分鐘。

❸ 心點、腎點、血壓區按摩1分鐘。

❹ 頭穴、頸肩穴、肝膽穴點按1分鐘。

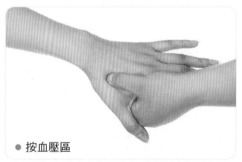

● 按血壓區

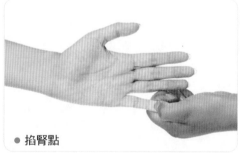

● 掐腎點

## ✚ 醫師叮嚀

### 有效降血壓的食物

高血壓患者應在醫師指示下持續服用降壓藥，切勿擅自停用藥物；飲食宜清淡、少鹽。有益於降壓的食物，包括以下幾類：

蔬菜類：芹菜、茼蒿、莧菜、油菜、韭菜、菠菜等。

根莖類：茭白筍、蘆筍、蘿蔔、胡蘿蔔、荸薺。

瓜類、水果類：西瓜、冬瓜、番茄、桑葚、山楂、檸檬、香蕉、蘋果。

種子、堅果類：芝麻、綠豆、玉米、蕎麥、花生、核桃、葵花子。

水產類：海參、甲魚、鮑魚、蝦米、烏魚。

## 3分鐘梳理你的 循 環 系 統

# 提高心臟搏動

●手療部位：心臟區、胸骨區、心點、三焦點、內關穴、神門穴、大陵穴、勞宮穴、肺穴

正常人在安靜狀態下的心跳，在每分鐘60～100次範圍內，當心跳超出此一範圍就屬於「心律不整」。中醫學認為心律不整，多由於氣血虛弱、突受驚恐、心失所主、心氣不寧所致，屬中醫「胸痛」範圍。

心臟病是各類心臟疾病的總稱。臨床證明，手部按摩是防治心臟病有效的輔助方法。

### 手療方法

❶ 內關、神門、大陵、勞宮穴點按或掐1分鐘。

❷ 心點、三焦點點按掐1分鐘。

❸ 肺穴點按1分鐘。

❹ 按揉或推按腎、輸尿管、膀胱、肺、胸部淋巴腺、胸腔呼吸器官區、胸椎、胸痛點、心悸點。心肺穴各200～300次，其餘各穴50～100次。心慌者而無明顯心臟病跡象，只需重點按揉心反射區及內關穴即可。心臟病患者如自己做手部按摩，不要選穴過多。持續隔天1次即可。

❺ 心臟區、心點，心悸、脈搏異常的治療點，大陵、太淵、少沖、中沖穴均有效。心悸、呼吸困難時，可用力

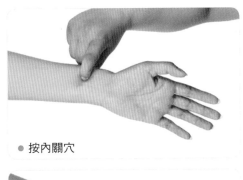

● 按內關穴

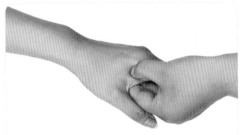

● 掐肺點

刺激勞宮穴，很快就能恢復正常。按摩心臟反射區和與心臟關連部的反射區，以及肩關節、胸骨反射區，對心臟病的預防和恢復有很大幫助，同時對心肌梗塞病患的康復亦有療效。經常性的手掌按摩，可有效防治心臟病。

### ✚ 醫師叮嚀

❶ 心臟病發作期間，應以藥物治療為主、手部按摩為輔。

❷ 治療過程中要注意患者的表情和反應，以免發生危險。患者應少食脂類食物、睡眠充足、保持心情愉快、戒煙酒、避免劇烈運動、注意保暖。

❸ 對心臟和胸骨反射區的刺激力道應柔和些。

# 舒緩心臟緊張

●手療部位：心悸點、心點、胸點、急救點、內關穴、中泉穴、虎口穴、神門穴、大陵穴、勞宮穴

　　「心絞痛」的典型部位是胸骨的上中段，胸骨後偏左偏心臟的部位發生呈壓榨性、憋悶性或窒息性疼痛。疼痛常放射到左肩、左肩前內側到無名指、小指，有時放射至咽喉、頸部、下頜、牙齒、左肩胛，甚至上腹部。

　　心絞痛一般是突然發病，疼痛發作常有誘發原因，常見的誘因是情緒激動、發怒、興奮、焦慮、體力勞動、抽煙等。發作時常面色蒼白、出冷汗、極度疲勞、心悸、胸悶、頭暈，甚至暈厥、呼吸困難等。持續疼痛時間大約在1～5分鐘之間，休息後可逐漸緩解。

　　西醫常會開立舌下含硝酸甘油製劑或使用甘油氣霧噴劑，可在1～2分鐘內緩解。中醫認為心痛的病因有本虛、標實兩類。以「虛」為本，尤以氣虛為主，常兼有陽虛，病體久陽損陰，多有氣陰兩虛；而血瘀、痰濕為標，心痛者不通則痛，是「血瘀」造成的結果。

　　手足按摩，可消除患者緊張心理和急躁情緒，使氣血平和、心緒平靜，還可改善相應臟器的微循環。

## 手療方法

　　按摩內關、中泉、虎口、神門、大陵、勞宮、心悸點、心點、胸點、急救點，對心臟疾病療效顯著。神門為手少陰心經的首穴，虎口的內外側是心臟治療區，應重點按摩。

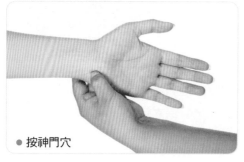

●按神門穴

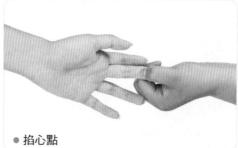

●掐心點

## ✚ 醫師叮嚀

### 心絞痛患者停看聽

　　有心絞痛症狀的人，一定要預備「硝酸甘油」，並隨身攜帶。平時要注意飲食，食用低脂肪、低膽固醇、低鈉食品，多吃蔬果、豆製品和瘦肉，避免吃動物性脂肪。要有效地控制血壓、降低血脂。

## 3分鐘梳理你的循環系統

# 強化心臟力量

● 手療部位：心臟區、心悸點、急救點、心點、三焦點、神門穴、中沖穴、少沖穴、合谷穴、內關穴、中泉穴

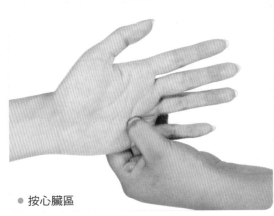

● 按心臟區

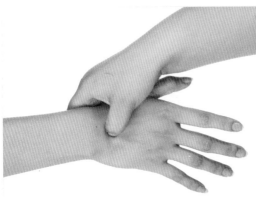

● 按中泉穴

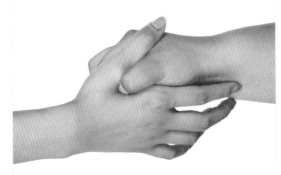

● 掐合谷穴

「心臟衰竭」是指心臟在心肌病變或長期負荷過重等原因下，不能透過各種代謝，將靜脈回心血量充分排出，以維持足夠的心排血量，而出現靜脈血流受阻，內臟器官瘀血，動脈系統灌注不足，不能適應全身的代謝需求，而引發一些全身症狀的一種病理狀態。

常見的心臟衰竭誘發因素，包括因呼吸道感染、體力勞動和情緒激動而使心跳加快，心臟負擔加重，因而誘發心衰。中醫認為心臟衰竭主要是心臟、腎臟、脾臟和肺臟同時產生病變所致，特別是以「腎陽」虛弱為主。

心衰竭患者一般常用強心劑進行治療。休息是減輕心臟負擔的主要方法，但長期臥床休息會形成靜脈血栓，此時宜進行手部反射區和穴位的按摩，防止消化不良、靜脈萎縮等症狀的發生。少吃過鹹食物是防止心衰竭的一個好辦法。

### 手療方法

內關、中泉、心悸點、合谷、心臟區、急救點、心點、三焦點、神門、中沖、少沖是治療心臟衰竭的有效穴位，可用指壓或其他方法施以較強的刺激。

# 高血脂

● **手療部位**：胰腺區、十二指腸區、脾點、肺點、腎點、心點、胃腸點、小腸點、大腸點、合谷穴、內關穴、少商穴、魚際穴、太淵穴、陽池穴

「血脂」為血液中所含脂類物質的總稱。血液中的脂類主要包括三酸甘油酯、磷脂、膽固醇和游離脂肪酸。由於脂肪代謝或運轉異常，使血漿一種或多種脂質高於正常，稱為「高血脂症」。

脂質不溶或微溶於水，必須與蛋白質結合以脂蛋白形式存在，因此，高血脂症常為高脂蛋白血症。高脂蛋白血症指的是血清脂蛋白濃度升高。

高血脂症是促使動脈粥樣硬化和危及人類健康的冠狀動脈粥樣硬化性心臟病（CHD）的主要危險因素之一，而降低血脂，可以降低冠狀動脈粥樣硬化性心臟病的發生率。

## 手療方法

❶ 合谷、內關、少商、魚際、太淵、陽池等穴點按1分鐘。

❷ 脾點、肺點、腎點、心點點按1分鐘。

❸ 胰腺區、胃腸點、十二指腸區、小腸、大腸等點點揉1分鐘。

## ✚ 醫師叮嚀

少食油膩食物、多運動，配合手部按摩效果更佳。

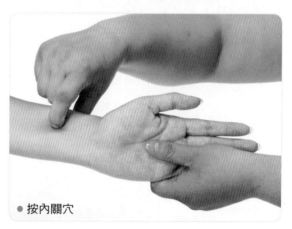
● 按內關穴

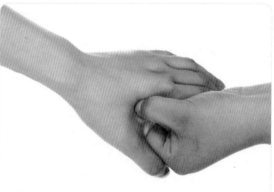
● 掐十二指腸區

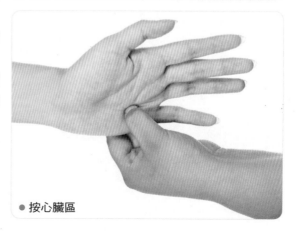
● 按心臟區

## 3分鐘梳理你的代謝系統

# 糖尿病

● 手療部位：十二指腸區、胰腺區、脾點、肺點、腎點、心點、胃腸點、小腸點、大腸點、合谷穴、內關穴、少商穴、魚際穴、太淵穴、陽池穴

糖尿病有「現代文明病」之稱。其典型症狀為「三多一少」，即多喝、多尿、多食、消瘦。不少糖尿病患者的初期症狀並不明顯，因而患病多時卻渾然不知，直到體檢或其他疾病就診時才被發現，常耽誤了治療時間。

糖尿病已成為危害人類健康的最大凶手之一，並且有擴大化和年輕化的趨勢。目前臨床使用的標準是按照世界衛生組織糖尿病專家委員會制訂的標準，符合下列條件之一者，即可診斷為糖尿病：

1. 有糖尿病症狀（多尿、煩渴、原因不明的體重減輕，以及典型的「三多一少」等），正常空腹血糖應為70～110mg/dl，超過126mg/dl則可診斷為糖尿病。
2. 飯後血糖（飯後2小時的血糖值），正常數值為＜140mg/dl，當高於200mg/dl時，則可診斷為糖尿病。
3. 疑有糖尿病者，應做口服75克葡萄糖耐受試驗，服糖後2小時，正常血糖值應＜140mg/dl。

## 手療方法

1. 合谷、內關、少商、魚際、太淵、陽池等穴位點按1分鐘。
2. 脾點、肺點、腎點、心點點按1分鐘。
3. 胰腺區、胃腸點、十二指腸區、小腸、大腸等點點揉1分鐘。

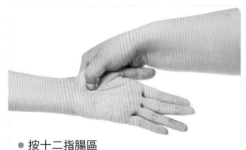

● 按十二指腸區

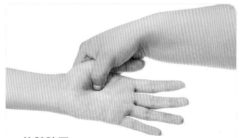

● 掐胰腺區

### ✚ 醫師叮嚀

1. 每日按摩2次，切不可擅自停用降糖藥物。
2. 保持運動的習慣。

# 強化肝能力

●手療部位：膽囊區、肝區、胸椎區、胃區、中沖穴

「肝臟」是一個具有把體內毒素、體外侵入的毒素、酸性廢物等進行解毒中和，對營養物質進行處理和蓄積等重要作用的器官。

肝臟受損，對其他器官產生的影響極大，受其影響最深者莫過於「腎臟」。因為腎臟是接受由肝臟解毒、中和廢物的場所，故若毒素未完全解除而流入腎臟，則損害是非常嚴重的。

## 手療方法

按摩膽囊區、肝反射區、中沖穴、胸椎區，可增強肝功能。同時可刺激胃反射區，能增進食慾、幫助消化，向肝臟輸送更多的養分。

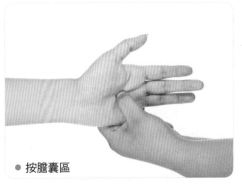

● 按膽囊區

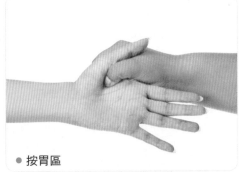

● 按胃區

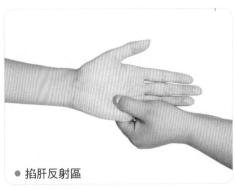

● 掐肝反射區

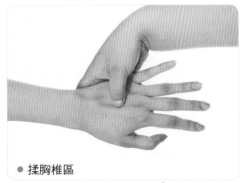

● 揉胸椎區

## ✚ 醫師叮嚀

肝臟受損後，常會感到右肩胛骨下方處、第七胸椎的右肋附近有鈍痛，此時宜加刺胸椎反射區。同時可按摩右肋疼痛部位及其附近，效果會更好。

## 3分鐘梳理你的 神 經 系 統

# 失眠

● 手療部位：心臟區、腎經、頭腦線、腹腔神經叢、神門穴、
太溪穴、失眠穴

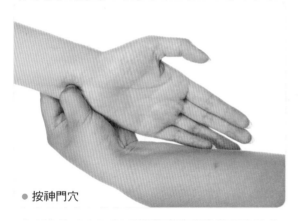

● 按神門穴

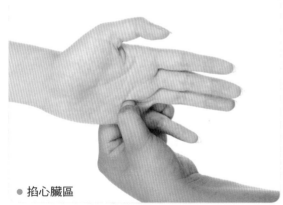

● 掐心臟區

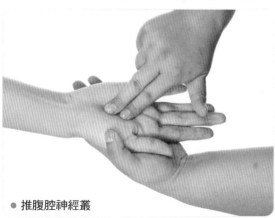

● 推腹腔神經叢

「失眠」是一種睡眠品質長時間令人不滿意的狀況，常表現為難以入眠、不能入睡、維持睡眠困難、過早或間歇性醒來，而導致睡眠不足。

失眠是一種常見的睡眠紊亂，幾乎每個人都有過失眠的經驗。隨著社會的發展，生活節奏加快，失眠的發生率有上升趨勢。

### 手療方法

手部穴位可取神門、太溪、失眠三穴，用指端按掐穴位各3～5分鐘。結合溫水洗腳後，按掐效果會更佳。

反射區可選取心臟區、腎經、頭腦線、腹腔神經叢等。中醫認為，失眠多數是由於「心腎不交」引起，心腎反射區是必不可少的按摩重點。

### ✚ 醫師叮嚀

手法輕柔，力量適中。睡前不可太餓或太飽，也不宜喝含咖啡因的飲品，例如，咖啡、可樂或茶等。改善睡眠環境，保持寧靜、舒適、光線適中、空氣清新。

# 頭痛

● 手療部位：頭頸淋巴結區、頭頂點、後頭點、偏頭點、大陵穴

「頭痛」是由顱內炎症、缺氧、出血、腫瘤、顱神經及副鼻竇病變等神經、精神因素引起的一種病症，分外感和內傷兩大類。

外感頭痛發病較急，疼痛較劇烈，多表現為跳痛、脹痛、灼痛、重痛，痛無休止，常伴有怕冷發熱，或背脊痠痛、項背僵直不舒，或鼻塞流涕、面紅目赤、尿黃便祕等症，多兼風、寒、熱等表證，以實證多見，治當祛風散邪為主。外感頭痛，病程短，內損小，易治癒。

內傷頭痛起病緩慢，疼痛性質多表現為隱痛、空痛、昏痛，時作時止，遇到身體疲勞，頭痛症狀就會加重。病位涉及肝、脾、腎等，多屬虛證，或虛實夾雜，治當扶正祛邪為主。

## 手療方法

❶ 壓揉大陵穴、頭頸淋巴結，對於各種原因引起的頭痛皆有療效。用針狀的牙籤或髮夾的尖銳部分，刺激穴位並反覆進行，頭痛症狀可逐漸消失。

❷ 頭痛症狀多種多樣，其治療方法也不相同。前額痛時，可刺激頭頂點；腦枕後疼痛時，可刺激後頭點；偏頭痛時，可刺激偏頭點。各頭點穴位均位於手背側5指上。

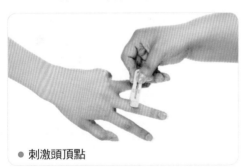

● 刺激頭頂點

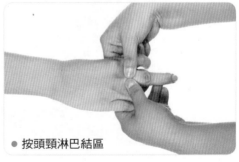

● 按頭頸淋巴結區

## ✚ 醫師叮嚀

### 中醫治頭痛祕方

若手療頭痛仍不見效，請及早就醫。以下介紹治療頭痛的處方：

**材料：** 川芎30克，白芍、酸棗仁、葛根各15克，天麻、僵蠶各10克，白芥子、細辛各3克

**服法：** 水煎，每日1劑，日服2次。

**療效：** 用藥5～10天，有效率達95％。

## 3分鐘梳理你的肌肉骨骼系統

# 頸椎病

●手療部位：頸椎區、頸項區、肩井穴、少澤穴、中渚穴、肺穴、肝穴、養老穴

　　「頸椎病」是指頸椎間盤的退化性病變及骨質增生壓迫頸部脊髓或頸神經根之疾病，又稱「頸椎綜合症」，中醫屬「骨痺」、「慢性勞損」範疇。

　　頸椎病是一種常見的慢性疾病。由於頸部肌肉收縮、扭轉或睡覺時頭頸位置不當，使部分肌肉過度緊張而發生部分肌纖維損傷、出血、滲出等變化，引起相應的臨床表現。多見於長期伏案工作的人。

### 手療方法

　　治療頸椎病的特效穴位，是位於小指指甲邊的少澤和位於手背側的頸椎區。控制頸、肩部的經絡是小腸經，所屬小腸經的少澤、養老等穴，對促進頸部肌肉鬆弛尤其有效，而頸項區是頸、肩部止痛最有效的部位。

　　而若頸椎病的症狀較輕，亦可刺激三焦經走向上的中渚穴、膽經的肩井穴，以及第二掌骨的肺穴和肝穴。

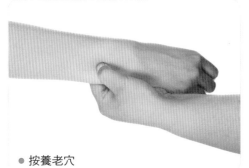

● 按養老穴

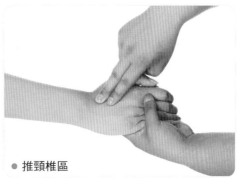

● 推頸椎區

### ✚ 醫師叮嚀

**頸椎病患者生活保健**

　　頸椎病患者在生活中應注意：

1. 睡覺時不可俯睡，枕頭不可以過高、過硬或過平。
2. 避免和減少急性損傷，如避免抬重物、緊急煞車等。
3. 防風寒、潮濕，避免午夜、凌晨洗澡或受風寒吹襲。風寒會使身體局部血管收縮，血流降低，有礙組織的代謝和廢物清除；潮濕阻礙皮膚蒸發。
4. 積極治療局部感染和其他疾病。
5. 改正不良姿勢，減少勞損，每低頭或仰頭1～2小時，需要做頸部活動，以減輕肌肉緊張。

# 肩周炎

●手療部位：肩關節區、三里穴、印堂穴、太淵穴、神門穴、陽谷穴、合谷穴、後溪穴、液門穴、中渚穴

「肩周炎」是一種常見的關節囊黏連性炎症，導致關節僵硬，活動受限，一般情況下，若保持原來姿勢，不會有劇烈的疼痛。症狀多發生於50歲左右的人，俗稱「五十肩」。通常是在無意之中所形成，多由於局部受風寒、勞損、外傷及肩部軟組織退化性病變而引起。

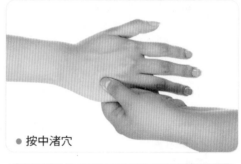

● 按中渚穴

初期人們可能會感覺肩部不適，但若因肩部受傷或出現某種慢性的疼痛，未進行肢體活動，人的肩關節就會變得僵硬，隨著肩部活動越來越少，肩關節就會越僵硬，最後，關節變得徹底僵硬。一旦如此，即使想活動也難以做到，稍稍移動都會很疼痛。肩周炎常常起因於創傷或是腱鞘炎、滑囊炎，也可能由中風引起。

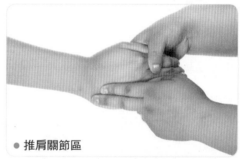

● 推肩關節區

肩周炎臨床表現為肩部疼痛逐漸加重，多數位於肩前外側，可放射到肘、手及肩胛區。疼痛為持續性，夜間尤為明顯。以肩外展、外旋、後伸受限為主。

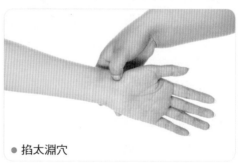

● 掐太淵穴

## 手療方法

❶ 用左手拇指腹按住右手三里穴，揉動1分鐘，換左手，每日3次。

❷ 用食、拇指按住印堂穴，旋轉揉動，每次1分鐘，每日3次。

❸ 輪流壓揉手掌側的太淵、神門、肩關節等，以及手背側的陽谷、合谷、後溪、液門、中渚等穴位。

✚ 醫師叮嚀

按壓時試著輕抬手臂，選擇感覺疼痛的穴位實施壓揉，以加重刺激。

## 3分鐘梳理你的 肌 肉 骨 骼 系 統

# 腰痛

● 手療部位：腎點、腰椎區、坐骨神經點

「腰痛」是幾十種疾病共有的臨床表現之一。人體的頭、頸、雙上肢及軀幹的重量全部由腰部承擔，日常生活、工作中，人的姿態、負重、運動均以腰部為中心。腰部又是連接胸腔、腹腔、骨盆腔的中樞地帶。

腰痛是這些結構中的組織、器官病理改變的表現。此外，脊椎、腰部肌肉、韌帶、神經系統的疾病，以及腹腔內臟器的疾病等，也均可表現在腰痛。

## 手療方法

治療腰痛有三個關鍵點。

❶ 取腎點，是閃腰和坐骨神經痛的有效穴位。

❷ 手背側的腰椎區，是專治閃腰的特效穴位，手療刺激應以揉為宜。

❸ 位於小指與無名指交界處的手背側，有一個名為「坐骨神經點」的穴位，是專治坐骨神經痛的特效穴位。

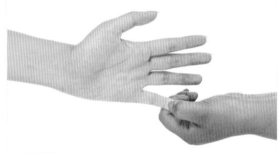

● 掐腎點

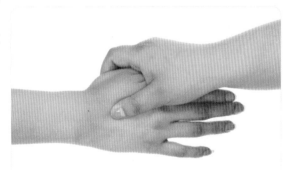

● 揉腰椎區

## ✛ 醫師叮嚀

介紹2種治療腰痛的食療法。

❶ 豬腰或羊腰1副，黑豆100克，茴香3克，生薑9克，一起煮熟，吃腰和豆，喝湯。適用於寒濕腰痛。

❷ 益母草30克，雞蛋2顆，加水適量同煲，蛋熟後去殼，再煲20分鐘，吃蛋飲湯。每天或隔天1次，適用於生理期前後腰痛加劇或伴有痛經症狀者。

# 提高呼吸品質

● 手療部位：太淵穴、列缺穴、魚際穴、中泉穴、少商穴、商陽穴、喘點、肺點

「支氣管炎」常見的發病原因，是由於急性氣管炎未及時治療，使炎症由氣管發展成為支氣管，甚至形成慢性支氣管炎。

常見於6個月以上的嬰幼兒，多為呼吸道病毒所致，早期表現有流鼻涕、乾咳。2～3天後咳嗽逐漸加劇，伴隨分泌物增多，初為白色黏痰，後可為膿性痰，或伴隨發熱症狀。兒童出現頭痛、胸痛、疲乏、食慾不振、睡眠不安，嬰幼兒常有嘔吐、腹瀉症狀。病程約5～10天，也有持續約3週左右。

支氣管炎的西醫治療一般採用抗菌藥物，用止咳平喘藥物擴張支氣管，改善症狀。而輔以簡單的手部按摩，則有一定的預防和治療效果，是扶正固本、增進和改善相應臟腑血液循環的有效方法。

## 手療方法

① 太淵、列缺、魚際、中泉等穴位點按1分鐘。

② 掐少商、商陽兩穴1分鐘。

③ 喘點、肺點點按揉掐1分鐘。

咳嗽不止可刺激手上的定喘點，喉嚨痛加刺合谷穴，胸痛加刺內關穴。對魚際、列缺穴採用掐法刺激，也有一定療效。

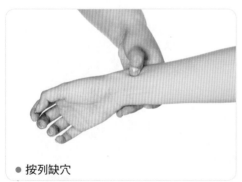

● 按列缺穴

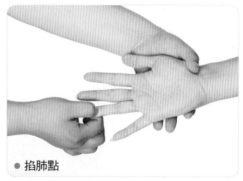

● 掐肺點

### ✚ 醫師叮嚀

支氣管炎患者，可以藉由以下幾種方法調理治療：

① 多運動，進行耐寒訓練。

② 保持空氣流通、室內空氣新鮮。

③ 多勞動，減少有毒物質接觸。

④ 藉由藥物治療。

## 3分鐘梳理你的 呼 吸 系 統

# 改善呼吸

● 手療部位：頸椎、肝、膽、胃等反射區，太淵穴、列缺穴、合谷穴、三間穴、中泉穴、心肺穴、腎點

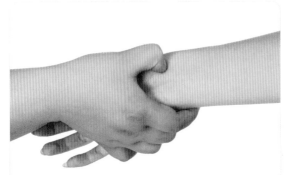

● 按太淵穴

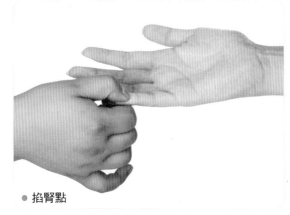

● 掐腎點

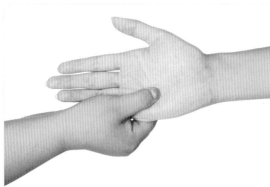

● 推肝反射區

　　由於過敏原或其他非過敏因素，而引起的支氣管反應性過度增高的疾病，臨床常表現為發作性帶有哮鳴音的呼吸困難，可持續數分鐘至數小時，能自行或經治療後緩解。

　　中醫認為痰宿內伏於肺，遇外邪、飲食、情志、勞倦等誘因，觸動肺中伏痰而發病。

　　在哮喘急性發作時，可進行手部反射區按摩，刺激手部的喘點、勞宮、少商、合谷，具有不錯的效果。對哮喘有效的其他穴位和反射區包括脊背處的風門、身柱、肺腧、腎腧等穴。

### 手療方法

❶ 太淵、列缺、合谷、三間、中泉等穴位，點按1分鐘。

❷ 頸椎、肝、膽、胃等反射區推按1分鐘。

❸ 心肺穴、腎點進行按揉約1分鐘。

### ✚ 醫師叮嚀

　　要改善呼吸狀況，應避免過敏原的接觸、多運動，多吃清淡易消化的食物。

# 袪除肺內垃圾

●手療部位：胸腔呼吸器官區、
胸點、肺點、太淵穴

　　空氣中時時刻刻都有極小的細菌在飛揚，身體抵抗力差的人會因此感染細菌性疾病。按摩推拿可改善患者的症狀，提高免疫力差者的抗病能力。

　　胸腔呼吸器官區、胸點、肺點，以及太淵穴是重點按壓穴區，按摩這些手部有效反射區和穴位，可以提高身體的抗病能力。

## 手療方法

　　點按胸腔呼吸器官區、胸點、肺點、太淵穴各穴1分鐘。

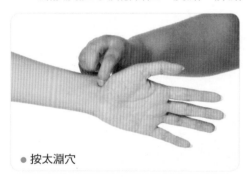

● 按太淵穴

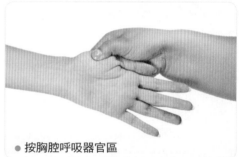

● 按胸腔呼吸器官區

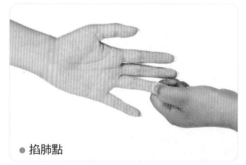

● 掐肺點

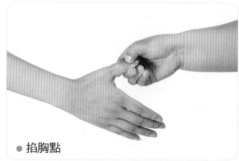

● 掐胸點

## ✚ 醫師叮嚀

　　進行手腕轉動循環摩擦健身法，有助於提高免疫力。

❶ 將雙手掌指互相摩擦發熱生電，先以右手握住左手的手腕，轉動摩擦36次。

❷ 再將雙手掌互相摩擦發熱生電，換用左手握住右手的手腕，轉動摩擦36次。

第三章

# 手 穴探源

「手穴」也就是手部的病理反應點，**該點能反映所對應器官的疾病表現**。常用按摩手法以**點、按、揉、推、掐、擦、彈撥**等為主，操作次數多為10～30次。

治療時針對各種疾病，可選擇具有主治作用的穴位1～3個，其他主治作用相同的穴位可配合應用。或可將具有主治作用的穴位，和對症治療的穴位相互配合應用，每次選2～3個穴位。

# 手部65個反射區

## 按圖索引一目了然

### 大腦（頭部）

【部 位】雙手掌側，10指末節螺紋面均為大腦反射區。

【功能主治】頭痛、頭暈、頭昏、失眠、高血壓、中風、腦血管病變、神經衰弱等。

【按摩手法】從指尖分別向指根方向，約推按10～20次。

### 垂體

【部 位】雙手拇指指腹中央，在大腦反射區深處。

【功能主治】甲狀（旁）腺、腎上腺、性腺等功能失調，發育不良、更年期症候群、骨質疏鬆、心臟病、高（低）血壓、貧血等。

【按摩手法】用拇指指甲點按或掐按，約5～10次。

### 小腦、腦幹

【部 位】雙手掌側，拇指指腹側面，即拇指末節指骨體近心端1/2尺側緣。左小腦、腦幹反射區在右手，右小腦、腦幹反射區在左手。

【功能主治】頭痛、眩暈、失眠、記憶力減退、震顫麻痹等。

【按摩手法】由指尖分別向指根方向，約推按或掐按10～30次。

### 額竇

【部 位】雙手掌面，10指頂端約1公分範圍內。左、右額竇反射區分別在右、左手上。

【功能主治】頭痛、頭暈、失眠，以及眼、耳、鼻、鼻竇疾病。

【按摩手法】用拇指指端在反射區，點按5～10次。

左手掌

額竇

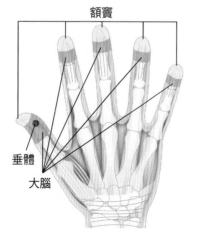

垂體

大腦

左手背

小腦、腦幹

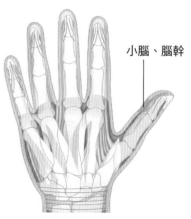

## 三叉神經

【部　　位】雙手掌側，拇指指腹尺側
緣遠端，即拇指末節指腹
遠端1/2尺側緣。左三叉神
經反射區在右手上，右三
叉神經反射區在左手上。

【功能主治】偏頭痛、牙痛、眼眶痛、
顏面神經麻痹、三叉神經
痛等。

【按摩手法】向虎口方向推按或掐按，
10～20次。

## 眼

【部　　位】雙手手掌和手背第2、3指
的指根部。左眼反射區在
右手上，右眼反射區在左
手上。

【功能主治】結膜炎、角膜炎、青光
眼、白內障、近視等眼疾
和眼底病變。

【按摩手法】尋找敏感點掐點5～10
次，或由橈側向尺側推
按，掌面、背面各推按
30～50次。

## 耳

【部　　位】雙手手掌和手背第4、5指
的指根部。左耳反射區在
右手上，右耳反射區在左
手上。

【功能主治】中耳炎、耳聾、眩暈、暈
車、暈船等。

【按摩手法】尋找敏感點掐點或點按，
每側5～10次。

## 內耳迷路

【部　　位】雙手背側，第3、4、5指
關節之間，第3、4、5指
根部接合部。

【功能主治】頭暈、暈車（船）、耳鳴、
高血壓、低血壓、平衡障
礙等。

【按摩手法】以拇指、食指指端，沿指
縫向手指方向，進行推按
5～10次。

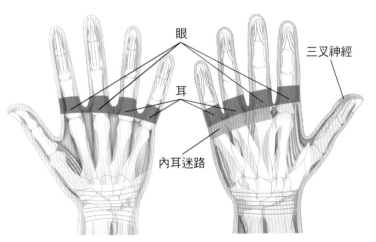

左手掌　　　　　　　　　　　　　　　　　　　　　　　　左手背

眼

三叉神經

耳

內耳迷路

## 鼻

【部　　位】雙手掌側拇指末節，指腹橈側面的中部。左鼻反射區在右手上，右鼻反射區在左手上。

【功能主治】鼻炎、鼻竇炎、鼻出血、鼻息肉、上呼吸道感染、頭痛、頭暈等。

【按摩手法】掐揉或點按10～20次。

## 喉、氣管

【部　　位】雙手拇指近節指骨背側的中央。

【功能主治】氣管炎、咽喉炎、咳嗽、氣喘、聲音沙啞等。

【按摩手法】向手腕方向進行推按10～12次。

## 舌、口腔

【部　　位】雙手拇指背側，指間關節橫紋的中央處。

【功能主治】口舌生瘡、味覺異常、口腔潰瘍、口乾唇裂、口唇疱疹等。

【按摩手法】掐按或點按10～20次。

## 扁桃腺

【部　　位】雙手拇指近節背側正中線肌腱的兩側，也就是喉、氣管反射區的兩側。

【功能主治】扁桃腺炎、上呼吸道感染、發熱等。

【按摩手法】向指尖方向推按，每側10～20次。

左手掌

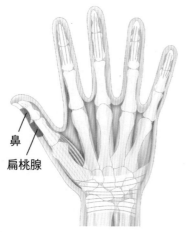

鼻
扁桃腺

左手背

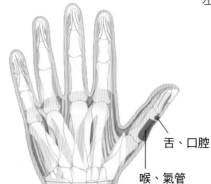

舌、口腔
喉、氣管

## 上、下頜

【部　　位】雙手拇指的背側，拇指指間關節橫紋與上下最近皺紋之間的帶狀區域。橫紋遠側為上頜，橫紋近側為下頜。

【功能主治】牙周炎、牙齦炎、牙痛、口腔潰瘍、顳下頜關節炎、打鼾等。

【按摩手法】由尺側向橈側推按或者掐點，10～20次。

## 頸項

【部　　位】雙手拇指近節掌側和背側之處。

【功能主治】頸項痠痛、僵硬，落枕、頸椎病、高血壓、消化道疾病等。

【按摩手法】向指根方向全方位推按5～10次。

## 斜方肌

【部　　位】手掌正面，在眼、耳反射區的下方，呈一橫帶狀之區域。

【功能主治】頸、肩、背部疼痛，落枕、頸椎病等。

【按摩手法】由尺側向橈側方向，推按10～20次。

## 胸、乳房

【部　　位】位於手背第2、3、4掌骨的遠端。

【功能主治】胸部疾病、各種肺病、食道病症、心臟病、乳房疾病、胸悶、乳汁不足、胸部軟組織損傷、重症肌無力等。

【按摩手法】向腕背方向橈側推按，或掐按10～20次。

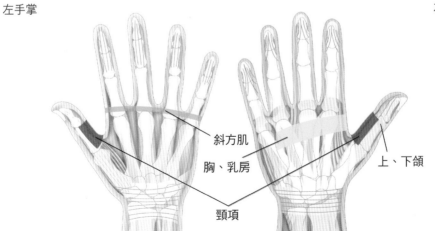

左手掌　　　　　　　　　　　　　　　　　　左手背

斜方肌
胸、乳房
上、下頜
頸項

## 心臟

【部　　位】左手尺側，手掌及手背部第4、5掌骨之間，近掌骨頭處。

【功能主治】心臟疾病、高血壓、失眠、盜汗、口舌生瘡、肺部疾病等。

【按摩手法】向手指方向推按10～30次或拿捏30～50次。

## 膈、橫膈膜

【部　　位】位於雙手背側，橫跨第2、3、4、5掌骨中點的帶狀區域。

【功能主治】呃逆、腹部疼痛、噁心、嘔吐等。

【按摩手法】由橈側向尺側方向，推按10～30次。

## 肺、支氣管

【部　　位】肺反射區位於雙手掌側，橫跨第2、3、4、5掌骨，靠近掌指關節區域；支氣管反射區位於中指第3節的指骨，中指根部為反射敏感點。

【功能主治】肺與支氣管疾病（如肺炎、支氣管炎、肺結核、哮喘、胸悶等），鼻炎、皮膚病、心臟病、便祕、腹瀉等。

【按摩手法】從尺側向掌側推按10～20次；由中指根部向指尖方向推按10～20次，掐按中指根部敏感點10～30次。

左手掌

支氣管

肺

心臟

膈、橫膈膜

左手背

# 肝

【部　　位】右手的掌側及背側，第4、5掌骨體中點之間。

【功能主治】肝臟疾病（如肝區不適、肝炎、肝硬化等），消化系統疾病（腹脹、腹痛、消化不良等），血液系統疾病、高血脂症、腎臟疾病、眼疾、眩暈、扭傷、指甲疾病等。

【按摩手法】拿捏10～20次。

# 頭頸淋巴結

【部　　位】各手指間根部凹陷處，手掌和手背側均有頭頸淋巴結反射區。

【功能主治】治療眼、耳、鼻、舌、口腔、牙齒等部位疾病，以及淋巴結腫大和免疫功能低下。

【按摩手法】點掐5～10次。

# 膽囊

【部　　位】右手的掌側及背側，第4、5掌骨之間，緊靠肝反射區的腕側的第4掌骨處。

【功能主治】膽囊炎、膽石症、膽道蛔蟲症、厭食、消化不良、高血脂症、胃腸功能紊亂、失眠、皮膚病、**痤瘡**（註❶）等。

【按摩手法】按壓或拿捏10～20次。

---

註❶ **痤瘡**：俗稱青春痘、面皰，由於毛囊上的皮脂腺發炎而引起，一般以青春期出現比例較高。

右手掌　　　　　　　　　　　　右手背

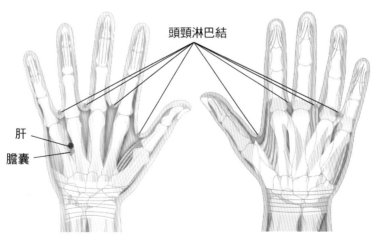

頭頸淋巴結

肝

膽囊

## 上身淋巴結

【部　位】雙手背部尺側，手背腕骨與尺骨之間的凹陷處。

【功能主治】各種炎症、發熱囊腫、癌症、子宮肌瘤、免疫力低下等。

【按摩手法】掐按10～30次。

## 下身淋巴結

【部　位】手背部橈側緣，手背腕骨與前臂橈骨間的凹陷處。

【功能主治】各種炎症、發熱、水腫、囊腫、癌症、子宮肌瘤、蜂窩性組織炎、免疫力低下等。

【按摩手法】掐按10～30次。

## 胸腺淋巴結

【部　位】第1掌指關節尺側。

【功能主治】各種炎症、發熱、囊腫、癌症、子宮肌瘤、乳腺炎、乳房或胸部腫塊、胸痛、免疫力低下等。

【按摩手法】點按10～30次。

## 甲狀腺

【部　位】雙手掌側，第1掌骨近心端起至第1、2掌骨之間，轉向拇指間方向至虎口邊緣連成帶狀區域。轉彎處為反射區敏感點。

【功能主治】甲狀腺機能亢進、心悸、失眠、煩躁、肥胖、小兒生長發育不良等。

【按摩手法】從橈側赤白肉際處推向虎口10～20次，揉按敏感點10～30次。

## 甲狀旁腺

【部　位】雙手橈側，第1掌指關節背部凹陷處。

【功能主治】甲狀旁腺功能低下或亢進、佝僂病（軟骨症）、低鈣性肌肉痙攣、心臟病、各種過敏性疾病、腹脹、白內障、心悸、失眠、癲癇等。

【按摩手法】點按10～30次。

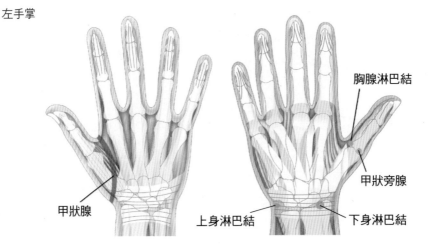

左手掌　　　　　　　　　　　　　　　　　左手背

甲狀腺　　上身淋巴結　　下身淋巴結　　胸腺淋巴結　　甲狀旁腺

## 腎

【部　　位】雙手掌中央，相當於勞宮穴處。

【功能主治】急慢性腎炎、腎結石、腎功能不全、尿路結石、高血壓、慢性支氣管炎、眩暈、耳鳴、水腫、攝護腺炎、攝護腺增生等。

【按摩手法】點按10～30次。

## 腎上腺

【部　　位】雙手掌側，第2、3掌骨之間，距離第2、3掌骨頭1.5～2公分處。

【功能主治】腎上腺功能低下或亢進、各種感染、過敏性疾病、哮喘、風濕病、心律不整、昏厥、糖尿病、生殖系統疾病等。

【按摩手法】點按10～30次。

## 膀胱

【部　　位】雙掌下方，大、小魚際交接處的凹陷中，其下為頭狀骨骨面。

【功能主治】腎、輸尿管、膀胱等泌尿系統疾病。

【按摩手法】向手腕的方向進行點按10～30次。

## 輸尿管

【部　　位】雙手掌的中部，腎反射區與膀胱反射區之間的帶狀區域。

【功能主治】輸尿管結石、尿路感染、腎積水、高血壓、動脈硬化等。

【按摩手法】向手腕方向進行推按10～30次。

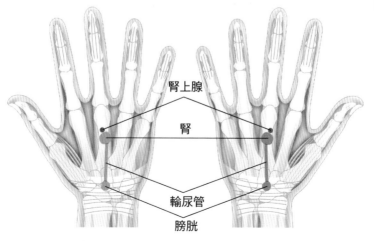

左手掌　　　　　　　　　　　　　　　右手掌

腎上腺
腎
輸尿管
膀胱

227

## 卵巢、睪丸

【部　　位】雙手掌的腕橫紋中點處，相當於手厥陰心包經的大陵穴。

【功能主治】性功能低下、不孕症、不育症、月經不順、攝護腺增生、子宮肌瘤等。

【按摩手法】按揉10～30次。

## 攝護腺、子宮、陰道、尿道

【部　　位】雙手掌側，橫紋中點兩側的帶狀區域。

【功能主治】攝護腺炎、攝護腺增生、尿路感染、尿道炎、陰道炎等。

【按摩手法】由中間向兩側，分別推按30～50次。

## 食道、氣管

【部　　位】雙手拇指近節指骨橈側，赤白肉際處。

【功能主治】食道腫瘤、食道炎症、氣管疾病等。

【按摩手法】向指根方向推按或掐按10～30次。

## 腹股溝

【部　　位】雙手掌側，腕橫紋的橈側端，橈骨頭凹陷處。相當於太淵穴。

【功能主治】生殖系統病變、性功能低下、攝護腺增生、年老體弱等。

【按摩手法】按揉10～30次。

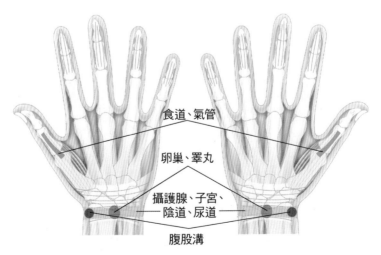

左手掌　　　　　　　　　　　　　　右手掌

食道、氣管

卵巢、睪丸

攝護腺、子宮、陰道、尿道

腹股溝

## 胃

【部　　位】雙手第1掌骨體遠端。

【功能主治】胃炎、胃潰瘍、胃下垂等胃部疾病，消化不良、胰腺炎、糖尿病、膽囊炎等疾病。

【按摩手法】向手腕方向進行推按10～30次。

## 胰腺

【部　　位】雙手胃反射區與十二指腸反射區之間，第1掌骨體的中部。

【功能主治】胰腺炎、胰腺腫瘤、消化不良、糖尿病等。

【按摩手法】向手腕方向進行推按10～30次。

## 十二指腸

【部　　位】雙手掌側，第1掌骨體近端，胰腺反射區下方。

【功能主治】十二指腸炎、十二指腸潰瘍、食慾不振、腹脹、消化不良等。

【按摩手法】向手腕方向進行推按10～30次。

## 小腸

【部　　位】雙手掌心結腸各反射區（見第230、231頁）及直腸反射區（見第232頁）所包圍的區域。

【功能主治】小腸炎症、腹瀉、腸功能紊亂、消化不良、心律不整、失眠、貧血等疾病。

【按摩手法】向手腕方向快速、均勻推按10～30次。

左手掌　　　　　　　　　　　　　　　　　右手掌

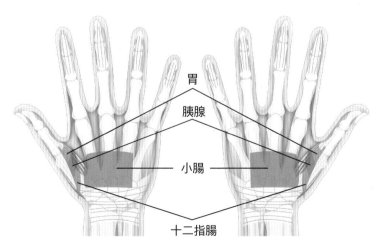

胃
胰腺
小腸
十二指腸

## 大腸

【部　　位】雙手掌側中下部分。包括
　　　　　盲腸、闌尾、回盲瓣、升
　　　　　結腸、橫結腸、降結腸、
　　　　　乙狀結腸、肛管、肛門等
　　　　　各區。

【功能主治】腹脹、便祕、消化不良、
　　　　　闌尾炎、結腸炎、腹痛、
　　　　　結腸腫瘤、直腸炎、乙狀
　　　　　結腸炎、痔瘡、肛裂等。

【按摩手法】推按、推揉或者掐揉10～
　　　　　30次。

## 盲腸、闌尾

【部　　位】右手掌側，第4、5掌骨底
　　　　　與腕骨結合部近尺側。

【功能主治】腹瀉、腹脹、便祕、消化
　　　　　不良、闌尾炎及其術後腹
　　　　　痛等。

【按摩手法】掐揉10～30次。

## 回盲瓣

【部　　位】右手掌側，第4、5掌骨底
　　　　　與腕骨結合部近橈側，盲
　　　　　腸、闌尾反射區稍上方。

【功能主治】下腹脹氣、腹痛等。

【按摩手法】掐揉10～30次。

## 升結腸

【部　　位】右手掌側，第4、5掌骨之
　　　　　間，腕掌關節結合部的盲
　　　　　腸、闌尾、回盲瓣反射區
　　　　　至第4、5掌骨體中部，約
　　　　　平虎口之間的帶狀區域。

【功能主治】腹瀉、腹痛、便祕、結腸
　　　　　炎、結腸腫瘤等。

【按摩手法】向手指的方向進行推按
　　　　　10～30次。

左手掌　　　　　　　　　　　　　　　右手掌

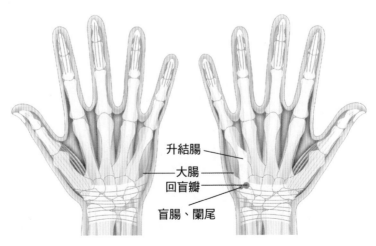

升結腸
大腸
回盲瓣
盲腸、闌尾

## 橫結腸

【部　位】右手掌側，升結腸反射區至虎口之間的帶狀區域；左手掌側與右手相對應的區域，其尺側接降結腸反射區。

【功能主治】腹瀉、腹痛、便祕、結腸炎等。

【按摩手法】右手自尺側向橈側推按，左手自橈側向尺側推按，各10～30次。

## 降結腸

【部　位】左手掌側，平虎口位置，第4、5掌骨之間至腕骨之間的帶狀區域。

【功能主治】腹瀉、腹痛、便祕、結腸炎等。

【按摩手法】向手腕的方向進行推按10～30次。

## 乙狀結腸

【部　位】位於左手掌側，第5掌骨底與鉤骨交接的腕掌關節處，至第1、2掌結合部的帶狀區域。

【功能主治】直腸炎、直腸癌、便祕、結腸炎、乙狀結腸炎等。

【按摩手法】由尺側向橈側處推按10～30次。

## 肛管、肛門

【部　位】位於左手掌側，第2腕掌關節之處，乙狀結腸反射區的末端。

【功能主治】肛門周圍疾病、痔瘡、肛裂、便血、便祕、脫肛等病症。

【按摩手法】掐按10～30次。

左手掌　右手掌

横結腸
降結腸
乙狀結腸
肛管、肛門

## 直腸、肛門

【部　　位】雙上肢前臂橈側遠端約3橫指的帶狀區域。

【功能主治】痔瘡、肛裂、便血、便祕、脫肛等。

【按摩手法】向手腕方向進行推按10～30次。

## 脾

【部　　位】左手掌側第4、5掌骨間（中段遠端），膈反射區（見第224頁）與橫結腸反射區（見第231頁）之間。

【功能主治】發熱、貧血、高血壓、肌肉痠痛、舌炎、唇炎、食慾不振、消化不良、皮膚病等。

【按摩手法】點按10～20次。

## 頸椎

【部　　位】雙手各指近節指骨背側近橈側，以及各掌骨背側遠端，約占整個掌骨體的1/5。

【功能主治】頸椎病、落枕、頸椎痠痛或僵硬等。

【按摩手法】向手腕推按10～30次。

## 胸椎

【部　　位】雙手背側，各掌骨遠端約占整個掌骨體的1/2。

【功能主治】頸、肩、背部軟組織損傷，循環和呼吸疾病引起的胸痛、胸悶等症，胸椎病變。

【按摩手法】向手腕方向進行推按10～20次。

左手掌

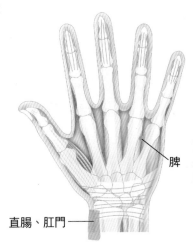

脾

直腸、肛門

左手背

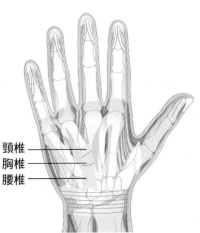

頸椎
胸椎
腰椎

## 腰椎

【部　　位】雙手背側，各掌骨近端約占整個掌骨體的1/2。（見第232頁下圖）

【功能主治】腰痠背痛、急性腰扭傷、腰肌勞損、腰椎骨質增生、腰椎間盤突出等各種腰椎病變，坐骨神經痛等病症。

【按摩手法】向手腕方向進行推按10～20次。

## 肋骨

【部　　位】雙手背側，內側肋骨反射區位於第2掌骨體中部偏遠端的橈側；外側肋骨反射區位於第4、5掌骨之間，近掌骨底的凹陷中。

【功能主治】肋骨病變、肋軟骨炎、肋膜炎、胸悶、胸痛、胸膜炎、胸肋疼痛等。

【按摩手法】點按10～20次。

## 肩關節

【部　　位】第5掌指關節尺側凹陷處。手背為肩前反射區，赤白肉際處為肩中部反射區，手掌為肩後部反射區。

【功能主治】肩關節周圍炎、肩部損傷、肩峰下滑囊炎等肩部疾病。

【按摩手法】掐按10～30次。

## 骶骨

【部　　位】雙手背側，各腕掌關節結合處。

【功能主治】坐骨神經痛、腰骶勞損、便祕等。

【按摩手法】向手腕的方向進行掐按10～20次。

## 尾骨

【部　　位】雙手背側，在腕背的橫紋區域。

【功能主治】骶尾骨部損傷、疼痛等。

【按摩手法】找到敏感點後，掐按10～30次。

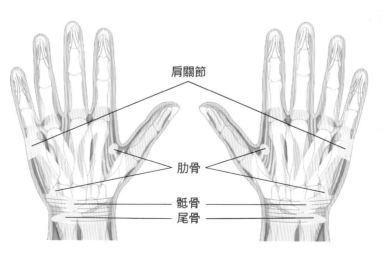

左手背　　　　　　　　　　　　　　右手背

肩關節

肋骨

骶骨

尾骨

## 肘關節

【部　　位】雙手背側，第5掌骨體中部尺側處。

【功能主治】網球肘、學生肘、礦工肘等肘部病痛，髕上滑囊炎、半月板損傷、側副韌帶損傷、增生性關節炎等膝部疾病。

【按摩手法】按揉或掐揉10〜30次。

## 髖關節

【部　　位】雙手背側，尺骨和橈骨莖突骨面的周圍。

【功能主治】髖關節疼痛、坐骨神經痛、肩關節疼痛、腰背疼痛等。

【按摩手法】按揉10〜30次。

## 膝關節

【部　　位】第5掌骨近端尺側緣與腕骨所形成的凹陷之處。手背部為膝前部，赤白肉際處為膝兩側部，手掌部為膝後部。

【功能主治】膝關節、肘關節病變。

【按摩手法】掐揉或點按10〜30次。

## 頸肩區

【部　　位】雙手各指根部近節指骨的兩側，以及各掌指關節結合部。手背面為頸肩後區，手掌面為頸肩前區。

【功能主治】頸椎病、肩周炎等各種頸肩部病痛。

【按摩手法】向指根推按或掐按各5〜10次。

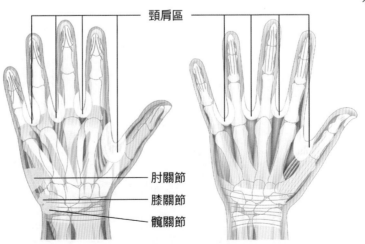

左手背　　　　　　　　　　　　　　　右手掌

頸肩區

肘關節

膝關節

髖關節

## 腹腔神經叢

【部　位】雙手掌側，第2、3掌骨及第3、4掌骨之間，腎反射區（見第227頁）的兩側。

【功能主治】胃腸功能紊亂、腹脹、腹瀉、胸悶、呃逆、煩躁、失眠、頭痛、更年期症候群、生殖系統疾病等。

【按摩手法】圍繞腎反射區兩側，由指端向手腕方向進行推按10～30次。

## 胸腔呼吸器官區

【部　位】手掌側，拇指指間關節橫紋至腕橫紋之間的區域。

【功能主治】胸悶、咳嗽、氣喘等呼吸系統病症。

【按摩手法】向腕橫紋處進行推按各10～30次。

## 胃脾大腸區

【部　位】手掌面，第1、2掌骨之間的橢圓形區域。

【功能主治】消化不良、食慾不振、腹脹、腹瀉、貧血、皮膚病等症。

【按摩手法】揉按30～50次。

## 血壓區

【部　位】手背，由第1掌骨、陽溪穴、第2掌骨所包圍的區域，以及食指近節指骨近端1/2的橈側。

【功能主治】高血壓、低血壓、頭痛、眩暈、嘔吐、發熱、胃痛、便祕等。

【按摩手法】按揉本區域10～20分鐘。

左手掌　　　　　　　　　　　　　　　　　　　左手背

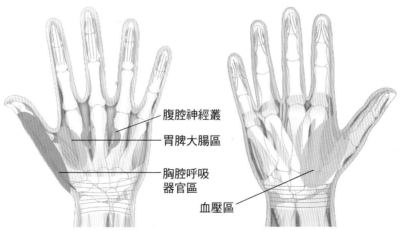

腹腔神經叢
胃脾大腸區
胸腔呼吸器官區
血壓區

# 手部腧穴

## 手掌側穴

### ✪ 列缺
【部位】橈骨莖突的上方，腕橫紋上約1.5寸。

【功能主治】治療傷風、頭痛、咳嗽、氣喘、咽喉腫痛。

### ✪ 經渠
【部位】掌面橈側，腕橫紋上1寸，橈骨莖突與橈動脈之間凹陷處。

【功能主治】治療咳嗽、氣喘、胸悶、咽喉腫痛、手腕痛。

### ✪ 太淵
【部位】掌後腕橫紋橈側，橈動脈的橈側凹陷處。

【功能主治】治療咳嗽、氣喘、咳血、胸痛、咽喉腫痛。

### ✪ 魚際
【部位】第1掌骨中點，赤白肉際處。

【功能主治】治療咳嗽、咳血、咽喉腫痛、發熱、失聲。

### ✪ 內關
【部位】腕橫紋上2寸，掌長肌腱與橈側腕屈肌腱之間。

【功能主治】治療心痛、心悸、胸悶、胃痛、嘔吐、癲癇。

### ✪ 大陵
【部位】腕橫紋中央，掌長肌腱與橈側腕屈肌腱之間。

【功能主治】治療心痛、心悸、胃痛、嘔吐、癲癇、胸脅痛。

### ✪ 神門
【部位】腕橫紋尺側端，尺側腕屈肌腱的橈側凹陷處。

【功能主治】治療心痛、驚悸、健忘、失眠、癲狂、胸脅痛。

### ✪ 少商
【部位】拇指橈側，指甲角旁0.1寸。

【功能主治】治療咽喉腫痛、咳嗽、鼻血、發熱、昏迷、癲狂。

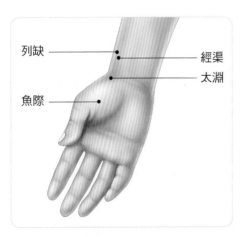

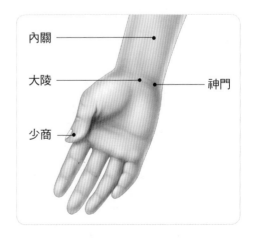

### ✪中沖
【部位】中指指尖的中央。
【功能主治】治療心痛、昏迷、熱病、小兒夜啼、中暑、昏厥。

### ✪少沖
【部位】小指橈側，指甲角旁0.1寸。
【功能主治】治療心悸、心痛、癲狂、熱病、昏迷。

### ✪少府
【部位】第4、5掌骨之間，握拳，位在小指指端與無名指指端之間。
【功能主治】治療心悸、胸痛、小便不利、遺尿、陰部搔癢。

### ✪勞宮
【部位】第2、3掌骨之間，握拳，中指尖下便是穴位。
【功能主治】治療心痛、昏迷、癲狂、口臭、口瘡。

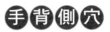

# 手背側穴

### ✪商陽
【部位】食指橈側，指甲角旁0.1寸。
【功能主治】治療耳聾、牙齒疼痛、咽喉腫痛、手指麻木、熱病、昏迷。

### ✪二間
【部位】握拳，當食指橈側掌指關節的前凹陷中。
【功能主治】治療目昏、牙齒疼痛、口眼歪斜、咽喉腫痛、熱病等症。

### ✪三間
【部位】握拳，當第2掌骨小頭橈側後凹陷中。
【功能主治】治療目痛、牙齒疼痛、身熱、腹部脹滿、腸鳴。

### ✪合谷
【部位】手背，第1、2掌骨之間，約平第2掌骨中點。
【功能主治】治療頭痛、目赤腫痛、口眼歪斜、耳聾、咽喉腫痛、腹痛、便祕。

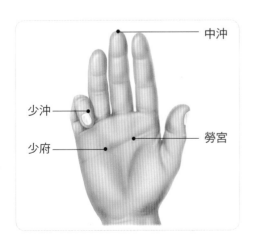
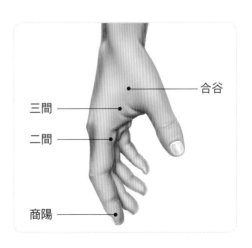

## ✪ 陽溪
【部位】腕背橫紋橈側，拇指短伸肌與拇指長伸肌腱之間的凹陷中。

【功能主治】治療頭痛、目赤腫痛、耳聾、耳鳴、牙齒腫痛、咽喉腫痛。

## ✪ 關沖
【部位】第4指尺側，位於指甲角旁約0.1寸。

【功能主治】治療頭痛、目赤、耳聾、咽喉腫痛、熱病、昏厥。

## ✪ 液門
【部位】握拳，第4、5指之間，指掌關節前凹陷中。

【功能主治】治療頭痛、目赤、耳聾、咽喉腫痛、瘧疾。

## ✪ 中渚
【部位】握拳，第4、5掌骨小頭後緣之間凹陷中，液門穴後約1寸。

【功能主治】治療頭痛、目赤、耳鳴、耳聾、咽喉腫痛、熱病、手指不能伸屈。

## ✪ 陽池
【部位】腕背橫紋中，指伸肌腱尺側凹陷中。

【功能主治】治療目赤腫痛、耳聾、咽喉腫痛、瘧疾、手腕疼痛、糖尿病。

## ✪ 後溪
【部位】握拳，第5掌指關節後尺側，橫紋頭赤白肉際處。

【功能主治】治療頭痛、目赤、耳聾、咽喉腫痛、腰背疼痛、癲狂、瘧疾。

## ✪ 腕谷
【部位】後溪穴之上，第5掌骨基底與三角骨之間赤白肉際處。

【功能主治】治療頭痛、耳鳴、黃疸、熱病、瘧疾。

## ✪ 前谷
【部位】握拳，第5掌指關節前尺側，橫紋頭赤白肉際處。

【功能主治】治療頭痛、目赤腫痛、耳鳴、咽喉腫痛、熱病。

## ✪ 外關
【部位】腕背橫紋上2寸，橈骨與尺骨之間。

【功能主治】治療熱病、頭昏、目赤腫痛、耳鳴、耳聾、上肢部位疼痛。

## ✪ 陽谷
【部位】腕背橫紋尺側，尺骨莖突前的凹陷中。

【功能主治】治療頭痛、目眩、耳鳴、耳聾、熱病、癲狂。

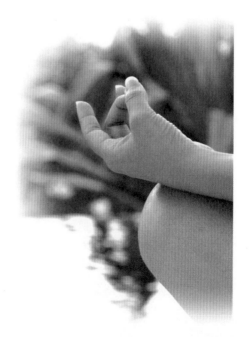

## ✪ 少澤

【部位】小指尺側，指甲角旁0.1寸。

【功能主治】治療頭痛、目赤腫痛、咽喉腫痛、乳汁不足、昏迷、熱病。

## ✪ 養老

【部位】尺骨莖突橈側緣凹陷中。

【功能主治】治療肩頸、肘、背、臂部疼痛。

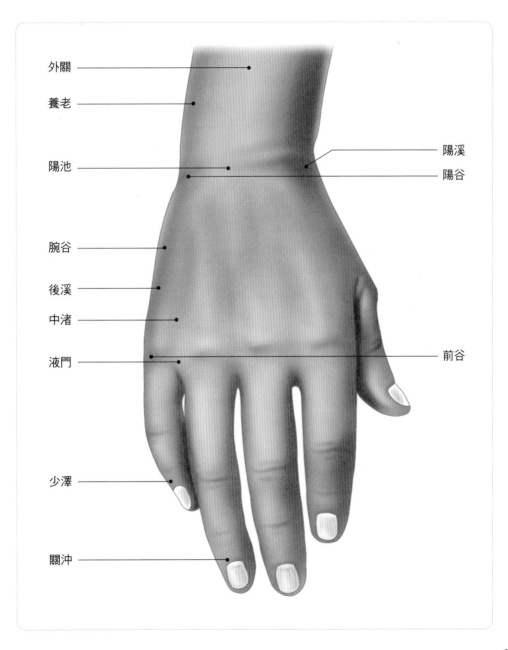

外關

養老

陽池

腕谷

後溪

中渚

液門

少澤

關沖

陽溪

陽谷

前谷

# 手針穴 手掌側穴

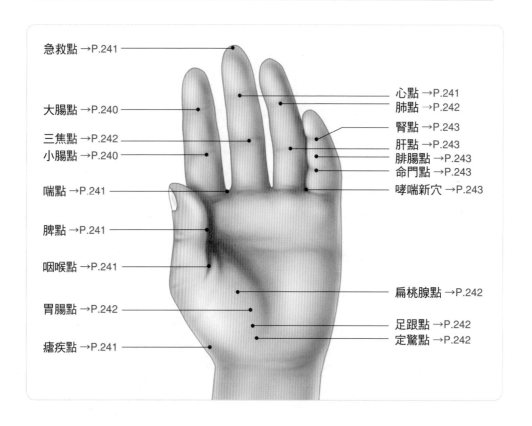

急救點 →P.241

大腸點 →P.240

三焦點 →P.242
小腸點 →P.240

喘點 →P.241

脾點 →P.241

咽喉點 →P.241

胃腸點 →P.242

瘧疾點 →P.241

心點 →P.241
肺點 →P.242

腎點 →P.243
肝點 →P.243
腓腸點 →P.243
命門點 →P.243
哮喘新穴 →P.243

扁桃腺點 →P.242

足跟點 →P.242
定驚點 →P.242

## ☯ 大腸點

【部位】位於雙手手掌食指，第一指節
與第二指節間橫紋線上，基本
上位於中間點，有的人可能偏
左或偏右。

【功能主治】可治療腸道疾病。

【按摩手法】宜先用單根圓牙籤的銳利
尖頭，在穴位病理反射區
輕輕扎刺，尋找刺痛點，
找出刺痛點後，就可在刺
痛點用牙籤扎刺。若欲強
化療效，也可用艾條灸。

## ☯ 小腸點

【部位】在手掌，食指近端指關節橫紋
中點處，為四縫穴之一。

【功能主治】治療小腸疾病。

【按摩手法】用單根牙籤的銳利尖頭，
在病理反射區部位輕輕刺
探，尋找此穴的病理反射
點。一經發現刺痛點，就
可在該點用單根牙籤反覆
扎刺；如欲強化療效，也
可在刺痛點用艾條灸。

## ✪ 喘點

【部位】位於雙手掌，食、中指中線向下延伸至感情線交叉處。

【功能主治】具有預防和治療呼吸道疾病的效果，凡老年人呼吸道疾病，如肺氣腫、氣管炎等症多配合此穴。

【按摩手法】尋找此穴的病理反射點，宜先用單根圓牙籤的銳利尖頭，在此穴病理反射區刺探，找到刺痛點後，可用梅花樁反覆扎刺，也可用手指強力捏按。臨床上對於老年咳喘，多採用艾條灸的方法，每次灸2～3分鐘，每日數次。

## ✪ 瘧疾點

【部位】在第1掌骨基底部，大魚際橈側緣赤白肉際處。

【功能主治】治療瘧疾。

【按摩手法】用單根牙籤的銳利尖頭，在病理反射區部位輕輕刺探，尋找此穴的病理反射點，一經發現刺痛點，就可在該點用單根牙籤反覆扎刺；如欲強化療效，也可在刺痛點用艾條灸。

## ✪ 急救點

【部位】在中指尖指甲游離緣2分處。

【功能主治】治療昏迷、中暑。

【按摩手法】用單根牙籤的銳利尖頭，在病理反射區部位輕輕刺探，尋找此穴的病理反射點，一經發現刺痛點，就可在該點用單根牙籤反覆扎刺。亦可以點按。

## ✪ 脾點

【部位】在手掌面，大拇指指關節橫紋中點處。

【功能主治】治療腹痛、腹脹、腸鳴、泄瀉、水腫。

【按摩手法】用單根牙籤的銳利尖頭，在病理反射區部位輕輕刺探，尋找此穴的病理反射點，一經發現刺痛點，就可在該點用單根牙籤反覆扎刺；如欲強化療效，也可在刺痛點用艾條灸。

## ✪ 咽喉點

【部位】在手掌面，拇指掌指關節橫紋的中點。

【功能主治】治療咽炎、喉炎、嘔吐。

【按摩手法】尋找此穴的病理反射點，用單根牙籤的銳利尖頭，在病理反射區部位輕輕刺探，一經發現刺痛點，就可在該點用單根牙籤反覆扎刺；如欲強化療效，可在刺痛點用艾條灸。

## ✪ 心點

【部位】位於雙手手掌中指，第1指節與第2指節間橫紋線上。從經絡學來說，此穴位於手厥陰心包經經絡上。

【功能主治】具有強化神經系統功能的效用，刺激此穴可治療神經疾病。

【按摩手法】宜用單根圓牙籤的尖頭在穴區扎探，尋找此穴的病理反射點，一經找到刺痛點，即可在刺痛點處反覆扎刺。

241

## ✪ 三焦點

【部位】在手掌面，中指近端指關節橫紋中點處。

【功能主治】治療水腫、氣喘、小便不利，胸腹部、骨盆腔疾病。

【按摩手法】用單根牙籤的銳利尖頭，在病理反射區部位輕輕刺探，尋找此穴的病理反射點，一經發現刺痛點，就可在該點用單根牙籤反覆扎刺；如欲強化療效，也可在刺痛點用艾條灸。

## ✪ 扁桃腺點

【部位】在第1掌骨中點尺側掌面處。

【功能主治】治療扁桃腺炎、咽炎。

【按摩手法】用單根牙籤的銳利尖頭，在病理反射區部位輕輕刺探，尋找此穴的病理反射點，一經發現刺痛點，就可在該點用單根牙籤反覆扎刺；如欲強化療效，也可在刺痛點用艾條灸。

## ✪ 胃腸點

【部位】位於雙手手掌上1/3處，寬度與無名指等寬，可從無名指指根處劃兩條垂直下行線，至手掌上1/3處即是此穴。

【功能主治】預防和治療胃下垂、胃炎、胃痙攣、十二指腸潰瘍等症。此穴是手穴處方中治療胃腸道疾病的主穴之一。

【按摩手法】依前述無名指等寬垂直線的方法尋找此穴，在反射區內用梅花椿找出刺痛點後，即可反覆扎刺。

## ✪ 足跟點

【部位】位在大陵穴與胃腸點連線的中點處。

【功能主治】治療足跟痛。

【按摩手法】用單根牙籤的銳利尖頭，在病理反射區部位輕輕刺探，尋找此穴的病理反射點，一經發現刺痛點，就可在該點用單根牙籤反覆扎刺；如欲強化療效，也可在刺痛點用艾條灸。

## ✪ 定驚點

【部位】在手掌大小魚際交接處。

【功能主治】治小兒驚風、高熱、痙證。

【按摩手法】用單根牙籤的銳利尖頭，在病理反射區部位輕輕刺探，尋找此穴的病理反射點，一經發現刺痛點，就可在該點用單根牙籤反覆扎刺；如欲強化療效，也可在刺痛點用艾條灸。

## ✪ 肺點

【部位】位於雙手掌無名指，第1指節與第2指節間的橫紋線上，病理反射點基本位於橫紋線中間，有的人可能偏左或偏右；從經絡學來說，此穴位於手少陽三焦經經絡上。

【功能主治】具有強化臟腑的功能，還可治療牙齒過敏。

【按摩手法】可用單根牙籤的銳利尖頭在病理反射區刺探，一經找到刺痛點，就可在刺痛點部位用牙籤尖點反覆扎刺痛點。欲強化療效，也可加用艾條灸刺痛點。

## ✿ 腓腸點

【部位】在手掌面，小指中線上，第2指骨的中點處。

【功能主治】治療腓腸肌痙攣。

【按摩手法】用單根牙籤的銳利尖頭，在病理反射區部位輕輕刺探，尋找此穴的病理反射點，一經發現刺痛點，就可在該點用單根牙籤反覆扎刺；如欲強化療效，也可在刺痛點用艾條灸。

## ✿ 命門點

【部位】位於雙手掌小指第2與第3指節間的橫紋線上，基本位於中間，有的人可能偏左或偏右。

【功能主治】此穴是泌尿和生殖器官反應點，刺激此穴可治療泌尿和生殖系統疾病。

【按摩手法】用單根牙籤的銳利尖頭，在病理反射區部位輕輕刺探，尋找此穴的病理反射點，一經發現刺痛點，就可在該點用單根牙籤反覆扎刺；如欲強化療效，也可在刺痛點用艾條灸。

## ✿ 哮喘新穴

【部位】在手掌面，位於第4、5掌的指關節之間。

【功能主治】治療哮喘。

【按摩手法】用單根牙籤的銳利尖頭，在病理反射區部位輕輕刺探，尋找此穴的病理反射點，一經發現刺痛點，就可在該點用單根牙籤反覆扎刺；如欲強化療效，也可在刺痛點用艾條灸。

## ✿ 肝點

【部位】位於雙手掌無名指，第2指節與第3指節間橫紋線上，基本位於中間，有的人可能偏左或偏右。

【功能主治】具有治療肝膽疾病、消除疲勞的作用，取此穴還可治胸痛、頭痛、偏頭痛、頸部痛。

【按摩手法】尋找此穴宜用單根牙籤的銳利尖頭，在病理反射區內輕輕刺探，一經找到刺痛點，即可在刺痛點處用單根牙籤反覆刺激，以不扎破表皮為準；如欲強化療效，也可在刺痛點用艾條灸。

## ✿ 腎點

【部位】位於雙手掌小指，第1指節與第2指節間橫紋線上，基本上位於中間點，有的人可能偏左或偏右。從經絡學來說，此穴位於手少陰心經經絡上。

【功能主治】具有預防和治療「更年期症候群」的效果。

【按摩手法】用單根圓牙籤的銳利尖頭，在病理反射區部位刺探，一經找到刺痛點，就可在刺痛點處用單根牙籤的尖頭反覆扎刺；如欲強化療效，也可在刺痛點處用艾條灸。

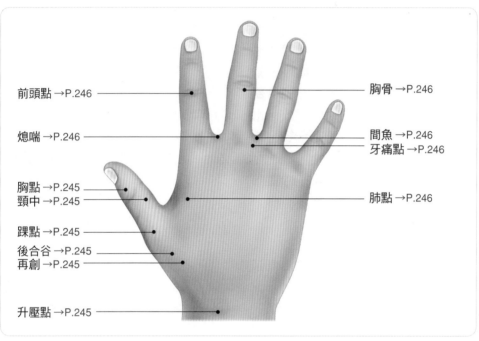

前頭點 →P.246

熄喘 →P.246

胸點 →P.245
頸中 →P.245

踝點 →P.245

後合谷 →P.245
再創 →P.245

升壓點 →P.245

胸骨 →P.246

間魚 →P.246
牙痛點 →P.246

肺點 →P.246

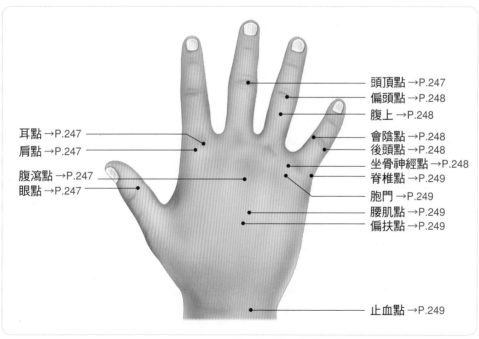

耳點 →P.247
肩點 →P.247

腹瀉點 →P.247
眼點 →P.247

頭頂點 →P.247
偏頭點 →P.248
腹上 →P.248

會陰點 →P.248
後頭點 →P.248
坐骨神經點 →P.248
脊椎點 →P.249
胞門 →P.249
腰肌點 →P.249
偏扶點 →P.249

止血點 →P.249

## ✪ 胸點

【部位】在手背拇指指關節橈側的赤白肉際處。

【功能主治】治療胸悶、胸痛、嘔吐、泄瀉、癲癇。

【按摩手法】用單根圓牙籤的銳利尖頭，在病理反射區刺探尋找此穴，一經找出刺痛點，即在該點用牙籤反覆扎刺，約2分鐘；如欲強化療效，也可加用艾灸。

## ✪ 再創

【部位】位於手背第1、2掌骨基底部的結合處。

【功能主治】治療中風、半身不遂、口眼歪斜、牙齦潰爛、牙痛、腹痛、胃痛、食慾不振、痹症、癲狂。

【按摩手法】尋找此穴要用單根圓牙籤的銳利尖頭，在病理反射區刺探，一經找出刺痛點，即在該點用牙籤反覆扎刺，約2分鐘；如欲強化療效，也可加用艾灸。

## ✪ 升壓點

【部位】位於腕背橫紋與中指中線的交點處。

【功能主治】治療低血壓、眩暈。

【按摩手法】用單根圓牙籤的銳利尖頭，在病理反射區刺探尋找此穴，一經找出刺痛點，即在該點用單根牙籤反覆扎刺，約2分鐘；亦可點按2分鐘；如欲強化療效，也可加用艾灸。

## ✪ 頸中

【部位】位在手背拇指中線上，第1節指骨中點處。

【功能主治】治療落枕、頸部疼痛。

【按摩手法】用單根圓牙籤的銳利尖頭，在病理反射區刺探尋找此穴，一經找出刺痛點，即在該點用牙籤反覆扎刺，約2分鐘；如欲強化療效，也可加用艾灸。

## ✪ 踝點

【部位】在拇指橈側，掌指關節的赤白肉際處。

【功能主治】治療踝關節扭傷、疼痛。

【按摩手法】用單根牙籤的銳利尖頭，在病理反射區刺探尋找此穴，一經找出刺痛點，即在該點用單根牙籤反覆扎刺，約2分鐘；如欲強化療效，也可加用艾灸。

## ✪ 後合谷

【部位】此穴即經絡學上的合谷穴，位於手陽明大腸經經絡上。拇、食2指張開，虎口與第1、2掌骨結合部（一般又叫兩叉骨）連線的中點。

【功能主治】此穴在手部穴位按摩臨床上是個萬能穴，具止痛、退熱、消炎等作用，按壓可治感冒發燒、咳嗽、嘔吐、頭痛、喉痛、牙痛、鼻淵、中暑、中風眩暈、暴發火眼、腹痛及肩痠背痛、情緒緊張等。

【按摩手法】用拇指扣或是用食、中指強力捏按。

## ✪ 胸骨

【部位】在手背中指中線上，第1節的指骨中點處。

【功能主治】治療胸悶、胸痛、咳嗽氣喘、腰背疼痛等症狀。

【按摩手法】用單根圓牙籤的銳利尖頭，在病理反射區刺探尋找此穴，一經找出刺痛點，即在該點用牙籤反覆扎刺，約2分鐘；如欲強化療效，也可加用艾灸。

## ✪ 熄喘

【部位】在手背第2、3指縫縫紋處。

【功能主治】治療落枕、頸部疼痛。

【按摩手法】用單根圓牙籤的銳利尖頭，在病理反射區刺探尋找此穴，一經找出刺痛點，即在該點用牙籤反覆扎刺，約2分鐘；如欲強化療效，也可加用艾灸。

## ✪ 肺點

【部位】手背第2掌骨中點橈側緣處。

【功能主治】治療肺病、哮喘、咽喉腫痛、牙齒過敏。

【按摩手法】可用單根圓牙籤的銳利尖頭，在病理反射區刺探尋找此穴，一經找到刺痛點，即用牙籤尖點反覆扎刺痛點部位；如欲強化療效，也可以加用艾條灸刺痛點。

## ✪ 間魚

【部位】在手背中指、無名指根部連接處的凹陷部。

【功能主治】治療精神病、嗜睡。

【按摩手法】用單根圓牙籤的銳利尖頭，在病理反射區刺探尋找此穴，一經找出刺痛點，即在該點用單根牙籤反覆扎刺，約2分鐘，亦可點按；如欲強化療效，也可加用艾灸。

## ✪ 牙痛點

【部位】在間魚上2分處。

【功能主治】治療落枕、頸部疼痛。

【按摩手法】用單根圓牙籤的銳利尖頭，在病理反射區刺探尋找此穴，一經找出刺痛點，即在該點用牙籤反覆扎刺，約2分鐘；如欲強化療效，也可加用艾灸。

## ✪ 前頭點

【部位】位於雙手手背食指，第2指節與第3指節間橫紋線外緣。

【功能主治】治療神經痛。在手部穴位病理按摩臨床上，凡酒後頭痛者取此穴刺激，多可收到較好療效。

【按摩手法】用單根圓牙籤的銳利尖頭，在病理反射區刺探尋找此穴，一般人刺痛點多在中指橫紋線外緣，有的人可能偏上、偏下或偏裡。一經找出刺痛點，即用單根圓牙籤在該點反覆扎刺，約2分鐘。

## ✪ 腹瀉點

【部位】在手背第3、4掌骨間，第3、4掌骨關節上1寸。

【功能主治】治療腹痛、腹瀉、腹脹、痢疾。

【按摩手法】用單根圓牙籤的銳利尖頭，在病理反射區刺探尋找此穴，一經找出刺痛點，即在該點用牙籤反覆扎刺，約2分鐘；如欲強化療效，也可加用艾灸。

## ✪ 耳點

【部位】手背食指掌指關節骨尖中央。

【功能主治】手穴臨床施治中，應將此穴與治療耳部疾病的相關穴位搭配應用。

【按摩手法】尋找此穴可用單根圓牙籤的銳利尖頭刺探，並在刺痛點反覆扎刺。

## ✪ 肩點

【部位】位於食指掌指關節橈側的赤白肉際處。

【功能主治】具有預防和治療肩部疾病的療效。能治療肩周炎及其他肩部疾病；經常按摩此穴，可預防肩部疾病。

【按摩手法】用梅花樁，在病理反射區刺探尋找此穴，一經發現刺痛點，即可用梅花樁在該刺痛點反覆扎刺；如欲強化療效，可加用艾灸。老年人保健按摩，可用拇指在反射區處經常捏揉。

## ✪ 眼點

【部位】拇指指關節尺側赤白肉際處。

【功能主治】具預防和治療眼部疾病、消除眼睛疲勞的效果。中老年人經常按摩、刺激此穴，可延緩視力老化。

【按摩手法】宜先用單根牙籤的銳利尖頭，在病理反射部位輕輕扎刺尋找刺痛點，找出刺痛點後，就可在刺痛點處用牙籤反覆扎刺，以達到治療的目的；如欲強化療效，也可加用艾條灸。

## ✪ 頭頂點

【部位】位於雙手手背中指，第2指節與第3指節中間橫紋線外側。

【功能主治】治療神經痛穴。手部穴位病理按摩臨床上，用此穴側重治療頭心痛。能有效減輕頭痛及頭頂疼痛。

【按摩手法】尋找此穴位，可用單根圓牙籤的銳利尖頭，在病理反射區反覆扎刺，一般多在中指第2條橫紋外側，有的人可能偏上、偏下或偏裡。一經找出刺痛點，即可在該點用牙籤的銳利尖頭反覆扎刺，約2分鐘；如欲強化療效，也可以使用艾灸。

## ✪ 偏頭點

【部位】位於雙手手背無名指,第2指節與第3指節間橫紋線外側。

【功能主治】治療神經痛穴。手部穴位病理按摩臨床上,用此穴側重治療偏頭痛。

【按摩手法】用單根圓牙籤的銳利尖頭,在病理反射區刺探尋找此穴,一般多在橫紋線邊緣,有的人可能偏上、偏下或偏外。一經找出刺痛點,即可在該點用單根牙籤的銳利尖頭反覆扎刺,一般約2分鐘,如頭痛不解,也可再加艾灸。

## ✪ 後頭點

【部位】位於雙手手背小指,第2指節與第3指節中間橫紋外側。

【功能主治】具有治療神經痛的效能。手穴病理按摩治療在臨床上,常用此穴側重治療後頭痛。

【按摩手法】用單根圓牙籤的銳利尖頭,在病理反射區刺探尋找此穴,一般病理刺痛點多在小指第2條橫紋線外緣,有的人可能偏上、偏下或偏裡,一經找出刺痛點,即用牙籤在該點反覆扎刺,約2分鐘;如欲強化療效,也可加用艾灸。

## ✪ 腹上

【部位】在手背無名指中線上,第1指骨中點處。

【功能主治】腹痛、腹瀉腹脹、陽萎、遺精、早洩。

【按摩手法】用單根圓牙籤的銳利尖頭,在病理反射區刺探尋找此穴,一經找出刺痛點,即在該點用牙籤反覆扎刺,約2分鐘;如欲強化療效,也可加用艾灸。

## ✪ 會陰點

【部位】此穴位於雙手手背小指,第2指節與第3指節間橫紋裡側,與後頭點並列橫紋線兩側。

【功能主治】具治療痔瘡及其他肛門、直腸部位疾病的效果。

【按摩手法】用單根圓牙籤的銳利尖頭,在病理反射區刺探尋找此穴,一般多在小指第2條橫紋線裡側,有的人可能偏上、偏下或偏外。一經找出刺痛點,即在該點用單根牙籤反覆扎刺,約2分鐘;如欲強化療效,也可加用艾灸。

## ✪ 坐骨神經點

【部位】手背無名指掌指關節尺側緣。

【功能主治】治腰腿痛、坐骨神經痛。

【按摩手法】用單根圓牙籤的銳利尖頭,在病理反射區刺探尋找此穴,一經找出刺痛點,即可在該點用牙籤反覆扎刺,約2分鐘;如欲強化療效,也可加用艾灸。

## ✪ 脊椎點

【部位】位於第5掌指關節尺側的赤白肉際處。

【功能主治】具有活血化瘀的功效，可治療腰痛、尾骶痛、肩胛痛、耳鳴、鼻塞等症狀。

【按摩手法】用單根圓牙籤的銳利尖頭，在病理反射區刺探尋找此穴，一經找出刺痛點，即可在該點用牙籤反覆扎刺，約2分鐘；如欲強化療效，也可加用艾灸。

## ✪ 胞門

【部位】在手背第4、5掌骨間，中渚穴後0.75寸處。

【功能主治】生殖系統病變，如遺精、早洩、陽萎、月經不順。

【按摩手法】用單根圓牙籤的銳利尖頭，在病理反射區刺探尋找此穴，一經找出刺痛點，即在該點用單根牙籤反覆扎刺，約2分鐘；亦可以點按；如欲強化療效，也可加用艾灸。

## ✪ 腰肌點

【部位】在手背第3、4掌骨間，第3、4掌指關節上2.5寸。

【功能主治】治療腰扭傷、腰肌勞損、各種腰痛。

【按摩手法】用單根圓牙籤的銳利尖頭，在病理反射區刺探尋找此穴，一經找出刺痛點，即在該點用單根牙籤反覆扎刺，約2分鐘；也可以點按2分鐘；如欲強化療效，也可加用艾灸。

## ✪ 偏扶點

【部位】在手背腰肌點後0.25寸，第3指中線處。

【功能主治】具有疏通經絡的功效，可治療**偏癱**（註❷）、半身麻木等。

【按摩手法】用單根圓牙籤的銳利尖頭，在病理反射區刺探尋找此穴，一經找出刺痛點，即在該點用牙籤反覆扎刺，約2分鐘；如欲強化療效，也可加用艾灸。

## ✪ 止血點

【部位】在手背無名指中線與腕橫紋的交點處。

【功能主治】具有活血化瘀、止血的功效，適用於各種出血性疾病、踝關節扭傷。

【按摩手法】用單根圓牙籤的銳利尖頭，在病理反射區刺探尋找此穴，一經找出刺痛點，即在該點用牙籤反覆扎刺，約2分鐘；如欲強化療效，也可加用艾灸。

---

註❷ **偏癱**：癱，音同「貪」，意指肢體麻痺無力的狀態。偏癱即半身不遂、半身麻痺之意。

# 手部第5掌骨尺側全像穴位

### ✪ 頭穴
【部位】第5掌骨小頭尺側。

【功能主治】治療頭面部及眼、耳、鼻、口等疾病。

### ✪ 頸肩穴
【部位】在第5掌骨體遠端尺側，頭穴與心肺穴之間。

【功能主治】治療肩周炎、肩部扭傷、落枕、頸椎病等。

### ✪ 心肺穴
【部位】位在第5掌骨體遠心端尺側，頭穴和脾胃穴連線的中點。

【功能主治】治療心、肺、氣管及胸背部疾病。

### ✪ 臍周穴
【部位】在第5掌骨體近心端尺側，脾胃穴與生殖穴連線的近生殖穴1/3處。

【功能主治】治療結腸炎、小腸炎、腰扭傷等。

### ✪ 生殖穴
【部位】在第5掌骨基底部尺側。

【功能主治】治療生殖系統疾病、肛周疾病、腰腿痛等。

### ✪ 肝膽穴
【部位】位在第5掌骨體遠心端尺側，心肺穴和脾胃穴之間。

【功能主治】治療肝膽疾病。

### ✪ 脾胃穴
【部位】位在第5掌骨體尺側，頭穴與生殖穴連線的中點處。

【功能主治】治療脾、胃、肌肉疾病。

### ✪ 腎穴
【部　位】在第5掌骨體近心端尺側，脾胃穴與生殖穴連線的近脾胃穴1/3處。

【功能主治】具有預防和治療腎臟疾病的作用，主治腎、膀胱及生殖系統疾病。

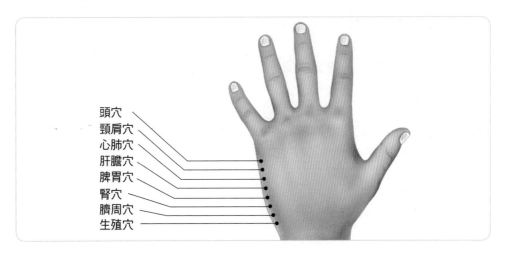

頭穴
頸肩穴
心肺穴
肝膽穴
脾胃穴
腎穴
臍周穴
生殖穴

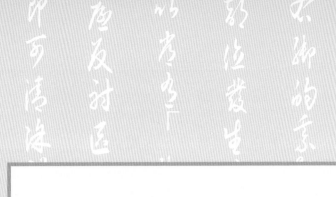

第四章　望 手診病

　　看「手」，是瞭解一個人健康狀況最簡單又實際的方法之一。從經絡的角度來看，通過手掌全像反射區，不但可以強身健體，還能迅速治療一些病症。

　　學會由手看健康和治療某些疾病的技巧，不但能瞭解自己的健康狀況，還能提早預防疾病的發生。

**特此聲明**：本章內容為該領域專家長年觀測之總結，可供讀者自我檢測健康狀況或輔助判斷病情參考之用，千萬不可當作診斷依據。若發現病情，建議馬上就醫！

# 觀手指

## 手指圓潤有力、人體健康

手指是人體上肢的末端，氣血循環至此而復始，故望「指」可體察臟腑的盛衰。

## 指形辨認

健康的人，其五指豐滿、圓潤、有力，指節長短搭配比例適當。五指中任何一指指形比例不當，都可說明相關的臟腑變化。

### ✪ 拇指
**圓長強壯，指節長度達食指第3指節中間為佳**

拇指特別瘦弱，反映幼年時期身體不佳；拇指過分粗壯，說明肝火過盛；拇指指節短且過於堅硬、不易彎曲，則可能患有高血壓、心臟病；拇指過於扁平薄弱，說明較為神經質。

### ✪ 食指
**圓秀形直，指節由下往上逐節縮短為佳**

食指過分瘦弱，表示青年時期身體狀況不佳，並提示目前肝膽功能較差，其人易疲倦、精神常萎靡不振；食指第1指節過長者，健康狀況較差；食指第2指節過粗者，表示鈣質吸收不均衡，骨骼、牙齒較早損壞；食指第3指節過短者，說明易患神經方面疾病；食指指頭偏曲、指節縫隙大者，顯示脾胃功能失常。

### ✪ 中指
**圓長健壯，3個指節長短平均，形直無偏曲為佳**

中指蒼白、細小而瘦弱，說明壯年時期身體狀況不佳，提示心血管功能不良；中指指頭偏曲、指節漏縫，說明小腸功能較弱；中指第2指節特別長者，提示鈣質的代謝功能不正常，易患骨骼與牙齒疾病；中指偏短，表示易患肺、腎疾病；中指偏長，提示易患心腦血管疾病。

### ✪ 「藥指」之稱的無名指
**圓秀健壯，長度達中指第1指節一半略多為佳**

無名指蒼白瘦弱，說明身體不佳，腎與生殖系統功能較差；無名指指頭偏曲、指節漏縫，表示易患泌尿系統疾病或神經衰弱。

### ✪ 小指
**細長明直，長度與無名指第1指節橫紋線等齊，或略超過一點為佳**

小指蒼白瘦弱，反映老年時期身體狀況不佳，顯示易患消化系統疾病；小指偏曲、漏縫大，則說明肺活量小。

## 手指變異透露健康警訊

| | 手指變異情況 | 反映身體健康狀態 |
|---|---|---|
| 拇指 | 出現硬塊、紫色瘀血狀 | 呼吸系統有問題 |
| | 特別瘦弱 | 幼年身體狀況不佳 |
| | 過分粗壯 | 肝火過盛 |
| | 指節短且過於堅硬、不易彎曲 | 可能患有高血壓、心臟病 |
| | 過於扁平薄弱 | 較為神經質 |
| 食指 | 出現硬塊、紫色瘀血狀 | 消化系統有問題 |
| | 過分瘦弱 | 青年時期身體狀況不佳。目前肝膽功能較差，易疲倦、精神常萎靡不振 |
| | 第1指節過長者 | 健康狀況較差 |
| | 第2指節過粗者 | 鈣質吸收不均衡，骨骼、牙齒多較早損壞 |
| | 第3指節過短者 | 易患神經方面疾病 |
| 中指 | 出現疼痛、硬塊、紫色瘀血狀 | 神經系統有問題 |
| | 蒼白、細小而瘦弱 | 壯年時期身體狀況不佳，心血管功能不良 |
| | 指頭偏曲、指節漏縫 | 小腸功能較弱 |
| | 偏短 | 易患肺、腎疾病 |
| | 偏長 | 易患心腦血管疾病 |
| 無名指 | 出現僵硬、動作遲緩 | 肝、膽功能失調 |
| | 蒼白瘦弱 | 身體不佳，腎與生殖系統功能較差 |
| | 指頭偏曲、指節漏縫 | 易患泌尿系統疾病或神經衰弱 |
| 小指 | 出現硬塊、紫色瘀血狀 | 心臟和泌尿、生殖系統有問題 |
| | 蒼白瘦弱 | 老年時期身體狀況不佳，易患消化系統疾病 |
| | 偏曲、漏縫大 | 肺活量小 |
| 指端 | 呈現鼓槌形 | 易患呼吸系統或循環系統疾病 |
| | 呈現湯匙形 | 易患心腦血管疾病或糖尿病 |
| | 呈現圓椎形，或變異呈尖形、指形似圓椎 | 易患消化系統疾病 |

# 觀手掌

## 「手掌」是人體健康狀態的一面鏡子

## 手掌的形態

手掌適當豐厚者，多精力充沛，充滿朝氣；手掌肌膚柔軟細薄者，常常精力欠佳，虛弱多病；手掌雖厚卻綿軟無力或色澤黃膩者，亦屬精力不足的範疇。

手掌肌肉板僵厚硬者，表示缺乏彈性，不易適應周圍環境。若為大小魚際太過臃厚，色呈透明黃膩，雙掌面有數朵脂肪丘，提示可能患有高血脂症。手掌肌肉軟硬適度、具有彈性，則常常是體質強健、精力旺盛的表現。

雙掌瘦、少肉，乾巴露骨，提示可能患有脾胃病、消化系統不健康。小魚際丘和小指邊緣肌肉下陷，皮膚無光澤，多提示體液不足，常見於慢性腹瀉或慢性下痢。

## 手掌的顏色

正常人掌色呈粉紅色，光潤、活躍有神。如果是體力勞動者，掌上肌膚渾厚結實而粗糙，透過掌膚可以看出真皮層的實際顏色。中醫認為，神能禦「精」，精能生「神」，精足則「形」健，形健則「神」明。

手掌上的氣色，是五臟所生之外榮。可以說掌上所呈現的氣色，在一定意義上透露疾病訊息，是輔助診斷疾病的有力佐證。

## ✪ 手掌呈黃色

### 表示濕證、慢性炎症、脾胃虛、陰陽失調

「濕證」是中醫的一個概念，如肝炎就是濕證的一種，腸功能失調、倦怠、腹脹、無食慾也是濕證的表現之一。

機體患了慢性病，手掌就會出現黃色的老繭，如果在胃區出現黃色，提示可能患有慢性胃炎或消耗性疾病。呈黃褐色者一般病程較長，是慢性疾病的表徵，代表久治不癒、代謝障礙。呈金黃色者，提示可能患有肝臟疾病。

黃中帶咖啡色的手掌多為腫瘤前兆，需注意反射部位的臟器病變，邊界清晰的，一般為良性腫瘤；邊界模糊不整的，多為惡性腫瘤。癌症患者手掌多呈土黃色，或有特殊的光澤，經化療後，掌色呈晦褐色，如擴展到雙側掌指，則說明毒素已彌漫四肢，為晚期邪毒。

## ✪ 手掌呈黑色

### 表示陰寒凝滯、久瘀不散、腎陽衰弱、新陳代謝機能低下

雙掌黑褐色提示惡性病變，多為癌症先兆。手掌食指、拇指根發黑，提示痔瘡發作。手掌出現雀斑樣黑點，雙唇顏面均有，提示患腸息肉，稱「黑子病」。

## ☆ 手掌呈紫色
### 多為血瘀的表現

病人多伴隨有胸悶不暢、脅肋竄痛、腰腿疼痛，女子月經量多並帶有血塊。紫色如果是出現在「勞宮穴」上，多提示可能患有冠心病，以及動脈硬化、糖尿病等。

## ☆ 手掌呈紅色
### 為陽證、熱證、炎症、出血徵兆

淺紅色表示疾病初起，發熱；淺紅有白色外帶光環在腎反射區者，為腎結石；大紅色表示心火旺盛；暗（灰）紅為慢性器質性疾病，多屬陰虛、腎虛；鮮紅、紅裡透出白點，表示血液中脂肪含量偏高，是冠狀動脈硬化的前兆。

手掌及指甲光亮似綢緞，且柔軟紅潤，提示風濕病。手掌面有數朵血脂丘，可能是腦動脈硬化的先兆。手掌面呈紅色，提示高血壓。若突然間色紅加重，為腦出血徵兆。手掌色正常，皮細膩，掌肌肉鬆軟，提示心臟功能弱。紅白點布滿整個掌面，提示消化功能障礙、內分泌失調。

手掌色白（紅）而乾，提示手部乾性濕疹、手皸裂、汗皰症。手掌十指肚紅色如染為糖尿病訊號。兩手掌大小魚際呈紅色斑點，或零星斑駁（俗稱肝掌），多見於肝硬變和肝癌。

## ☆ 手掌呈青色：表示氣血瘀滯

當人的情緒無法發洩時，肝鬱氣滯，肝區出現青色。如果在膝關節、腰區出現青色，表示這些器官因受涼引起疼痛和功能障礙。

手掌呈青白色多為炎症所致，常伴隨對應器官的疾病。手掌青色，提示瘀血性疾病和風寒、疼痛。青色、青紫色或青暗色表示末梢循環、微循環不暢，容易出現心、腦血管栓塞。很多心臟病患者，即在大魚際處有一條或幾條很深的豎紋；若伴有心肌供血不足，則整個大魚際色態發青，甚則紫暗。

# 觀掌紋

每個人的雙掌都有紋線，各種紋線長短不一，走向、形態也不盡相同。每個人的掌紋都不一樣，也分別從不同角度反映人的健康情況，有人說掌紋宛如人體的窗口，透過清晰地觀察，可看出人體內臟的情況。

掌紋隨著人體健康狀況的變化而改變，不是靜止不變的。人的手掌紋有4條主線、若干條輔助線。

掌紋是一門非常專業的學問，非三言兩語、簡單論述所能概括，為了配合運用手部穴位病理按摩時辨症參考，在此簡要介紹4條主線—生命線、智慧線、感情線、健康線上出現病理變化時，該如何進行準確判斷。

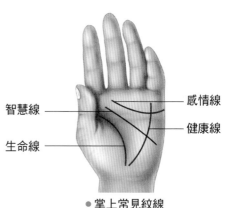

智慧線　　　　　　　　感情線
　　　　　　　　　　　健康線
生命線

● 掌上常見紋線

# 生命線

　　生命線是手掌斷病的重要紋線，其狀態、走向和人體健康息息相關。一般來說，生命線長、粗、深、紋路不亂的人，身體健康狀態較好，精力較充沛；生命線纖細、短淺、紋路散亂的人，體質比較柔弱，缺少活力。標準生命線走向是起於拇指根線與食指根線的中點，終點以不達到手腕線為正常。

## ✪ 生命線上出現鏈鎖狀
### 提示體弱多病

　　生命線上端出現鏈鎖狀，指青少年時期身體不佳；生命線下端出現鏈鎖狀，提示中老年時期的健康不好。

## ✪ 生命線上出現十字紋
### 提示機體抵抗力差，容易生病

　　生命線上任何一段，若出現十字紋緊緊依附生命線旁，提示機體抵抗力不佳，隨時可能罹患疾病。

## ✪ 生命線下端出現箭尾樣羽毛狀線
### 提示體能衰弱

　　提示七情鬱滯，體能衰弱；若是婦女，易患不孕症。

## ✪ 生命線上出現島紋
### 易發生出血性疾病、外傷

　　上、中部出現連續島紋，提示患有胃或十二指腸潰瘍，如島紋是黑褐色，提示潰瘍已惡化。生命線起點出現淡褐色島紋，提示呼吸系統出毛病。生命線下端出現島紋，提示可能罹患攝護腺或子宮方面的疾病。

## ✪ 生命線走行中斷
### 嚴重病變的提醒

　　如雙手生命線在同一地方中斷，提示體內患有嚴重病變；生命線中斷處如出現星紋，可能是患突發重病的警報訊號。

## ✪ 生命線尾端出支線呈三角形
### 易患心血管疾病

　　提示易患心血管疾病。

## ✪ 生命線下端出現單邊毛狀線
### 提示虛弱、容易勞累

　　此線在箭尾樣羽毛狀線的一側，提示身體虛弱、容易勞累。

## ✪ 生命線上出現斑點和雜色
### 是疾病的表徵

　　生命線上出現紅色小斑點，提示可能患熱性病；生命線上若有綠色小斑點，提示可能罹患肺炎；而出現黑色小斑點，則是消化道出現問題的象徵；生命線呈現青色或白色時，提示體力較差，有貧血或瘀血現象。

　　單純青色提示消化、吸收、營養不佳；紫色提示病毒已入侵到血液，或感染梅毒；生命線呈現出過分豔麗的大紅色，則為肝火旺盛、機能亢進的表現。

---

### 有效延長生命線的好食物
枸杞、當歸、人參、紅棗、蘋果、深海魚、牛奶

## ☺生命線長短的剖析

手紋流年一般是從紋路的起點到終點算起，例如，生命線起於食指和拇指中間，起點就是兒童時期，生命線的長度一般相當於80歲左右的生命表徵。

生命線可按年齡，一個階段、一個階段往下排，直到80歲左右，中點則表示40歲左右的時間，中間到終端的中點表示60歲，以此類推。長有長分，短有短分。

必須注意的是，在排流年時，一定要用「大約」的年數，不可準確拿捏是哪年哪月。遇到紋線短者，排流年時，可把短線視作人生的全部過程，只不過其間一小段、一小段的距離，也跟著相應地縮短。通過手紋流年，可以預測身體發生疾病的時間。

生命線的長度也可以反映一個人全身的生命資訊，起端代表頭部開始，中部代表軀體，末端則代表腰腿下肢。以此類推，可以預測身體發生疾病的部位。

綜觀生命線的特徵，起端多數有鏈狀紋，提示孩童時體弱多病，多發生頭部咽喉疾病。中段多數有阻力紋干擾，提示中年多有疾病意外和壓力干擾，多發生消化系統疾病。末端魚尾紋，提示晚年精力衰弱，體弱多病，多發生腰腿和泌尿生殖系統疾病。「生命線」基本可以將人一生的健康狀況表現出來。

生命線的長短與壽命的長短無正比的關係。有些人認為「生命線短，就是短命」的說法是無稽之談。

科學家經大量的臨床證明，1952年就已否認了這個說法。事實上，許多90歲以上的老人，反而大部分的生命線都不是很長。

究其原因，關鍵在注意保養身體。不過生命線短，多表示早期生命力旺盛，晚年體弱多病。此類體質的人們要注意，早年不要太過打拚，不要以為體質好，就忽略保養，晚年更要注重養生。

### 生命線上出現斑點和顏色的意義

| 出現顏色 | 代表意義 |
|---|---|
| 紅色小斑點 | 可能患熱性病 |
| 綠色小斑點 | 可能罹患肺炎 |
| 黑色小斑點 | 消化道出現問題 |
| 青色或白色 | 體力較差，有貧血或瘀血的現象 |
| 單純青色 | 消化、吸收、營養不佳 |
| 紫色 | 病毒已入侵到血液，或感染梅毒 |
| 豔麗的大紅色 | 肝火旺盛、機能亢進 |

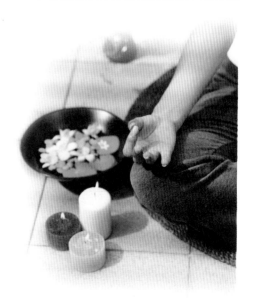

# 智慧線

智慧線表示人的才能、性格特徵，與大腦和神經系統密切相關，所提示的疾病偏重於神經、精神、五官、智慧等方面。

正常的智慧線起於食指根線與拇指根線中點（多與生命線源於一點），斜向下做拋物狀行走，終於小魚際邊緣。線紋粗、深，線條清晰，無毛邊，走向成一弧度。

## ✪ 智慧線上出現島紋
### 易因精神壓力引起疾病

❶ **在中指下端出現島紋**：提示由於心力交瘁，已引起神經衰弱。

❷ **在無名指下端出現島紋**：提示此人視神經衰弱，易患白內障、青光眼等疾病。

❸ **智慧線終止在無名指下方，並在終止處出現大島紋**：提示此人大腦神經有病變，如果兼有健康線接觸生命線的紋象，是腦血管病變的預兆。

❹ **智慧線尾部出現淺而大的島紋**：提示此人常常憂思多慮，對於小事往往耿耿於懷，徒增精神壓力，而這種精神壓力可能會導致禿髮。

### 智慧線上顏色變異的意義

| 出現顏色 | 代表意義 |
| --- | --- |
| 赤紅色 | 易患高血壓，有腦充血傾向 |
| 青白色 | 氣血不足，易患腦貧血 |
| 蒼白色且有黑點 | 易患腦血管病變 |

## ✪ 智慧線斷裂或斷斷續續
### 神經系統失常的前兆

❶ **智慧線中途斷裂**：是腦神經系統失常的訊號，因發高燒使腦功能受損、患有嚴重神經衰弱的人，都會在智慧線上出現這種手紋。

出現智慧線斷裂的人應當多和社會接觸，找朋友談談心，減輕心中的鬱悶，儘早求得心理平衡，以避免陷入嚴重的神經質或被迫害妄想症。

❷ **智慧線斷斷續續**：提示此人因心理緊張，而導致神經衰弱，易患失眠、頭痛等症，或為腦震盪後遺症；平時妄想症較深、缺乏精神支柱，是極有可能發展為妄想型精神病的預兆，應及早調整自己的情緒和心態。

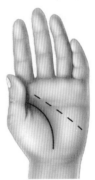

## ✪ 智慧線過長、過短均不佳

智慧線長短的標準，應是從起點走行到無名指下中心點。如果智慧線太短，僅從起點走行至中指下方即突然消失，提示腦部出現障礙，這種障礙的種類很多，如腦出血、腦瘤等。

如果智慧線長度僅延伸到中指和無名指結合部，表示此人可能患五官疾病，如結膜炎、假性近視、色盲、中耳炎、鼻炎等。

## ✪智慧線行走上的變異

**❶ 智慧線呈大弧度下甩，末端與生命線相交**：提示此人性情怯懦，常常陷於困惑憂鬱狀態中無法自拔，易患憂鬱症。

**❷ 智慧線拋物線細小，並下垂到月丘下端，且末端呈一島紋**：提示此人可能患有精神病。

**❸ 智慧線行走呈波浪狀紋**：提示此人已患精神方面疾病，思想混亂，精力不集中。

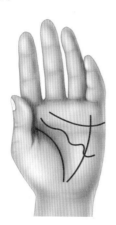

**❹ 智慧線沿生命線向下延伸，中途被切斷，並生出許多縱線**：常見於膀胱炎患者。

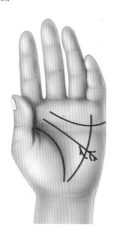

**❺ 智慧線往拇指丘方向彎曲**：可能會罹患精神病。

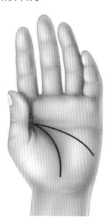

## ✪智慧線上出現異常亂紋

**❶ 明顯的十字紋時**：提示此人心理不穩定、正氣不足、膽氣怯弱，易出現恐懼不安情緒。

**❷ 羽毛狀紋線**：提示此人體能較差、韌性不足，容易疲勞。

**❸ 紋線複雜、出現多處橫跨的障礙線**：提示此人多有神經質。

**❹ 呈現一連串鏈鎖狀紋**：提示此人可能大腦神經不健全。

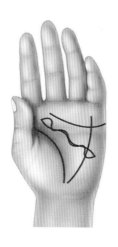

## 感情線

感情線又稱「心臟線」，它與心臟關係最為密切，能清楚地反映出以「心臟」為主的循環系統運行狀況。

感情線和生命線、智慧線一樣，也以紋路清晰深刻、頭尾連接無間斷為佳，正常的感情線起於小指下面掌緣，逐漸向掌心延伸，在食指與中指下部消失。

感情線長度合適的標準是，從中指中點朝下投一直線，感情線恰好止於與引線的交點處，則屬最佳標準。

**感情線短於標準者**：循環系統可能有問題。一般患有各種先天性心臟衰弱或心臟其他病變的人，感情線均較短。

**感情線長於標準者**：感情線延伸到食指和中指之間，則提示此人心臟強健有力。

**感情線超長者**：感情線一直達到食指下方，則是不好的預兆，提示此人應注意高血壓。

### 感情線過長適合吃的食物
山楂、香蕉、山藥、蘋果

### 感情線上顏色變異的意義

| 出現顏色 | 代表意義 |
|---|---|
| 黑點 | 心腦衰弱、心律不整 |
| 赤紅色，手掌皮膚較乾燥 | 易患高血壓、腦血管病變 |
| 灰色而乾枯 | 肝臟已發生病變 |

## ✪感情線上的各種斷裂

❶ **運行中感情線發生多處寸斷**：提示此人心腦血管可能均有病變。

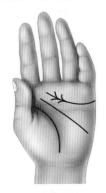

❷ **在中指或無名指下方發生斷裂，且斷裂口較大**：表示此人易患循環或呼吸系統疾病。

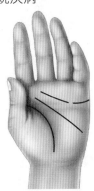

❸ **在小指的下方發生斷裂，且斷裂口距離稍遠**：提示此人易患肝臟方面的疾病。

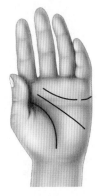

## ✪感情線被立線切過

❶ **感情線在運行中被多條短主線切過**：提示此人身體狀況較差，要注意心臟和肝臟方面的疾病。

❷ **在無名指下方位置，被兩條短直而粗的立線切過**：提示此人患有高血壓方面的疾病；罹患右心室肥大的患者亦有此線。

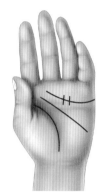

## ✪感情線上出現島紋

❶ **中指根下出現島紋**：提示此人患有心臟病，有可能出現心肌梗塞。

❷ **無名指下方出現島紋**：提示此人可能罹患眼疾。

由於無名指是用於判斷神經系統（包括視覺中樞神經）的健康狀況，所以感情線若在無名指下方出現島紋，則提示此人可能患有眼疾。

❸ **在感情線其他部位出現島紋**：提示此人已有視神經病變，在血管系統要注意靜脈瘤的發生。

## ✪感情線上出現雜亂紋線

❶ **感情線下端出現羽毛狀虛線**：提示此人心腦血管已有病變。

❷ **感情線很淡、扭曲為波浪形，且出現切斷紋**：常見於心臟病。

❸ **感情線與智慧線或魚際紋之間，夾著幾根斜線**：常見於心臟病。

❹ **感情線上出現縱線**：表示易患咽喉炎，且有患喉癌的傾向。

❺ **感情線上出現小眼**：常見於神經衰弱。

### 感情線各種變異和疾病的關係

| | 感情線變異情況 | 反映健康 |
|---|---|---|
| **斷裂** | 運行中感情線發生多處寸斷 | 心腦血管可能有病變 |
| | 在中指或無名指下方斷裂，且斷裂口較大 | 易患循環或呼吸系統疾病 |
| | 在小指的下方斷裂，且斷裂口距離稍遠 | 易患肝臟方面疾病 |
| **被立線切過** | 感情線在運行中被多條短主線切過 | 注意心臟、肝臟方面疾病 |
| | 在無名指下方，被兩條短粗的立線切過 | 有高血壓方面的疾病 |
| **出現島紋** | 中指根下出現島紋 | 易患有心臟病、心肌梗塞 |
| | 無名指下方出現島紋 | 可能罹患眼疾 |
| | 在感情線其他部位出現島紋 | 視神經病變、靜脈瘤的發生 |
| **出現雜亂紋線** | 感情線下端出現羽毛狀虛線 | 心腦血管已有病變 |
| | 色淡、扭曲為波浪形，且出現切斷紋 | 常見於心臟病 |
| | 與智慧線或魚際紋之間，夾著幾根斜線 | 常見於心臟病 |
| | 感情線上出現縱線 | 易患咽喉炎、喉癌的傾向 |
| | 感情線上出現小眼 | 常見於神經衰弱 |

# 健康線

　　健康線在手掌上的位置，是起於感情線下方小指和無名指中間附近，由此出發在月丘底部，向生命線下方斜伸。

　　健康線的存在，恰好説明人體不健康，因此健康線並非人人都有，身體健康者很少出現健康線，因此有健康線並非是一件好事。

　　健康線和生命線、智慧線、感情線相反，前三大線越清晰越好；而健康線越清晰、越長、越深，身體健康狀況越差。

　　因此，可以把健康線看做是判斷疾病的一條重要紋線和觀察身體狀態的指標。當人的身體衰弱時，健康線會逐漸清晰，並不斷加深；而當人體康復後，健康線會逐漸變得淺淡，甚至消失。

## ☆ 健康線末端接觸生命線
### 多注意心臟疾病

　　健康線末端接觸生命線，説明此人已患心血管病；如健康線末端穿透生命線，説明此人心臟機能較衰弱。

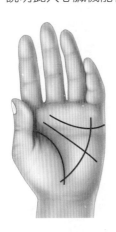

## ☆ 健康線走向呈蛇形狀
### 提示消化系統疾病

　　提示此人患有消化系統疾病。

## ☆ 健康線上出現島紋

　　❶ 出現暗褐色島紋：提示此人可能患有癌症。

　　❷ 島紋多並形成鏈狀：提示此人呼吸系統疾病較為嚴重。

　　❸ 健康線與智慧線交叉點出現島紋：是精神官能症的徵兆。

## ☆ 健康線呈斷斷續續的紋條
### 提示肝臟有病

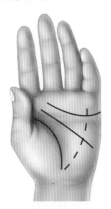

## ☆ 健康線起點有問題
### 提醒調整生活作息

　　當健康線起點在手掌邊緣，並形成眾多的亂紋時，提示此人因生活不規律而損傷體力，應適度調整生活作息，以防止身體勞損過度。

**健康線上出現斑點或顏色的意義**

| 出現顏色 | 代表意義 |
| --- | --- |
| 紅色或黑色斑點 | 可能突發急性病症 |
| 藍黑色 | 有可能發生嚴重的循環系統疾病 |

## ✪ 健康線向月丘延伸
### 顯示患有寒證

　　女性健康線向月丘下部或金星丘下部延伸，並在該處中斷，說明此人患有寒證。

## ✪ 手掌中央出現短的健康線
### 注意心臟疾病

　　手掌中央出現短的健康線，可見於心臟病患者身上。

## ✪ 健康線呈短深的線
### 顯示用腦過度

　　健康線呈一條短深的線，並切過感情線、智慧線當中，提示此人已出現用腦過度的徵兆，如不加以警惕，可能發生大腦方面的疾病。

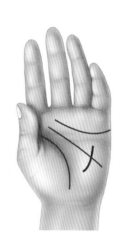

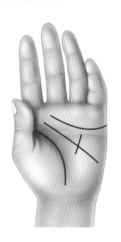

## 健康線各種變異和疾病的關係

| 健康線變異情況 | | 反映身體健康 |
|---|---|---|
| 末端接觸生命線 | | 注意心臟疾病，心臟機能較弱 |
| 走向呈蛇形狀 | | 可能罹患消化系統疾病 |
| 出現島紋 | 暗褐色島紋 | 可能患有癌症 |
| | 島紋多並形成鏈狀 | 呼吸系統疾病較為嚴重 |
| | 與智慧線交叉點出現島紋 | 精神官能症的徵兆 |
| 呈現斷斷續續的紋條 | | 肝臟有病 |
| 起點有問題 | | 提醒調整生活作息 |
| 向月丘延伸 | | 患有寒證 |
| 手掌中央出現短的健康線 | | 注意心臟疾病 |
| 短深，並切過感情線、智慧線當中 | | 用腦過度 |

# 觀指紋

## 「指紋」透露疾病的端倪

指紋是在胎兒時期所形成，形成後終生不變。地球上所有的人指紋都不一樣，就像樹上所有的樹葉，沒有兩片葉片完全相同。

西元前即有古印度學者開始研究指紋，而且還有進行指紋分類的記載。我國早在春秋戰國時期，隱居鬼谷的楚人，後人稱為鬼谷子（註❶），在《鬼谷子》3卷中，也有對手相和指紋比較詳細的研究。

真正對指紋研究有具體成果的是在近代。1892年，英國的學者哥爾登出版《指紋》一書，該書對指紋做出三點重要的結論：一是指紋終生不變；二是指紋各不相同；三是指紋可以分類。

註❶ 鬼谷子：春秋戰國人。姓王，名詡。為縱橫家之鼻祖。因隱居清溪之鬼谷，故自稱鬼谷先生。民間稱為王禪老祖。《鬼谷子》一書，為關於談判遊說問題的論著。書中涉及政治、軍事、經濟謀略，是一本智謀專書。

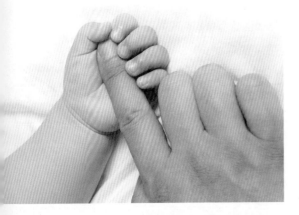

## ✪ 指紋分類

從外表上看，不外乎三大類：
❶ 渦紋型（斗型紋）
❷ 流線型（箕型紋）
❸ 混合型（斗、箕混合）

## ✪ 異常指紋

指紋發育不良的表現為脊紋高度降低，或是完整的脊紋中間出現許多斷裂，形成很短的點狀脊點。多見於智力低下、白化病、聾啞病人，以及各種先天性畸形兒中。

無指紋是指沒有脊紋，呈現光禿平坦，多出現在先天性外胚層發育不良的病患中。目前國內外報導的無指紋病例，均屬先天性疾病，並伴隨有一些身體上的發育異常。

## ✪ 小兒指紋診病

通常觀察3歲以下小孩的指紋，以協助診斷。抱小孩於光亮處，醫師用拇指及食指握住孩子食指，以右手拇指輕輕從孩子食指指尖向指掌關節處推動，連續數次後觀察指紋的變化。
❶ **正常指紋**：紅黃相間，並具有光澤。
❷ **病態指紋**：指紋浮現，為病在表；指紋深沉，主病在裡。
❸ **病態顏色**：青紫色者為受風寒所致。

# 觀指甲

## 血氣顏色變化反映身體概況

指甲診病的特點，是以觀察10指指甲的血氣形態、色澤變化來診斷疾病或病變程度的方法，連同內臟組織器官病變的相關性加以探討。

用觀察指甲血氣顏色的改變來診斷疾病，如同觀察耳廓、指紋，以及舌診、面診一樣，皆屬於中醫學「望診」的範疇。

如當人的某一臟腑、器官發生病變，血氣會以不同的符號相應地反映在指甲的一定位置上，並且將病變的程度，即病情的輕重以不同的色澤表現出來。也就是當指甲某部位出現特定的血氣符號和色形，就可預測體內某臟腑器官發生病變。這是自我檢查疾病的重要方法之一。

## 指甲的結構形態

指甲分為甲板和甲床兩部分。「甲板」是遮蓋在手指末節背面的角質板，略呈彎曲的四邊形。其長、短、寬、窄基本上與手指末節相當。甲板附著指端處正面的部分，稱為「甲床」，與甲板相互緊密地貼合。甲床中的毛細血管相當豐富，同時經絡也在甲床中貫通，甲板的生長依賴於甲床的血液供應。

甲板分為「遠端」和「甲根」，前者即甲板的游離前緣部分，後者是甲板後緣在皮膚深處的隱蔽部分。

甲板除游離的遠端部分外，其餘三邊周圍皮膚隆起如脊，稱為「甲襞」，甲「襞」（音讀「必」）與甲床之間的溝狀下陷，稱為「甲溝」。甲板的內側稱為「橈側」，外側稱為「尺側」，兩側在甲溝與甲襞相接。

近甲根處，甲板有一個白色半月形的區域，叫「半月甲」，也叫甲半痕、健康圈、安全圈。半月甲的顏色決定於細胞層的厚度，老厚時，甲床內毛細血管網幾乎無法穿透，故呈現白色。甲根下方的甲床特別厚，稱為「甲基層」，其細胞增殖活躍，指甲生長靠甲基層的生長延長。

## 指甲診病方法

### ✪ 指甲劃分法

一般習慣將指甲劃分四等分來觀察，即將指甲從其近端到遠端，從其橈側到尺側，縱橫各二等分，劃分成四個格，分別稱為橈側近端、橈側遠端、尺側近端、尺側遠端，再以同樣的方法將每一格劃分成四小格，稱之為「四個象限」。

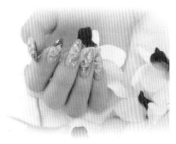

## ✪ 血氣符號

是指血氣在指甲上出現的位置、表現形態和色澤。血氣符號是按一定形式和規律，反映臟腑器官的某些病變或病變程度，是指甲診病的基礎。

血氣符號形態一般可分為圓形、半圓形、橢圓形、月牙形、條形、鉤形、八字形、三角形、錐形、啞鈴形、線形、片形、棒狀形、雲霧狀形、波浪狀形等。當然，每一種形狀並非絕對一致，相同的形狀間也有差異。一般來說，疾病不同，其符號的形狀也不同，但有時不同的疾病也會出現相同的符號。運用時應注意加以辨認。

除了疾病種類不同，其符號不同之外，還有符號色澤的變化。符號色澤即臟腑氣血的外在表現，「色澤」主要反映病變程度和病情變化。

常見的符號色澤有紅、淡紅、紫紅、紫黑、黑、黃、淡黃、白、灰、紫色。另外，符號在指甲上的位置也很重要，一種疾病反映在某指甲上的一定位置是相對固定的，疾病不同，其符號的位置也不同。

## 疾病符號的分布及其意義

人在生病時，指甲上會出現相應的血氣符號，不同疾病的血氣符號不同，病情變化也可透過血氣符號的色澤變化加以反映。

因此，血氣符號的位置與色澤變化，就成為判斷疾病的有無和做為疾病追蹤觀察的重要依據。

## ✪ 拇指指甲：反映頭頸部疾病

主要是手太陰肺經，屬於肺、大腸及手陽明大腸經的別出支。

拇指指甲主要反映頭頸部疾病，如顱腦、眼、耳、鼻、咽喉、口腔、頸部疾病。

**常見病症：**上呼吸道感染、頭痛、鼻炎、副鼻竇炎、鼻息肉、咽喉炎、扁桃腺炎、口腔炎、牙周病、齲齒、中耳炎、頸淋巴結炎等。

## ✪ 食指指甲
### 反映上焦、上肢，以及部分咽喉和中焦疾病

主要是手陽明大腸經，大腸經體內屬大腸。食指指甲主要反映上焦、上肢，以及部分咽喉和中焦疾病。

**常見病症：**左右食指基本相同，但方向相反，左食指甲反映心臟疾病，右食指甲主要反映急慢性支氣管炎、支氣管哮喘、肺炎、肺結核、肺氣腫、胸膜炎、食道腫物、乳房腫瘤、胸椎肥大等。

## ✪ 中指指甲
### 左右手分別反映不同疾病

主要是手厥陰心包經，手少陽三焦經由外關與之聯絡。右中指指甲主要反映中焦及部分下焦病。左中指指甲反映心血管疾病。

**常見病症：**右中指指甲的常見病有胃炎、胃及十二指腸潰瘍、幽門及賁門腫物、肝腫大、腎臟疾病等。左中指指甲的常見病有心肌炎、風濕性心臟病、主動脈硬化、冠心病等。

## ☪無名指指甲

**手少陽三焦經循行**

該經體內屬三焦，絡於心包，右無名指主要反映肝、膽、胰、腎、大小腸、膀胱、生殖器官及膝、腰部病變；左無名指指甲反映脾、胰、子宮、尿道、輸卵管、外陰、肛門等部位病變。

**常見病症：**右無名指的常見病有肝炎、肝硬化、膽囊炎、胰腺炎、結腸炎、腎炎、風濕性關節炎、腰椎肥大，以及子宮、肛門疾病。左無名指指甲的常見病有胰腺炎、腎炎、輸卵管炎、直腸炎，以及子宮、尿道、攝護腺、外陰、肛門疾病。

## ☪小指指甲：反映膝以下的疾病

主要是手少陰心經與手太陽小腸經所循行。手少陰心經體內屬於心，絡於小腸；手太陽小腸經內屬於小腸，絡於心。小指指甲主要反映膝以下的疾病。

**常見病症：**跟骨、蹠骨等部位病症、攝護腺疾病。

# 望半月甲

指甲是陰經、陽經的交會處，甲床有豐富的血管及神經末梢，是觀察人體氣血循環變化的重點。半月甲的變化能提示人體營養狀況，也反映人體正邪的情況，並可用來推測疾病。

● 半月甲太大，超過甲身1/5的比例，提示此人可能患高血壓、中風。

● 半月甲過小或不明顯，表示此人易患腦軟化症、急性肺炎、氣喘、痛風、消化系統疾病。

● 完全看不到半月甲，多患有貧血、神經衰弱、低血壓等症。

● 半月甲顏色異常，半月甲的正常顏色為白色，如變成粉紅色，則說明體內有病變。

● 半月甲越少精力越差，由於氣血運行受阻，體質較弱，身體免疫力也較弱。從中醫來看多為「陽虛」體質，陽虛則內寒，身體手腳都特別怕冷，應注意保暖。

● 指甲下端的半月甲若很大，表示血液循環快速；如果小，就是血液循環不好；到了極度貧血的時候，半月甲就會完全消失。

## 手指半月甲顏色變化反映健康

| 半月甲顏色 | 透露身體狀況 |
| --- | --- |
| 拇指半月甲變成粉紅色 | 胰臟功能出現問題 |
| 食指半月甲變成粉紅色 | 消化系統出現問題 |
| 中指半月甲變成粉紅色 | 情緒過度緊張，導致腦供血不良，引發內臟機能衰退 |
| 無名指半月甲變成粉紅色 | 運行於無名指的三焦經發生異常，體液失調，導致血液循環不良，是體能衰退的前兆 |
| 小指半月甲變成粉紅色 | 心經流行不順，心臟機能不良 |

# 指甲變異知健康

正常人的指甲甲身光澤、圓潤，指甲大小適中，和指頭的長短寬窄相稱，指甲長度應達到指節的一半，甲身長寬的比例應是長4寬3。

豎起手指從側面看指甲，形狀應該略為彎曲，弧度和緩。如有變異，則說明臟腑功能出現異常。指甲變異可分為甲形變異與甲身變異兩種。

## ✪甲形變異

甲形變異可分為以下11種：

| 序號 | 指甲狀態 | 變異情況與身體狀態 |
|---|---|---|
| ❶ | **短指甲**（註❷）<br>**小指甲**（註❸） | 指甲甲面上如出現紅色，需預防腦中風 |
| ❷ | **扁平指甲** | 消化系統功能失調 |
| ❸ | **大指甲**（註❹） | 易患呼吸系統疾病 |
| ❹ | **結核甲** | 大多發生在結核病初期，如發現指甲顏色變為紫色或出現縱紋，提示病情已趨惡化 |
| ❺ | **狹長指甲** | 易患脊髓病。若為女性，則易患歇斯底里症 |
| ❻ | **外三角形指甲** | 易患腦脊髓及麻痹性疾病 |
| ❼ | **橄欖形指甲** | 易患心血管系統疾病 |
| ❽ | **翻曲指甲** | **上翻曲者**：易患脊髓疾病或酒精中毒、風濕病等症<br>**下翻曲**：易患心血管病、氣滯瘀血或缺鈣等症 |
| ❾ | **扇形指甲** | 多為心臟衰弱者 |
| ❿ | **方指甲** | 易患心臟疾病 |
| ⓫ | **寬指甲** | 心臟較弱，易患知覺麻痹症，且易患腹部到腰部以及下半身疾病。如果是女性，則易患子宮卵巢病變 |

註❷ **短指甲**：指呈正方形指甲。
註❸ **小指甲**：指指甲長度，不及手指第1節指節的一半。
註❹ **大指甲**：指指甲長度，超過手指第1節指節一半以上。

---

## 迷你知識專欄

**凹溝出現在不同手指上，代表不同病徵的意義：**

❶ 拇指甲出現凹溝：多為神經系統出現障礙。

❷ 食指甲出現凹溝：多為皮膚病。

❸ 中指甲出現凹溝：多為肌肉無力症。

❹ 無名指甲出現凹溝：多為眼疾、呼吸系統疾病。

❺ 小指甲出現凹溝：多為咽喉炎、神經病或肝膽疾病。

對以上凹溝的出現，均可採取加強刺激手部的穴位。

## ✪ 甲身變異

甲身變異可分為以下8種：

| 序號 | 指甲顏色 | 變異情況與身體狀態 |
|---|---|---|
| ❶ | 蒼白色 | 營養不良、貧血等症 |
| ❷ | 黃色、青色 | 身體衰弱，內臟病患較重 |
| ❸ | 青黑色 | 指甲基部至指尖逐漸呈青黑色，提示此人有生命之虞 |
| ❹ | 淡黃色斑點 | 有消化系統病變，若轉淺黑色，則須警惕癌變的可能 |
| ❺ | 橫紋 | 消化系統出現障礙 |
| ❻ | 黑、紅斑點 | 血液循環系統異常，是腦血管病變的前兆<br>左手指甲出現黑、紅斑點，要注意右腦病變；右手指甲出現黑、紅斑點，要注意左腦病變 |
| ❼ | 單凹溝 | 表示體內出現各種病變。凹溝出現在不同手指上，病變原因不同 |
| ❽ | 多條凹溝 | 患有腸寄生蟲病或腸功能異常衰弱 |

## ✪ 其他異常

| 指甲異常 | 圖示 | 反映身體疾病 |
|---|---|---|
| 指甲勾彎症 | | 較常見於炎症性角化症、內分泌障礙、血液循環不良患者 |
| 指甲剝離症 | | 較常見於炎症性角化症、皮膚硬化症、糖尿病等病症患者 |
| 指甲縱裂症 | | 易見於甲狀腺機能低下、貧血、低血鈣等患者 |
| 匙狀指甲 | | 易見於重症貧血者 |
| 杵狀指甲 | | 易見於先天性心臟病患者 |
| 嵌入指甲 | | 易見於呼吸道疾病患者 |

# 手足反射區和常見疾病對照索引

| 病症分類 | 疾病／症狀 | 足部（●）、手部（★）對應反射區／參考頁數 |
|---|---|---|
| 生殖系統 | 生殖系統病變 | ● 內尾骨反射區 P.125　　★ 腎上腺反射區 P.227<br>★ 腹股溝反射區 P.228　　★ 腹腔神經叢反射區 P.235 |
| | 痛經 | ● 生殖腺反射區（足底）P.94<br>● 生殖腺反射區（足外側）P.95<br>● 子宮或攝護腺反射區（足內側）P.96<br>● 下腹部反射區 P.140 |
| | 月經不順 | ● 生殖腺反射區（足底）P.94<br>● 生殖腺反射區（足外側）P.95<br>● 子宮或攝護腺反射區（足內側）P.96<br>● 下腹部反射區 P.140<br>★ 卵巢、睪丸反射區 P.228 |
| | 不孕症 | ● 生殖腺反射區（足底）P.94<br>● 生殖腺反射區（足外側）P.95<br>● 子宮或攝護腺反射區（足內側）P.96<br>● 骶椎反射區 P.123<br>★ 卵巢、睪丸反射區 P.228 |
| | 不育症 | ● 生殖腺反射區（足底）P.94<br>★ 卵巢、睪丸反射區 P.228 |
| | 攝護腺炎 | ● 子宮或攝護腺反射區（足內側）P.96<br>★ 腎反射區 P.227<br>★ 攝護腺、子宮、陰道、尿道反射區 P.228 |
| | 攝護腺增生 | ● 生殖腺反射區（足底）P.94<br>● 生殖腺反射區（足外側）P.95<br>★ 腎反射區 P.227<br>★ 卵巢、睪丸反射區 P.228<br>★ 攝護腺、子宮、陰道、尿道反射區 P.228<br>★ 腹股溝反射區 P.228 |
| | 陰道炎 | ● 尿道反射區（陰道或陰莖）P.91<br>★ 攝護腺、子宮、陰道、尿道反射區 P.228 |
| | 子宮肌瘤 | ● 生殖腺反射區（足底）P.94<br>● 子宮或攝護腺反射區（足內側）P.96<br>★ 上下身淋巴結反射區 P.226<br>★ 胸腺淋巴結反射區 P.226<br>★ 卵巢、睪丸反射區 P.228 |
| | 性功能低下 | ● 生殖腺反射區（足底）P.94<br>● 生殖腺反射區（足外側）P.95<br>● 腦下垂體反射區 P.134<br>● 下腹部反射區 P.140<br>★ 卵巢、睪丸反射區 P.228<br>★ 腹股溝反射區 P.228 |
| | 性腺功能失調 | ● 骶椎反射區 P.123<br>● 腦下垂體反射區 P.134<br>★ 垂體反射區 P.220 |

| 病症分類 | 疾病／症狀 | 足部（●）、手部（★）對應反射區／參考頁數 |
|---|---|---|
| 消化系統 | 消化系統疾病 | ● 胰反射區 P.98<br>● 回盲瓣反射區 P.109 |
| | 膽囊疾病 | ● 胃反射區 P.97<br>● 胰反射區 P.98　　　● 膽反射區 P.100 |
| | 膽囊炎 | ● 膽反射區 P.100<br>★ 膽囊反射區 P.225　★ 胃反射區 P.229 |
| | 膽石症 | ● 膽反射區 P.100<br>★ 膽囊反射區 P.225 |
| | 膽道蛔蟲症 | ★ 膽囊反射區 P.225 |
| | 胰腺炎 | ● 胰反射區 P.98<br>★ 胰腺反射區 P.229 |
| | 胰腺腫瘤 | ★ 胰腺反射區 P.229 |
| | 闌尾炎 | ● 盲腸和闌尾反射區 P.108<br>★ 大腸反射區 P.230　　★ 盲腸、闌尾反射區 P.230 |
| | 結腸炎 | ● 降結腸反射區 P.104<br>● 乙狀結腸和直腸反射區 P.105 ● 橫結腸反射區 P.106<br>★ 大腸反射區 P.230　★ 升結腸反射區 P.230<br>★ 橫結腸反射區 P.231 ★ 降結腸反射區 P.231<br>★ 乙狀結腸反射區 P.231 |
| | 結腸腫瘤 | ★ 大腸反射區 P.230　　★ 升結腸反射區 P.230 |
| | 乙狀結腸炎 | ● 乙狀結腸和直腸反射區 P.105<br>★ 大腸反射區 P.230　★ 乙狀結腸反射區 P.231 |
| | 直腸炎 | ● 乙狀結腸和直腸反射區 P.105<br>★ 大腸反射區 P.230　★ 乙狀結腸反射區 P.231 |
| | 直腸癌 | ★ 乙狀結腸反射區 P.231 |
| | 肝臟疾病（肝區不適、肝炎、肝硬化等） | ● 肝反射區 P.101<br>★ 肝反射區 P.225 |
| | 噁心 | ● 胃反射區 P.97<br>● 胰反射區 P.98<br>● 橫膈膜反射區 P.146<br>★ 膈、橫膈膜反射區 P.224 |
| | 嘔吐 | ● 胃反射區 P.97　　　　● 胰反射區 P.98<br>● 橫膈膜反射區 P.146<br>★ 膈、橫膈膜反射區 P.224<br>★ 血壓區反射區 P.235 |
| | 呃逆 | ● 胃反射區 P.97　　　　● 胰反射區 P.98<br>● 橫膈膜反射區 P.146<br>★ 膈、橫膈膜反射區 P.224<br>★ 腹腔神經叢反射區 P.235 |
| | 消化不良 | ● 胃反射區 P.97<br>● 胰反射區 P.98<br>● 脾反射區 P.99<br>● 膽反射區 P.100 |

| 病症分類 | 疾病／症狀 | 足部（●）、手部（★）對應反射區／參考頁數 | |
|---|---|---|---|
| 消化系統 | 消化不良 | ● 十二指腸反射區 P.102 | |
| | | ★ 膽囊反射區 P.225 | ★ 肝反射區 P.225 |
| | | ★ 胃反射區 P.229 | ★ 胰腺反射區 P.229 |
| | | ★ 十二指腸反射區 P.229 | ★ 小腸反射區 P.229 |
| | | ★ 大腸反射區 P.230 | ★ 盲腸、闌尾反射區 P.230 |
| | | ★ 脾反射區 P.232 | ★ 胃脾大腸區反射區 P.235 |
| | 胃腸功能紊亂 | ★ 膽囊反射區 P.225 | ★ 小腸反射區 P.229 |
| | | ★ 腹腔神經叢反射區 P.235 | |
| | 胃炎 | ● 胃反射區 P.97 | |
| | | ★ 胃反射區 P.229 | |
| | 胃痛 | ● 胃反射區 P.97 | |
| | | ● 胰反射區 P.98 | |
| | | ★ 血壓區反射區 P.235 | |
| | 胃潰瘍 | ● 胃反射區 P.97 | |
| | | ★ 胃反射區 P.229 | |
| | 胃下垂 | ● 胃反射區 P.97 | |
| | | ★ 胃反射區 P.229 | |
| | 十二指腸炎 | ★ 十二指腸反射區 P.229 | |
| | 十二指腸潰瘍 | ● 十二指腸反射區 P.102 | |
| | | ★ 十二指腸反射區 P.229 | |
| | 小腸發炎 | ● 小腸反射區 P.103 | |
| | | ★ 小腸反射區 P.229 | |
| | 便血 | ● 肛門反射區 P.110 | |
| | | ★ 肛管、肛門反射區 P.231 | |
| | | ★ 直腸、肛門反射區 P.232 | |
| | 便祕 | ● 腹腔神經叢反射區 P.89 | ● 十二指腸反射區 P.102 |
| | | ● 小腸反射區 P.103 | ● 降結腸反射區 P.104 |
| | | ● 乙狀結腸和直腸反射區 P.105 | ● 橫結腸反射區 P.106 |
| | | ● 升結腸反射區 P.107 | ● 盲腸和闌尾反射區 P.108 |
| | | ● 回盲瓣反射區 P.109 | ● 肛門反射區 P.110 |
| | | ● 骶椎反射區 P.123 | ● 內尾骨反射區 P.125 |
| | | ● 腹股溝反射區 P.141 | ● 肺、支氣管反射區 P.145 |
| | | ★ 肺、支氣管反射區 P.224 | ★ 大腸反射區 P.230 |
| | | ★ 盲腸、闌尾反射區 P.230 | ★ 升結腸反射區 P.230 |
| | | ★ 橫結腸反射區 P.231 | ★ 降結腸反射區 P.231 |
| | | ★ 乙狀結腸反射區 P.231 | ★ 肛管、肛門反射區 P.231 |
| | | ★ 直腸、肛門反射區 P.232 | ★ 骶骨反射區 P.233 |
| | | ★ 血壓區反射區 P.235 | |
| | 腹瀉 | ● 腹腔神經叢反射區 P.89 | ● 十二指腸反射區 P.102 |
| | | ● 小腸反射區 P.103 | ● 降結腸反射區 P.104 |
| | | ● 乙狀結腸和直腸反射區 P.105 | ● 橫結腸反射區 P.106 |
| | | ● 升結腸反射區 P.107 | ● 盲腸和闌尾反射區 P.108 |
| | | ● 內尾骨反射區 P.125 | ● 腹股溝反射區 P.141 |
| | | ● 肺、支氣管反射區 P.145 | |
| | | ★ 肺、支氣管反射區 P.224 | |

| 病症分類 | 疾病／症狀 | 足部（●）、手部（★）對應反射區／參考頁數 |
|---|---|---|
| 消化系統 | 腹瀉 | ★ 小腸反射區 P.229<br>★ 盲腸、闌尾反射區 P.230<br>★ 升結腸反射區 P.230<br>★ 橫結腸反射區 P.231<br>★ 降結腸反射區 P.231<br>★ 胃脾大腸區反射區 P.235<br>★ 腹腔神經叢反射區 P.235 |
| | 腹痛 | ● 十二指腸反射區 P.102<br>● 小腸反射區 P.103<br>● 降結腸反射區 P.104<br>● 橫結腸反射區 P.106<br>● 升結腸反射區 P.107<br>● 盲腸和闌尾反射區 P.108<br>● 回盲瓣反射區 P.109<br>● 橫膈膜反射區 P.146<br>★ 膈、橫膈膜反射區 P.224<br>★ 肝反射區 P.225<br>★ 大腸反射區 P.230<br>★ 回盲瓣反射區 P.230<br>★ 升結腸反射區 P.230<br>★ 橫結腸反射區 P.231<br>★ 降結腸反射區 P.231 |
| | 腹脹 | ● 腹腔神經叢反射區 P.89<br>● 十二指腸反射區 P.102<br>● 乙狀結腸和直腸反射區 P.105<br>● 盲腸和闌尾反射區 P.108<br>● 橫膈膜反射區 P.146<br>★ 肝反射區 P.225<br>★ 甲狀旁腺反射區 P.226<br>★ 十二指腸反射區 P.229<br>★ 大腸反射區 P.230<br>★ 盲腸、闌尾反射區 P.230<br>★ 胃脾大腸區反射區 P.235<br>★ 腹腔神經叢反射區 P.235 |
| | 下腹脹氣 | ● 回盲瓣反射區 P.109<br>★ 回盲瓣反射區 P.230 |
| | 痔瘡 | ● 乙狀結腸和直腸反射區 P.105<br>● 肛門反射區 P.110<br>● 內尾骨反射區 P.125<br>★ 大腸反射區 P.230<br>★ 肛管、肛門反射區 P.231<br>★ 直腸、肛門反射區 P.232 |

| 病症分類 | 疾病／症狀 | 足部（●）、手部（★）對應反射區／參考頁數 |
|---|---|---|
| 消化系統 | 肛門周圍疾病 | ★ 肛管、肛門反射區 P.231 |
| | 肛裂 | ● 肛門反射區 P.110<br>★ 大腸反射區 P.230<br>★ 肛管、肛門反射區 P.231<br>★ 直腸、肛門反射區 P.232 |
| | 脫肛 | ● 肛門反射區 P.110<br>★ 肛管、肛門反射區 P.231<br>★ 直腸、肛門反射區 P.232 |
| 循環系統<br>◎閉循環一<br>心血管 | 心臟疾病 | ● 心臟反射區 P.111　　● 肺、支氣管反射區 P.145<br>★ 垂體反射區 P.220　　★ 胸、乳房反射區 P.223<br>★ 心臟反射區 P.224　　★ 肺、支氣管反射區 P.224<br>★ 甲狀旁腺反射區 P.226 |
| | 心絞痛 | ● 心臟反射區 P.111 |
| | 心律不整 | ● 腎上腺反射區 P.88　　● 心臟反射區 P.111<br>★ 腎上腺反射區 P.227　　★ 小腸反射區 P.229 |
| | 心悸 | ● 甲狀腺反射區 P.135<br>★ 甲狀腺反射區 P.226　★ 甲狀旁腺反射區 P.226 |
| | 高血脂 | ● 肝反射區 P.101<br>★ 膽囊反射區 P.225<br>★ 肝反射區 P.225 |
| | 動脈硬化 | ● 輸尿管反射區 P.92<br>★ 輸尿管反射區 P.227 |
| | 貧血 | ● 脾反射區 P.99<br>★ 垂體反射區 P.220　　★ 小腸反射區 P.229<br>★ 脾反射區 P.232　　★ 胃脾大腸區反射區 P.235 |
| 循環系統<br>◎開放循環一淋巴和免疫 | 癌症 | ● 胸部淋巴腺反射區 P.113<br>● 上、下身淋巴腺反射區 P.114<br>★ 上身淋巴結反射區 P.226<br>★ 下身淋巴結反射區 P.226<br>★ 胸腺淋巴結反射區 P.226 |
| | 淋巴結腫大 | ★ 頭頸淋巴結反射區 P.225 |
| | 重症肌無力 | ★ 胸、乳房反射區 P.223 |
| 神經系統 | 腦血管病變（中風） | ● 大腦反射區 P.115<br>● 額竇反射區 P.152<br>★ 大腦（頭部）反射區 P.220 |
| | 腦中風 | ● 大腦反射區 P.115 |
| | 腦震盪 | ● 大腦反射區 P.115<br>● 小腦、腦幹反射區 P.116<br>● 額竇反射區 P.152 |
| | 顏面神經麻痹 | ● 大腦反射區 P.115<br>● 三叉神經反射區 P.117<br>★ 三叉神經反射區 P.221 |
| | 震顫麻痹 | ★ 小腦、腦幹反射區 P.220 |

| 病症分類 | 疾病／症狀 | 足部（●）、手部（★）對應反射區／參考頁數 |
|---|---|---|
| 神經系統 | 坐骨神經痛 | ● 腰椎反射區 P.122　　● 骶椎反射區 P.123<br>● 內髖關節反射區 P.124　● 內尾骨反射區 P.125<br>● 外髖關節反射區 P.126　● 外尾骨反射區 P.127<br>● 內側坐骨神經反射區 P.118<br>● 外側坐骨神經反射區 P.119<br>★ 腰椎反射區 P.233　　　★ 骶骨反射區 P.233<br>★ 髖關節反射區 P.234 |
| | 神經衰弱 | ● 大腦反射區 P.115<br>★ 大腦（頭部）反射區 P.220 |
| 頭痛頭暈 | 頭痛 | ● 大腦反射區 P.115<br>● 小腦、腦幹反射區 P.116<br>● 頸椎反射區 P.120<br>● 腹股溝反射區 P.141<br>● 額竇反射區 P.152<br>★ 大腦（頭部）反射區 P.220　★ 額竇反射區 P.220<br>★ 小腦、腦幹反射區 P.220　★ 鼻反射區 P.222<br>★ 腹腔神經叢反射區 P.235　★ 血壓區反射區 P.235 |
| | 偏頭痛 | ● 三叉神經反射區 P.117<br>★ 三叉神經反射區 P.221 |
| | 頭暈 | ● 大腦反射區 P.115　　● 小腦、腦幹反射區 P.116<br>● 頸椎反射區 P.120　　● 腹股溝反射區 P.141<br>● 耳反射區 P.149　　　● 內耳迷路反射區 P.150<br>● 額竇反射區 P.152<br>★ 大腦（頭部）反射區 P.220　★ 內耳迷路反射區 P.221<br>★ 額竇反射區 P.220　　　★ 鼻反射區 P.222 |
| | 眩暈 | ● 肝反射區 P.101<br>● 耳反射區 P.149<br>● 內耳迷路反射區 P.150<br>★ 小腦、腦幹反射區 P.220　★ 耳反射區 P.221<br>★ 肝反射區 P.225　　　　★ 腎反射區 P.227<br>★ 血壓區反射區 P.235 |
| | 暈車、暈船 | ● 內耳迷路反射區 P.150<br>★ 耳反射區 P.221<br>★ 內耳迷路反射區 P.221 |
| 精神、心理 | 失眠 | ● 膽反射區 P.100　　　● 小腸反射區 P.103<br>● 心臟反射區 P.111　　● 大腦反射區 P.115<br>● 小腦、腦幹反射區 P.116　● 三叉神經反射區 P.117<br>● 甲狀腺反射區 P.135　● 胸部反射區 P.139<br>● 額竇反射區 P.152<br>★ 大腦（頭部）反射區 P.220　★ 額竇反射區 P.220<br>★ 小腦、腦幹反射區 P.220　★ 心臟反射區 P.224<br>★ 膽囊反射區 P.225　　　★ 甲狀腺反射區 P.226<br>★ 甲狀旁腺反射區 P.226　★ 小腸反射區 P.229<br>★ 腹腔神經叢反射區 P.235 |

| 病症分類 | 疾病／症狀 | 足部（●）、手部（★）對應反射區／參考頁數 |
|---|---|---|
| 精神、心理 | 煩躁 | ★ 甲狀腺反射區 P.226　★ 腹腔神經叢反射區 P.235 |
| | 食慾不振 | ● 脾反射區 P.99<br>● 十二指腸反射區 P.102<br>★ 十二指腸反射區 P.229<br>★ 脾反射區 P.232<br>★ 胃脾大腸區反射區 P.235 |
| | 癲癇 | ● 甲狀旁腺反射區 P.136<br>★ 甲狀旁腺反射區 P.226 |
| | 厭食 | ★ 膽囊反射區 P.225 |
| 骨骼肌肉 | 關節痠痛 | ● 內側坐骨神經反射區 P.118<br>● 外側坐骨神經反射區 P.119<br>● 胸椎反射區 P.121<br>● 腰椎反射區 P.122<br>● 骶椎反射區 P.123<br>● 內髖關節反射區 P.124<br>● 外髖關節反射區 P.126 |
| | 肩部損傷 | ★ 肩關節反射區 P.233 |
| | 肩峰下<br>滑囊炎 | ★ 肩關節反射區 P.233 |
| | 腰骶勞損 | ★ 骶骨反射區 P.233 |
| | 肩周炎<br>（五十肩） | ● 肩關節反射區 P.128<br>● 手臂反射區 P.130<br>● 肩胛骨反射區 P.132<br>● 斜方肌反射區 P.38<br>★ 肩關節反射區 P.233<br>★ 頸肩區反射區 P.234 |
| | 肩關節疼痛 | ● 肩關節反射區 P.128<br>● 手臂反射區 P.130<br>● 肩胛骨反射區 P.132<br>★ 髖關節反射區 P.234 |
| | 網球肘、<br>學生肘、<br>礦工肘等<br>肘部病痛 | ● 肘關節反射區 P.129<br>● 手臂反射區 P.130<br>● 膝關節反射區 P.131<br>★ 肘關節反射區 P.234<br>★ 膝關節反射區 P.234 |
| | 脖子痠痛、<br>僵硬 | ● 頸椎反射區 P.120<br>● 頸項反射區 P.137<br>● 斜方肌反射區 P.138<br>★ 頸項反射區 P.223<br>★ 頸椎反射區 P.232 |
| | 落枕 | ● 頸椎反射區 P.120<br>● 頸項反射區 P.137<br>● 斜方肌反射區 P.138<br>★ 頸項反射區 P.223<br>★ 斜方肌反射區 P.223<br>★ 頸椎反射區 P.232 |

| 病症分類 | 疾病／症狀 | 足部（●）、手部（★）對應反射區／參考頁數 |
|---|---|---|
| 骨骼肌肉 | 頸椎病 | ● 頸椎反射區　P.120<br>● 手臂反射區　P.130<br>● 頸項反射區　P.137<br>● 斜方肌反射區　P.138<br>★ 頸項反射區　P.223<br>★ 斜方肌反射區　P.223<br>★ 頸椎反射區　P.232<br>★ 頸肩區反射區　P.234 |
| | 頸、肩、背部軟組織損傷 | ● 頸項反射區　P.137<br>★ 胸椎反射區　P.232 |
| | 肩、背、臂痠痛 | ● 胸椎反射區　P.121<br>● 腰椎反射區　P.122<br>● 肩關節反射區　P.128<br>● 肘關節反射區　P.129<br>● 手臂反射區　P.130<br>● 肩胛骨反射區　P.132<br>● 甲狀旁腺反射區　P.136<br>● 斜方肌反射區　P.138 |
| | 肩部肌肉痠（疼）痛 | ● 胸椎反射區　P.121<br>● 腰椎反射區　P.122<br>● 肩關節反射區　P.128<br>● 肘關節反射區　P.129<br>● 肩胛骨反射區　P.132<br>● 頸項反射區　P.137<br>● 斜方肌反射區　P.138<br>★ 斜方肌反射區　P.223 |
| | 腰痠背痛 | ● 腰椎反射區　P.122<br>★ 髖關節反射區　P.234 |
| | 背部疼痛 | ★ 斜方肌反射區　P.223 |
| | 肌肉痠痛 | ★ 脾反射區　P.232 |
| | 膝關節病變 | ★ 膝關節反射區　P.234 |
| | 髕上滑囊炎 | ★ 肘關節反射區　P.234 |
| | 半月板損傷 | ★ 肘關節反射區　P.234 |
| | 側副韌帶損傷 | ★ 肘關節反射區　P.234 |
| | 扭傷 | ★ 肝反射區　P.225 |
| | 急性腰扭傷 | ● 腰椎反射區　P.122<br>★ 腰椎反射區　P.233 |
| | 腰肌勞損 | ● 腰椎反射區　P.122<br>★ 腰椎反射區　P.233 |
| | 腰椎病變 | ● 腰椎反射區　P.122<br>★ 腰椎反射區　P.233 |
| | 肋骨病變 | ★ 肋骨反射區　P.233 |
| | 肋軟骨炎 | ★ 肋骨反射區　P.233 |

| 病症分類 | 疾病／症狀 | 足部（●）、手部（★）對應反射區／參考頁數 |
|---|---|---|
| 骨骼肌肉 | 肋膜炎 | ● 肋骨反射區　P.133<br>★ 肋骨反射區　P.233 |
| | 骨質疏鬆 | ● 甲狀旁腺反射區　P.136<br>★ 垂體反射區　P.220 |
| | 抽筋或痙攣 | ● 甲狀旁腺反射區　P.136 |
| | 顳下頜<br>關節炎 | ● 下頜反射區　P.148<br>★ 上、下頜反射區　P.223 |
| | 骶尾骨部<br>損傷 | ★ 尾骨反射區　P.233 |
| | 增生性<br>關節炎 | ★ 肘關節反射區　P.234 |
| | 佝僂病 | ★ 甲狀旁腺反射區　P.226 |
| | 低鈣性肌肉<br>痙攣 | ● 甲狀旁腺反射區　P.136<br>★ 甲狀旁腺反射區　P.226 |
| | 風濕 | ● 腎上腺反射區　P.88<br>● 腎臟反射區　P.90<br>● 肩關節反射區　P.128<br>● 肘關節反射區　P.129<br>● 膝關節反射區　P.131<br>● 斜方肌反射區　P.138<br>★ 腎上腺反射區　P.227 |
| | 髖關節疼痛 | ● 內髖關節反射區　P.124<br>● 外髖關節反射區　P.126<br>★ 髖關節反射區　P.234 |
| 內分泌 | 發育不良 | ● 腦下垂體反射區　P.134<br>★ 垂體反射區　P.220<br>★ 甲狀腺反射區　P.226 |
| | 更年期症<br>候群 | ● 生殖腺反射區（足底）　P.94<br>● 生殖腺反射區（足外側）　P.95<br>● 腦下垂體反射區　P.134<br>● 胸部反射區　P.139<br>★ 垂體反射區　P.220<br>★ 腹腔神經叢反射區　P.235 |
| | 甲狀（旁）<br>腺功能異常 | ● 甲狀腺反射區　P.135<br>★ 垂體反射區　P.220<br>★ 甲狀腺反射區　P.226<br>★ 甲狀旁腺反射區　P.226 |
| | 腎上腺功能<br>失調 | ● 腦下垂體反射區　P.134<br>★ 垂體反射區　P.220<br>★ 腎上腺反射區　P.227 |
| 泌尿系統 | 泌尿系統<br>疾病 | ● 輸尿管反射區　P.92<br>● 內尾骨反射區　P.125<br>★ 膀胱反射區　P.227 |
| | 泌尿系統<br>感染 | ● 腎臟反射區　P.90<br>● 尿道反射區　P.91 |

| 病症分類 | 疾病／症狀 | 足部（●）、手部（★）對應反射區／參考頁數 |
|---|---|---|
| 胸部 | 腎臟疾病 | ● 腎臟反射區 P.90<br>● 肝反射區 P.101<br>★ 肝反射區 P.225 |
| | 急慢性腎炎 | ● 腎臟反射區 P.90<br>★ 腎反射區 P.227 |
| | 腎結石 | ● 腎臟反射區 P.90<br>★ 腎反射區 P.227 |
| | 腎功能不全 | ● 腎臟反射區 P.90<br>★ 腎反射區 P.227 |
| | 腎積水 | ● 輸尿管反射區 P.92<br>★ 輸尿管反射區 P.227 |
| | 輸尿管結石 | ● 輸尿管反射區 P.92<br>● 膀胱反射區 P.93<br>★ 輸尿管反射區 P.227 |
| | 尿路感染 | ● 子宮或攝護腺反射區 P.96<br>★ 輸尿管反射區 P.227<br>★ 攝護腺、子宮、陰道、尿道反射區 P.228 |
| | 尿路結石 | ★ 腎反射區 P.227 |
| | 尿道炎 | ★ 攝護腺、子宮、陰道、尿道反射區 P.228 |
| | 胸部疾病 | ★ 胸、乳房反射區 P.223<br>★ 胸腺淋巴結反射區 P.226<br>★ 胸椎反射區 P.232 |
| | 循環和呼吸疾病引起的胸痛、胸悶 | ★ 胸椎反射區 P.232<br>★ 肋骨反射區 P.233 |
| | 胸悶 | ● 肋骨反射區 P.133<br>● 胸部反射區 P.139<br>● 橫膈膜反射區 P.146<br>★ 胸、乳房反射區 P.223<br>★ 肺、支氣管反射區 P.224<br>★ 腹腔神經叢反射區 P.235<br>★ 胸腔呼吸器官區反射區 P.235 |
| | 胸膜炎 | ★ 肋骨反射區 P.233 |
| | 胸肋疼痛 | ★ 肋骨反射區 P.233 |
| 乳房 | 乳腺炎 | ● 胸部反射區 P.139<br>★ 胸腺淋巴結反射區 P.226 |
| | 乳房疾病 | ● 胸部淋巴腺反射區 P.113<br>★ 胸、乳房反射區 P.223<br>★ 胸腺淋巴結反射區 P.226 |
| | 乳汁不足 | ● 胸部反射區 P.139<br>★ 胸、乳房反射區 P.223 |

| 病症分類 | 疾病／症狀 | 足部（●）、手部（★）對應反射區／參考頁數 |
|---|---|---|
| 呼吸系統 | 肺部疾病 | ● 肺、支氣管反射區 P.145<br>★ 胸、乳房反射區 P.223<br>★ 心臟反射區 P.224<br>★ 肺、支氣管反射區 P.224 |
| | 鼻炎、鼻出血、鼻塞、鼻竇炎 | ● 扁桃腺反射區 P.112<br>● 鼻反射區 P.142<br>● 額竇反射區 P.152<br>★ 額竇反射區 P.220<br>★ 鼻反射區 P.222<br>★ 肺、支氣管反射區 P.224<br>★ 頭頸淋巴結反射區 P.225 |
| 上呼吸道 | 上呼吸道疾病（感冒、流行性感冒等） | ● 扁桃腺反射區 P.112<br>● 鼻反射區 P.142<br>● 咽喉反射區 P.143<br>● 肺、支氣管反射區 P.145<br>★ 鼻反射區 P.222<br>★ 扁桃腺反射區 P.222 |
| | 扁桃腺炎 | ● 扁桃腺反射區 P.112<br>● 咽喉反射區 P.143<br>★ 扁桃腺反射區 P.222 |
| | 氣管炎 | ● 腹股溝反射區 P.141<br>★ 喉、氣管反射區 P.222<br>★ 食道、氣管反射區 P.228 |
| | 支氣管炎 | ● 氣管和食道反射區 P.144<br>★ 肺、支氣管反射區 P.224<br>★ 腎反射區 P.227 |
| | 氣喘（哮喘） | ● 腎上腺反射區 P.88<br>● 腹股溝反射區 P.141<br>● 咽喉反射區 P.143<br>● 肺、支氣管反射區 P.145<br>★ 喉、氣管反射區 P.222<br>★ 肺、支氣管反射區 P.224<br>★ 腎上腺反射區 P.227<br>★ 胸腔呼吸器官區反射區 P.235 |
| | 咳嗽 | ● 咽喉反射區 P.143<br>● 肺、支氣管反射區 P.145<br>★ 胸腔呼吸器官區反射區 P.235 |
| 食道喉嚨 | 咽喉炎 | ● 扁桃腺反射區 P.112<br>● 咽喉反射區 P.143<br>★ 喉、氣管反射區 P.222 |
| | 聲音沙啞 | ● 咽喉反射區 P.143<br>★ 喉、氣管反射區 P.222 |
| | 食道病症 | ● 食道和氣管反射區 P.144<br>★ 胸、乳房反射區 P.223 |
| | 食道腫瘤 | ★ 食道、氣管反射區 P.228 |
| | 食道炎 | ★ 食道、氣管反射區 P.228 |

| 病症分類 | 疾病／症狀 | 足部（●）、手部（★）對應反射區／參考頁數 |
|---|---|---|
| 耳朵 | 耳部位疾病 | ● 耳反射區 P.149<br>★ 額竇反射區 P.220<br>★ 頭頸淋巴結反射區 P.225 |
| | 耳鳴 | ● 耳反射區 P.149<br>★ 內耳迷路反射區 P.221<br>★ 腎反射區 P.227 |
| | 重聽 | ● 耳反射區 P.149 |
| | 中耳炎 | ● 耳反射區 P.149<br>★ 耳反射區 P.221 |
| | 耳聾 | ● 耳反射區 P.149<br>★ 耳反射區 P.221 |
| | 梅尼爾氏症候群 | ● 內耳迷路反射區 P.150 |
| | 平衡障礙 | ● 內耳迷路反射區 P.150<br>★ 內耳迷路反射區 P.221 |
| 口腔內外 | 牙齒部位疾病 | ★ 頭頸淋巴結反射區 P.225 |
| | 牙痛 | ● 上頜反射區 P.147<br>● 下頜反射區 P.148<br>★ 三叉神經反射區 P.221<br>★ 上、下頜反射區 P.223 |
| | 牙周病、牙齦炎 | ● 上頜反射區 P.147<br>● 下頜反射區 P.148<br>★ 上、下頜反射區 P.223 |
| | 口腔部位疾病 | ● 下頜反射區 P.148<br>★ 頭頸淋巴結反射區 P.225 |
| | 口腔潰瘍 | ● 上頜反射區 P.147<br>● 下頜反射區 P.148<br>★ 舌、口腔反射區 P.222<br>★ 上、下頜反射區 P.223 |
| | 舌部位疾病 | ★ 頭頸淋巴結反射區 P.225<br>★ 脾反射區 P.232 |
| | 口舌生瘡 | ★ 舌、口腔反射區 P.222<br>★ 心臟反射區 P.224 |
| | 口乾唇裂 | ★ 舌、口腔反射區 P.222 |
| | 口唇疱疹 | ★ 舌、口腔反射區 P.222 |
| | 唇炎 | ★ 脾反射區 P.232 |
| | 打鼾 | ★ 上、下頜反射區 P.223 |
| 眼睛 | 近視 | ● 眼反射區 P.151<br>★ 眼反射區 P.221 |
| | 遠視、老花眼 | ● 眼反射區 P.151 |
| | 結膜炎 | ● 眼反射區 P.151 |
| | 角膜炎 | ● 眼反射區 P.151<br>★ 眼反射區 P.221 |

| 病症分類 | 疾病／症狀 | 足部（●）、手部（★）對應反射區／參考頁數 |
|---|---|---|
| 眼睛 | 青光眼 | ● 眼反射區 P.151<br>★ 眼反射區 P.221 |
| | 白內障 | ● 眼反射區 P.151<br>★ 眼反射區 P.221<br>★ 甲狀旁腺反射區 P.226 |
| | 眼眶痛 | ★ 三叉神經反射區 P.221 |
| | 視物不清 | ● 額竇反射區 P.152 |
| | 眼部（底）病變 | ★ 眼反射區 P.221<br>★ 頭頸淋巴結反射區 P.225<br>★ 肝反射區 P.225 |
| 皮膚 | 皮膚病 | ● 脾反射區 P.99<br>★ 肺、支氣管反射區 P.224<br>★ 膽囊反射區 P.225<br>★ 脾反射區 P.232<br>★ 胃脾大腸反射區 P.235 |
| | 蜂窩性組織炎 | ● 上、下身淋巴腺反射區 P.114<br>★ 下身淋巴結反射區 P.226 |
| | 痤瘡 | ★ 膽囊反射區 P.225 |
| 慢性病 | 糖尿病 | ● 腎上腺反射區 P.88<br>● 胃反射區 P.97<br>● 胰反射區 P.98<br>★ 腎上腺反射區 P.227<br>★ 胰腺反射區 P.229 |
| | 低血壓 | ● 大腦反射區 P.115<br>● 內耳迷路反射區 P.150<br>★ 垂體反射區 P.220<br>★ 內耳迷路反射區 P.221<br>★ 血壓區反射區 P.235 |
| | 高血壓 | ● 腎上腺反射區 P.88<br>● 脾反射區 P.99<br>● 肝反射區 P.101<br>● 心臟反射區 P.111<br>● 大腦反射區 P.115<br>● 小腦、腦幹反射區 P.116<br>● 頸項反射區 P.137<br>● 內耳迷路反射區 P.150<br>★ 大腦（頭部）反射區 P.220<br>★ 垂體反射區 P.220<br>★ 內耳迷路反射區 P.221<br>★ 頸項反射區 P.223<br>★ 心臟反射區 P.224<br>★ 腎反射區 P.227<br>★ 輸尿管反射區 P.227<br>★ 脾反射區 P.232<br>★ 血壓區反射區 P.235 |

| 病症分類 | 疾病／症狀 | 足部（●）、手部（★）對應反射區／參考頁數 |
|---|---|---|
| 臨床症狀 | 盜汗 | ★ 心臟反射區 P.224 |
| | 昏厥 | ● 腎上腺反射區 P.88<br>● 內耳迷路反射區 P.150<br>★ 腎上腺反射區 P.227 |
| | 各種炎症 | ● 脾反射區 P.99<br>● 胸部淋巴腺反射區 P.113<br>● 上、下身淋巴腺反射區 P.114<br>★ 上身淋巴結反射區 P.226<br>★ 下身淋巴結反射區 P.226<br>★ 胸腺淋巴結反射區 P.226 |
| | 水腫 | ● 腎臟反射區 P.90<br>● 上、下身淋巴腺反射區 P.114<br>★ 下身淋巴結反射區 P.226<br>★ 腎反射區 P.227 |
| | 發熱<br>（發燒） | ● 脾反射區 P.99<br>● 胸部淋巴腺反射區 P.113<br>● 上、下身淋巴腺反射區 P.114<br>● 額竇反射區 P.152<br>★ 扁桃腺反射區 P.222<br>★ 上身淋巴結反射區 P.226<br>★ 下身淋巴結反射區 P.226<br>★ 胸腺淋巴結反射區 P.226<br>★ 脾反射區 P.232<br>★ 血壓區反射區 P.235 |
| | 味覺障礙 | ● 上頜反射區 P.147<br>● 下頜反射區 P.148<br>★ 舌、口腔反射區 P.222 |
| | 囊腫 | ● 上、下身淋巴腺反射區 P.114<br>★ 上身淋巴結反射區 P.226<br>★ 下身淋巴結反射區 P.226<br>★ 胸腺淋巴結反射區 P.226 |
| 其他病症 | 血液系統疾病 | ★ 肝反射區 P.225 |
| | 指甲疾病 | ★ 肝反射區 P.225 |
| | 各種過敏性疾病 | ● 腎上腺反射區 P.88<br>★ 甲狀旁腺反射區 P.226<br>★ 腎上腺反射區 P.227 |
| | 肥胖 | ● 腦下垂體反射區 P.134<br>● 甲狀腺反射區 P.135<br>★ 甲狀腺反射區 P.226 |
| | 記憶力減退 | ● 小腦、腦幹反射區 P.116<br>★ 小腦、腦幹反射區 P.220 |
| | 年老體弱 | ★ 腹股溝反射區 P.228 |

# 常見疾病治療和手部穴位對照表

| 症狀／病名 | | 穴位／參考頁數 |
|---|---|---|
| 頭部 | 頭痛 | 列缺穴 P.236　合谷穴（後合谷）P.237、245<br>陽溪穴 P.238　關衝穴 P.238　液門穴 P.238<br>中渚穴 P.238　後溪穴 P.238　腕谷穴 P.238<br>前谷穴 P.238　陽谷穴 P.238　少澤穴 P.239<br>肝點 P.243 |
| | 頭心痛 | 頭頂點 P.247 |
| | 偏頭痛 | 肝點 P.243　　偏頭點 P.248 |
| | 後頭痛 | 後頭點 P.248 |
| | 頭昏 | 外關穴 P.238 |
| | 眩暈 | 升壓點 P.245 |
| 傷風感冒 | 傷風 | 列缺穴 P.236 |
| | 咳嗽 | 列缺穴 P.236　　經渠穴 P.236　　太淵穴 P.236<br>魚際穴 P.236　　少商穴 P.236　　胸骨 P.246 |
| | 發熱 | 魚際穴 P.236　　少商穴 P.236 |
| 呼吸道 | 肺氣腫 | 喘點 P.241 |
| | 氣喘（哮喘） | 列缺穴 P.236　　經渠穴 P.236<br>太淵穴 P.236　　三焦點 P.242<br>哮喘新穴 P.243 肺點（手背側穴）P.246<br>胸骨 P.246 |
| | 氣管炎 | 喘點 P.241 |
| | 扁桃腺炎 | 扁桃腺點 P.242 |
| 咽喉 | 咽喉腫痛 | 列缺穴 P.236 經渠穴 P.236 太淵穴 P.236<br>魚際穴 P.236 少商穴 P.236 商陽穴 P.237<br>二間穴 P.237 合谷穴（後合谷）P.237、245<br>陽溪穴 P.238 關衝穴 P.238<br>液門穴 P.238 中渚穴 P.238 陽池穴 P.238<br>後溪穴 P.238 前谷穴 P.238 少澤穴 P.239<br>肺點（手背側穴）P.246 |
| | 咽炎 | 咽喉點 P.241 扁桃腺點 P.242 |
| | 喉炎 | 咽喉點 P.241 |
| | 失聲 | 魚際穴 P.236 |
| 眼 | 目昏 | 二間穴 P.237 |
| | 目痛 | 三間穴 P.237 |
| | 目眩 | 陽谷穴 P.238 |
| | 目赤（腫痛） | 合谷穴（後合谷）　P.237、245　陽溪穴 P.238<br>關衝穴 P.238 液門穴 P.238<br>中渚穴 P.238 外關穴 P.238<br>陽池穴 P.238 後溪穴 P.238<br>前谷穴 P.238 少澤穴 P.239 |
| | 眼部疾病 | 眼點 P.247 |
| | 延緩視力老化 | 眼點 P.247 |
| 鼻 | 鼻塞 | 脊椎點 P.249 |
| | 鼻血 | 少商穴 P.236 |

| 症狀／病名 | | 穴位／參考頁數 |
|---|---|---|
| 耳 | 耳聾 | 商陽穴 P.237　合谷穴（後合谷）P.237、245<br>陽溪穴 P.238　關沖穴 P.238　液門穴 P.238<br>中渚穴 P.238　陽池穴 P.238　後溪穴 P.238<br>外關穴 P.238　陽谷穴 P.238 |
| | 耳鳴 | 陽溪穴 P.238　中渚穴 P.238　腕谷穴 P.238<br>前谷穴 P.238　外關穴 P.238　陽谷穴 P.238<br>脊椎點 P.249 |
| | 耳部疾病 | 耳點 P.247 |
| 口 | 口臭 | 勞宮穴 P.237 |
| | 口瘡 | 勞宮穴 P.237 |
| | 口眼歪斜 | 二間穴 P.237　合谷穴（後合谷）P.237、245<br>再創 P.245 |
| 心 | 心痛 | 內關穴 P.236　大陵穴 P.236　神門穴 P.236<br>中沖穴 P.237　勞宮穴 P.237　少沖穴 P.237 |
| | 心悸 | 內關穴 P.236　大陵穴 P.236　少府穴 P.237<br>少沖穴 P.237 |
| 胸、肺 | 胸悶 | 經渠穴 P.236　內關穴 P.236　胸點 P.245　胸骨 P.246 |
| | 胸痛 | 太淵穴 P.236　少府穴 P.237　肝點 P.243　胸點 P.245<br>胸骨 P.246 |
| | 胸脅痛 | 大陵穴 P.236　神門穴 P.236 |
| | 肺病 | 肺點（手背側穴）P.246 |
| 牙 | 牙齒過敏 | 肺點（手掌側穴）P.242　肺點（手背側穴）P.246 |
| | 牙齒疼痛 | 商陽穴 P.237　二間穴 P.237　再創 P.245 |
| | 牙齒腫痛 | 陽溪穴 P.238 |
| | 牙齦潰爛 | 再創 P.245 |
| 手 | 手指麻木 | 商陽穴 P.237 |
| | 手指不能伸屈 | 中渚穴 P.238 |
| | 手腕疼痛 | 經渠穴 P.236　陽池穴 P.238 |
| 頸 | 頸部疼痛 | 肝點 P.243　頸中 P.245　牙痛點 P.246　熄喘 P.246 |
| | 頸椎病 | 頸肩穴 P.250 |
| | 落枕 | 頸中 P.245　牙痛點 P.246　熄喘 P.246　頸肩穴 P.250 |
| 腸胃、消化 | 腹痛 | 合谷穴（後合谷）P.237、245　脾點 P.241<br>再創 P.245　腹瀉點 P.247　腹上 P.248 |
| | 腹部脹滿 | 三間穴 P.237　脾點 P.241　腹瀉點 P.247　腹上 P.248 |
| | 腸鳴 | 三間穴 P.237　脾點 P.241 |
| | 便祕 | 合谷穴（後合谷）P.237、245 |
| | 腹瀉 | 腹瀉點 P.247　腹上 P.248 |
| | 泄瀉 | 脾點 P.241　胸點 P.245 |
| | 嘔吐 | 內關穴 P.236　大陵穴 P.236<br>咽喉點 P.241　胸點 P.245 |

| 症狀／病名 | | 穴位／參考頁數 |
|---|---|---|
| 腸胃、消化 | 痢疾 | 腹瀉點 P.247 |
| | 黃疸 | 腕谷穴 P.238 |
| | 結腸炎 | 臍周穴 P.250 |
| | 腸道疾病 | 大腸點 P.240 |
| | 小腸炎 | 臍周穴 P.250 |
| | 小腸疾病 | 小腸點 P.240 |
| | 胃下垂 | 胃腸點 P.242 |
| | 胃炎 | 胃腸點 P.242 |
| | 胃痛 | 內關穴 P.236　大陵穴 P.236　再創 P.245 |
| | 胃痙攣 | 胃腸點 P.242 |
| | 十二指腸潰瘍 | 胃腸點 P.242 |
| | 肛周疾病 | 生殖穴 P.250 |
| | 痔瘡 | 會陰點 P.248 |
| | 肛門、直腸疾病 | 會陰點 P.248 |
| 肝膽 | 肝膽疾病 | 肝點 P.243　肝膽穴 P.250 |
| 痠痛、扭傷 | 上肢疼痛 | 外關穴 P.238 |
| | 肩、肘、背、臂部疼痛 | 養老穴 P.239 |
| | 肩部疾病 | 肩點 P.247 |
| | 肩胛痛 | 脊椎點 P.249 |
| | 肩周炎 | 肩點 P.247　頸肩穴 P.250 |
| | 肩部扭傷 | 頸肩穴 P.250 |
| | 腰痛 | 腰肌點 P.249　脊椎點 P.249 |
| | 腰扭傷 | 腰肌點 P.249　臍周穴 P.250 |
| | 腰腿痛 | 坐骨神經點 P.248　生殖穴 P.250 |
| | 腰肌勞損 | 腰肌點 P.249 |
| | 尾骶痛 | 脊椎點 P.249 |
| | 腰背疼痛 | 後溪穴 P.238　胸骨 P.246 |
| | 腓腸肌痙攣 | 腓腸點 P.243 |
| | 痹症 | 再創 P.245 |
| | 踝關節扭傷、疼痛 | 踝點 P.245　止血點 P.249 |
| | 足跟痛 | 足跟點 P.242 |
| 季節疾病 | 中暑 | 中沖穴 P.237　急救點 P.241 |
| 傳染性疾病 | 瘧疾 | 液門穴 P.238　陽池穴 P.238　後溪穴 P.238<br>腕谷穴 P.238　瘧疾點 P.241 |
| 婦科疾病 | 更年期症候群 | 腎點 P.243 |
| | 月經不順 | 胞門 P.249 |
| | 陰部搔癢 | 少府穴 P.237 |
| | 乳汁不足 | 少澤穴 P.239 |
| 慢性病 | 低血壓 | 升壓點 P.245 |
| | 糖尿病 | 陽池穴 P.238 |

| 症狀／病名 | | 穴位／參考頁數 |
|---|---|---|
| 腎、生殖系統 | 腎臟疾病 | 腎穴 P.250 |
| | 陽萎 | 腹上 P.248　　胞門 P.249 |
| | 遺精 | 腹上 P.248　　胞門 P.249 |
| | 早洩 | 腹上 P.248　　胞門 P.249 |
| | 泌尿系統疾病 | 命門點 P.243 |
| | 生殖系統疾病 | 命門點 P.243　生殖穴 P.250　腎穴 P.250 |
| | 小便不利 | 少府穴 P.237　三焦點 P.242 |
| | 遺尿 | 少府穴 P.237 |
| | 膀胱疾病 | 腎穴 P.250 |
| 兒科疾病 | 小兒夜啼 | 中沖穴 P.237 |
| | 小兒驚風 | 定驚點 P.242 |
| 綜合性 | 頭面部及眼、耳、鼻、口等疾病 | 頭穴 P.250 |
| | 心、肺、氣管及胸背部疾病 | 心肺穴 P.250 |
| | 脾、胃、肌肉疾病 | 脾胃穴 P.250 |
| | 胸腹、骨盆腔疾病 | 三焦點 P.242 |
| | 強化臟腑 | 肺點（手掌側穴）P.242 |
| | 消除疲勞 | 肝點 P.243 |
| 神經痛 | 中風 | 再創 P.245 |
| | 半身不遂（麻木） | 再創 P.245　　偏扶點 P.249 |
| | 神經疾病 | 心點 P.241 |
| | 神經痛 | 前頭點 P.246　後頭點 P.248 |
| | 坐骨神經痛 | 坐骨神經點 P.248 |
| 精神、心理 | 失眠 | 神門穴 P.236 |
| | 癲狂 | 少商穴 P.236　神門穴 P.236　勞宮穴 P.237<br>少沖穴 P.237　後溪穴 P.238　陽谷穴 P.238　再創 P.245 |
| | 癲癇 | 內關穴 P.236　大陵穴 P.236　胸點 P.245 |
| | 嗜睡 | 間魚 P.246 |
| | 食慾不振 | 再創 P.245 |
| | 精神病 | 間魚 P.246 |
| | 健忘 | 神門穴 P.236 |
| 臨床症狀 | 水腫 | 脾點 P.241　　三焦點 P.242 |
| | 咳血 | 太淵穴 P.236　魚際穴 P.236 |
| | 昏迷 | 少商穴 P.236 中沖穴 P.237 勞宮穴 P.237<br>少沖穴 P.237 商陽穴 P.237 少澤穴 P.239 急救點 P.241 |
| | 昏厥 | 中沖穴 P.237　關沖穴 P.238 |
| | 熱病 | 中沖穴 P.237　少沖穴 P.237　商陽穴 P.237<br>二間穴 P.237　關沖穴 P.238　中渚穴 P.238<br>外關穴 P.238　腕谷穴 P.238　前谷穴 P.238<br>陽谷穴 P.238　少澤穴 P.239 |
| | 驚悸 | 神門穴 P.236 |
| | 身熱 | 三間穴 P.237 |
| | 高熱 | 定驚點 P.242 |
| | 痙證 | 定驚點 P.242 |
| | 出血性疾病 | 止血點 P.249 |

國家圖書館出版品預行編目資料

對症自療手足按摩圖典 / 養生堂中醫保健課題組編著.
－－新北市新店區：源樺, 2011
　面；公分
　ISBN 978-986-6238-37-6（平裝）
　ISBN 978-986-6238-36-9（精裝）
　1.按摩　2.經穴
413.92　　　　　　　　　　　　　　99017500

本書功能依個人體質、病史、年齡、用量、季節、性別而有所不同，若您有不適，仍應遵照專業醫師個別之建議與診斷為宜。

**人類智庫** 1979年2月22日 創立

# 對症自療手足按摩圖典

| | |
|---|---|
| 編　　著 | 養生堂中醫保健課題組 |
| 審　　訂 | 洪尚綱中醫師 |
| 出版統籌 | 鄭如玲 |
| 執行編輯 | 林雅婷　陳台華 |
| 文字編輯 | 陳亭妤 |
| 美術編輯 | 張承霖　藍麗楓　黃蕙珍 |
| 特約校對 | 陳小瑋 |

| | |
|---|---|
| 發 行 人 | 桂台樺 |
| 總 編 輯 | 鄭如玲 |
| 投資控股 | 人類智庫股份有限公司 |
| 人類智庫網 | www.humanbooks.com.tw |
| 發行出版 | 源樺出版事業股份有限公司 |
| 公司地址 | 新北市新店區民權路115號5樓 |
| 公司電話 | (02)2218-1000 |
| 公司傳真 | (02)2218-9191 |
| 劃撥帳號 | 01649498　戶名：人類文化事業有限公司 |
| 書店經銷 | 聯合發行股份有限公司 |
| 經銷電話 | (02)2917-8022 |

| | |
|---|---|
| 出版日期 | 2011年2月1日 |
| 定　　價 | 360（平裝）/ 399元（精裝） |

◎中國輕工業出版社授權台灣人類文化事業股份有限公司
　出版繁體中文版

新、馬總代理
**新 加 坡：諾文文化事業私人有限公司**
　　　　　Tel：65-6462-6141　Fax：65-6469-4043
**馬來西亞：諾文文化事業私人有限公司**
　　　　　Tel：603-9179-6333　Fax：603-9179-6060